1日1問

脳活 漢字パズル

世界文化社

『1日1問 脳活漢字パズル366日』
目次

1日1問、パズルで脳を成長させましょう！

公立諏訪東京理科大学　医療介護・健康工学部門長
篠原　菊紀

脳の力のピークは思ったより遅い

　このドリルでは脳を鍛えることを目指しています。

　たとえば、1～9の数字それぞれに、○△×……などの記号を割り当て、「238671」などの数字列に対応する記号を素早く書き込んでいくようなテストがあります。こうしたテストの成績は、18歳をピークにして年とともに低下してしまいます。

　そしてこういう力が低下すると、仕事や家事のパフォーマンスが落ちてきたり、運転ミスが起きやすくなったりします。だから、情報処理能力や短期的な記憶力を、このドリルで鍛えましょうというのが、この本の狙いです。

　しかし、ここで押さえておいていただきたいのは、脳の力のピークは案外遅いということです。アメリカ・マサチューセッツ工科大学の認知科学者ハーツホーンらの研究によれば、総合的な情報処理能力と記憶力のピークは18歳、名前を記憶する力は22歳ですが、顔認識力は32歳､集中力は43歳、感情認識力は48歳、計算能力は50歳、新しい情報を学び、理解する能力も50歳で、なんと語彙力のピークは67歳だそうです。

　脳には、経験によって知識や知恵を増やすことで伸びていく力も多いわけです。そして、人間は90歳からでも外国語を習得することが可能です。これは18歳がピークとされる記憶力であっても、伸びることがあるためです。

　脳の力は年とともに伸びていく、成長させることができる、そういう側面が強いことをしっかり踏まえ、「年だから」とあきらめずに脳トレにチャレンジしてみてください。

標準偏差は、データのばらつき具合を示す値です。
Ｚスコアが高ければ、テストの成績がいいことを表します。

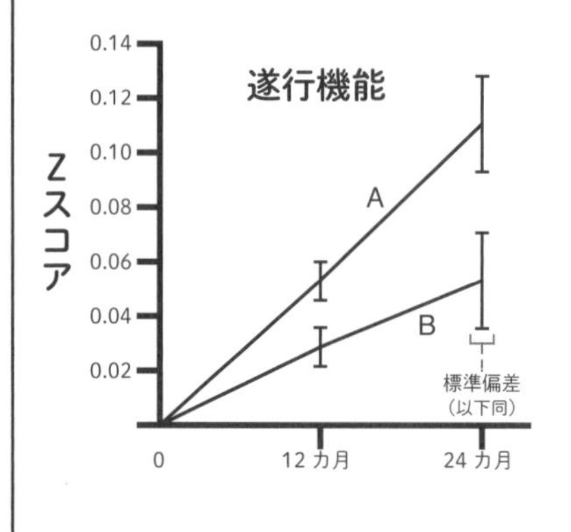

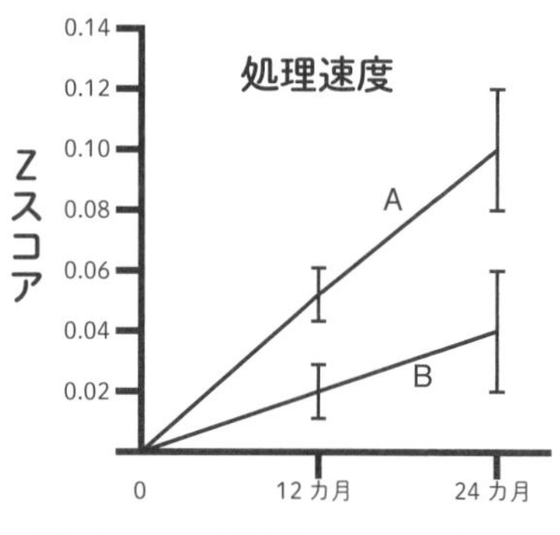

※参考：カロリンスカ研究所、ミイア・キビペルト

脳の力は鍛えれば
何歳からでも伸びる

上の２つのグラフをご覧ください。これは、スウェーデンのカロリンスカ研究所のミイア・キビペルトらが、60 ～ 77 歳の高齢者、1260 人を２つのグループに振り分け、一方には健康的食事・運動・脳トレ・血圧などの血管疾患リスク因子管理を行い（A グループ）、一方には健康相談のみを行った（B グループ）時の実験の結果を表したものです。

２年間の追跡調査の結果、「遂行機能」テストでは 83%、「処理速度」テストでは 150%、A グループが B グループの成績を上回りました。脳トレ、運動、バランスのいい食事、血圧などの健康管理が脳を守り、鍛えるわけです。

また、ここで注目してもらいたいのは、B グループであっても、成績が伸びている点です。年１回程度の遂行機能テストや処理速度テストで成績が大きく伸びるのです。遂行機能は何かを頭に覚えておきながら何かを実行していく機能です。処理速度はそれを素早く行う力。

本書で伸ばそうと思っている、あるいは、このパズルができるかできないかに大きくかかわるのもこの２つの力です。どちらのグループも力が伸びますが、最も成績の高い人と低い人とではかなりの差があることも事実です。では、なぜこのような差ができるのか、その理由をご説明しましょう。

脳トレのポイントは「ワーキングメモリ」

皆さんは「ワーキングメモリ」という言葉を聞いたことがありますか？　遂行機能と処理速度を伸ばすために、本書に掲載されているパズルは、「脳のメモ帳」ともいわれるワーキングメモリの力を多く使うものを選んでいます。

わたしたち人間は、このワーキングメモリを使って、日常的に学習や仕事をし、人とかかわりながら生きています。何らかの知的作業を行う際に、欠かせない力です。

ところが、このワーキングメモリは、年齢とともに衰えやすい力でもあります。また、年齢を重ねるほど、人によって力の差に開きが出てくることがわかっています。日常的に、しっかりと頭を使っている人、日頃から体を動かし生活に有酸素運動を取り入れている人は、力が落ちにくいのです。

だからこそ、できるだけ早い段階からしっかりワーキングメモリを鍛える必要があります。パズルをがっちり行い、体を動かすことを怠らずに、頭と体の健康管理に努めましょう。

やる気の維持には続けることが大事

脳トレの効果の報告は週５回のトレーニングのもの、週３回のトレーニングのもの、月１回程度のものなど多様ですが、それなりの効果が見込めます。

たとえば、先ほど紹介したミイア・キビペルトの調査では、年１回の認知テストでもテスト成績の向上が見込めています。ですから、その気になった時に一気に取り組み、あとはほうっておくのもありです。しかし毎日行うと、やる気にかかわる線条体と呼ばれる部分が活性化し、やる気が維持しやすくなります。

年をとると新しいことにチャレンジする機会が少なくなり、その分、頭を使う機会が減ります。１日１問、366問チャレンジは大事です。頑張ってチャレンジしてください。

「ワーキングメモリ」チェックテスト

ワーキングメモリとは？

ワーキングメモリは記憶や情報を一時的に保持して、何らかの作業を遂行していく機能で、知的活動の中核的機能だと考えられています。

【テストの準備】

ほし　**ねこ**　**さくら**　**でんしゃ**　**ふじさん**

こうしたテストは、高齢者の自動車運転の免許証更新時にも使われています。

まず、テストの答えを記入できる紙を用意してください。次に、上にある5つの言葉を覚えます。5つを見ずに、声に出してすべて言えるようになるまで繰り返しましょう。覚えられたら、何かで隠しておいて、下の【問題】に答えてください。

問題1　コンビニで売られているものを、2分間でできるだけ書き出してください。

問題2　最初に覚えた5つの言葉を、2分間で書き出してください。

【点数の付け方】

【問題1】は解答数×2点、【問題2】は解答数×6点で点数を計算し、その合計点を出してください。ワーキングメモリ力（りょく）が20点以下ならやや低く、31点以上ならやや高くなります。21～30点で平均的です。

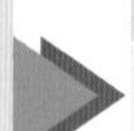

あなたのワーキングメモリ力（りょく）
0～10点…　低い
11～20点…　やや低い
21～30点…　普通
31～40点…　やや高い
41～50点以上…　とても高い

ワーキングメモリは、人間が活動する上でとても重要な機能です。このチェックテストを1カ月に1度程度、定期的に行うよう、心掛けましょう。

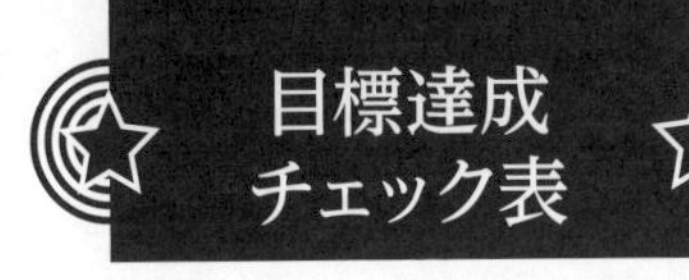

問題を解き終えたら、かかった時間を書き込みましょう。折れ線グラフにすると見やすくなります。1年間の脳トレを記録することで、成果が実感できます。

ワーキングメモリ力（りょく）チェックテスト

実施日	得点
月　　日	点
月　　日	点

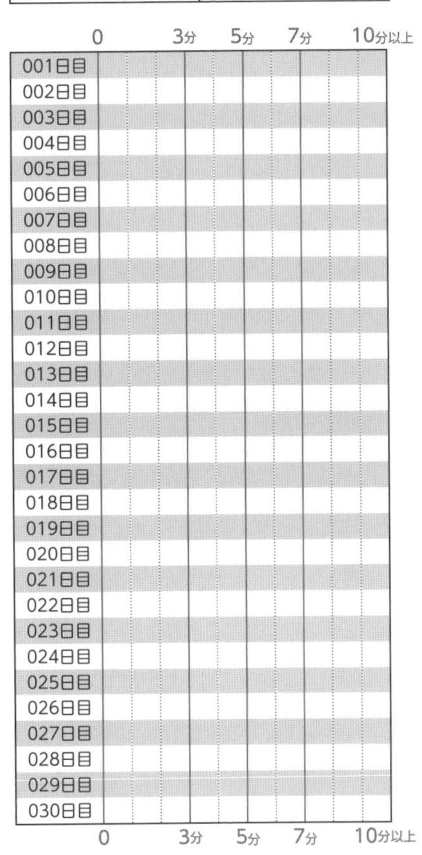

	0	3分	5分	7分	10分以上
001日目					
002日目					
003日目					
004日目					
005日目					
006日目					
007日目					
008日目					
009日目					
010日目					
011日目					
012日目					
013日目					
014日目					
015日目					
016日目					
017日目					
018日目					
019日目					
020日目					
021日目					
022日目					
023日目					
024日目					
025日目					
026日目					
027日目					
028日目					
029日目					
030日目					
	0	3分	5分	7分	10分以上

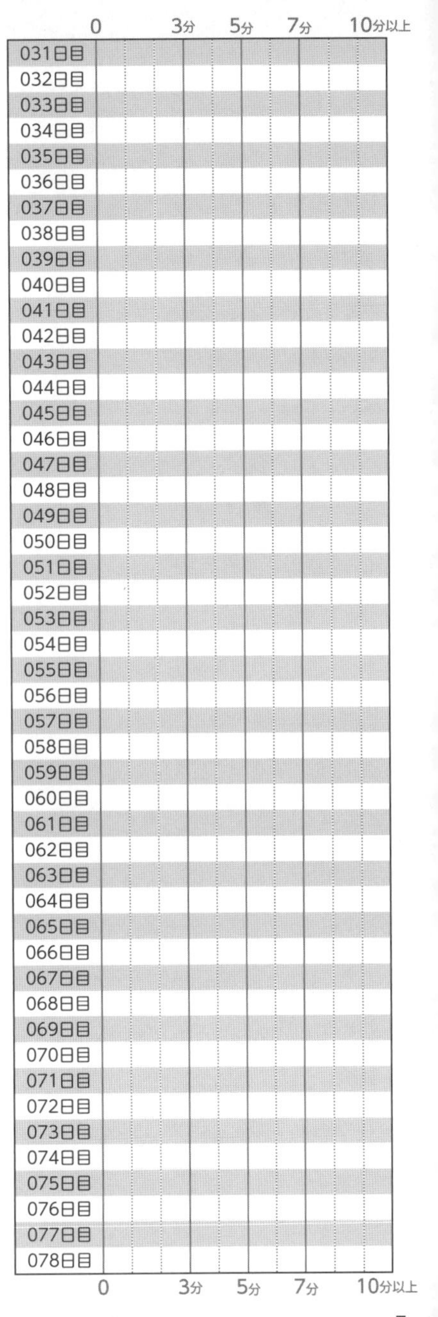

	0	3分	5分	7分	10分以上
031日目					
032日目					
033日目					
034日目					
035日目					
036日目					
037日目					
038日目					
039日目					
040日目					
041日目					
042日目					
043日目					
044日目					
045日目					
046日目					
047日目					
048日目					
049日目					
050日目					
051日目					
052日目					
053日目					
054日目					
055日目					
056日目					
057日目					
058日目					
059日目					
060日目					
061日目					
062日目					
063日目					
064日目					
065日目					
066日目					
067日目					
068日目					
069日目					
070日目					
071日目					
072日目					
073日目					
074日目					
075日目					
076日目					
077日目					
078日目					
	0	3分	5分	7分	10分以上

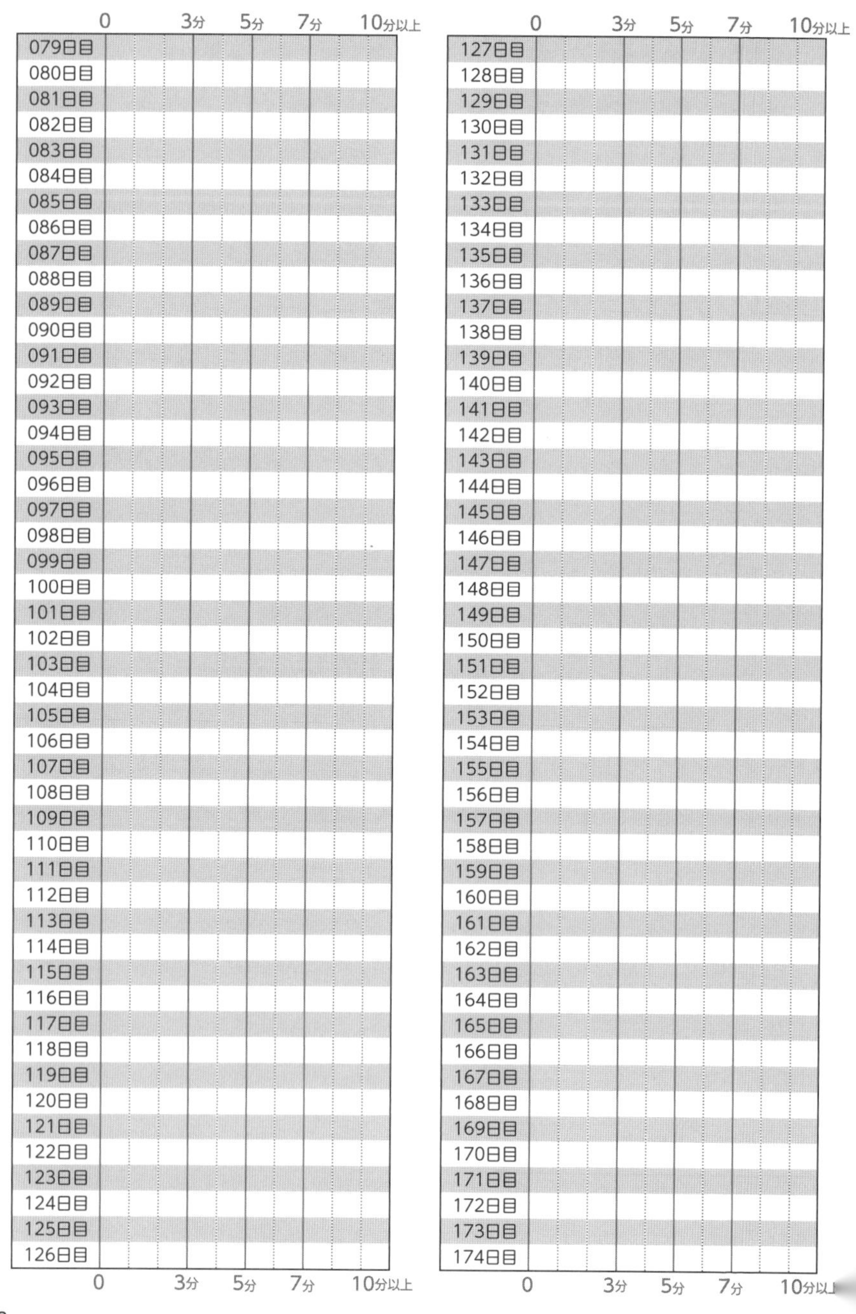

	0	3分	5分	7分	10分以上
079日目					
080日目					
081日目					
082日目					
083日目					
084日目					
085日目					
086日目					
087日目					
088日目					
089日目					
090日目					
091日目					
092日目					
093日目					
094日目					
095日目					
096日目					
097日目					
098日目					
099日目					
100日目					
101日目					
102日目					
103日目					
104日目					
105日目					
106日目					
107日目					
108日目					
109日目					
110日目					
111日目					
112日目					
113日目					
114日目					
115日目					
116日目					
117日目					
118日目					
119日目					
120日目					
121日目					
122日目					
123日目					
124日目					
125日目					
126日目					
	0	3分	5分	7分	10分以上

	0	3分	5分	7分	10分以上
127日目					
128日目					
129日目					
130日目					
131日目					
132日目					
133日目					
134日目					
135日目					
136日目					
137日目					
138日目					
139日目					
140日目					
141日目					
142日目					
143日目					
144日目					
145日目					
146日目					
147日目					
148日目					
149日目					
150日目					
151日目					
152日目					
153日目					
154日目					
155日目					
156日目					
157日目					
158日目					
159日目					
160日目					
161日目					
162日目					
163日目					
164日目					
165日目					
166日目					
167日目					
168日目					
169日目					
170日目					
171日目					
172日目					
173日目					
174日目					
	0	3分	5分	7分	10分以上

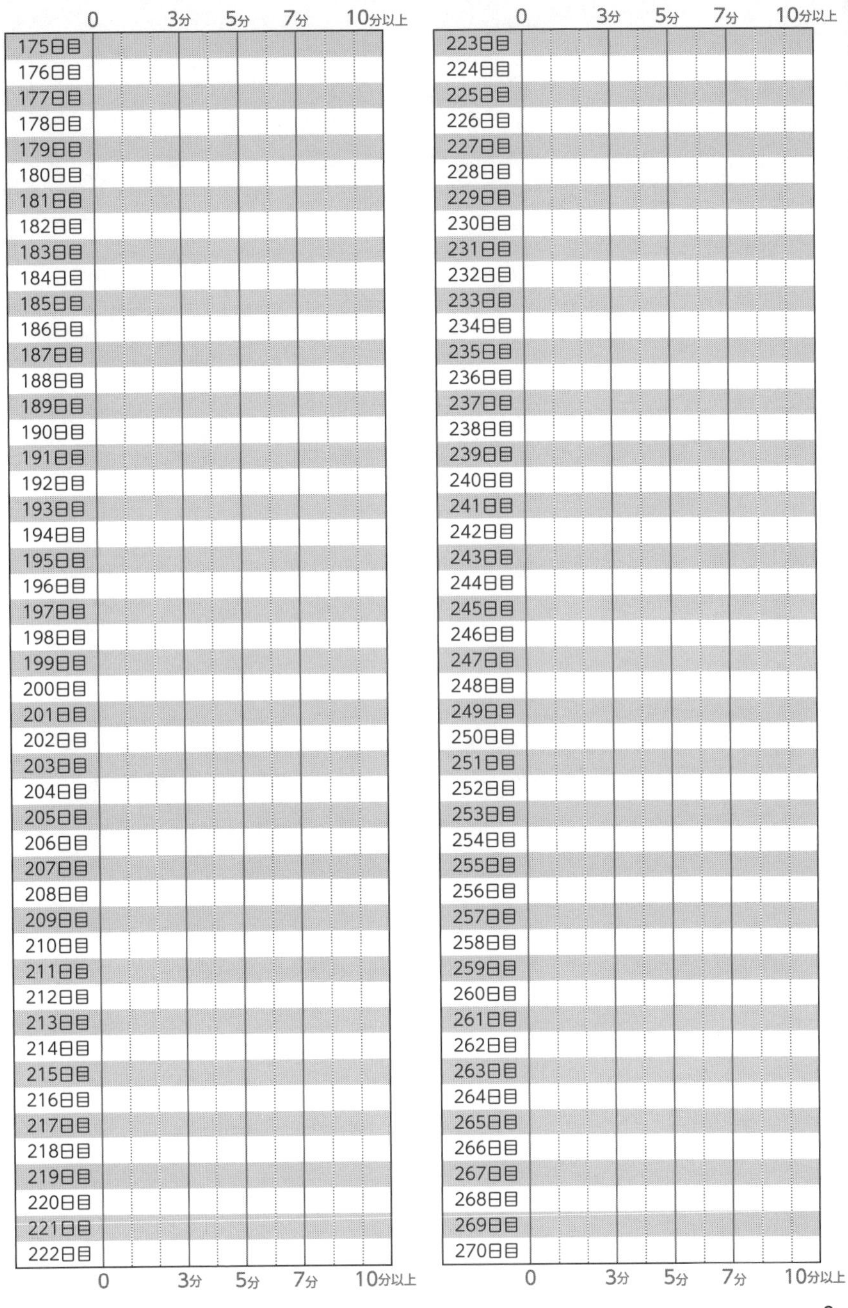

	0	3分	5分	7分	10分以上
175日目					
176日目					
177日目					
178日目					
179日目					
180日目					
181日目					
182日目					
183日目					
184日目					
185日目					
186日目					
187日目					
188日目					
189日目					
190日目					
191日目					
192日目					
193日目					
194日目					
195日目					
196日目					
197日目					
198日目					
199日目					
200日目					
201日目					
202日目					
203日目					
204日目					
205日目					
206日目					
207日目					
208日目					
209日目					
210日目					
211日目					
212日目					
213日目					
214日目					
215日目					
216日目					
217日目					
218日目					
219日目					
220日目					
221日目					
222日目					
	0	3分	5分	7分	10分以上

	0	3分	5分	7分	10分以上
223日目					
224日目					
225日目					
226日目					
227日目					
228日目					
229日目					
230日目					
231日目					
232日目					
233日目					
234日目					
235日目					
236日目					
237日目					
238日目					
239日目					
240日目					
241日目					
242日目					
243日目					
244日目					
245日目					
246日目					
247日目					
248日目					
249日目					
250日目					
251日目					
252日目					
253日目					
254日目					
255日目					
256日目					
257日目					
258日目					
259日目					
260日目					
261日目					
262日目					
263日目					
264日目					
265日目					
266日目					
267日目					
268日目					
269日目					
270日目					
	0	3分	5分	7分	10分以上

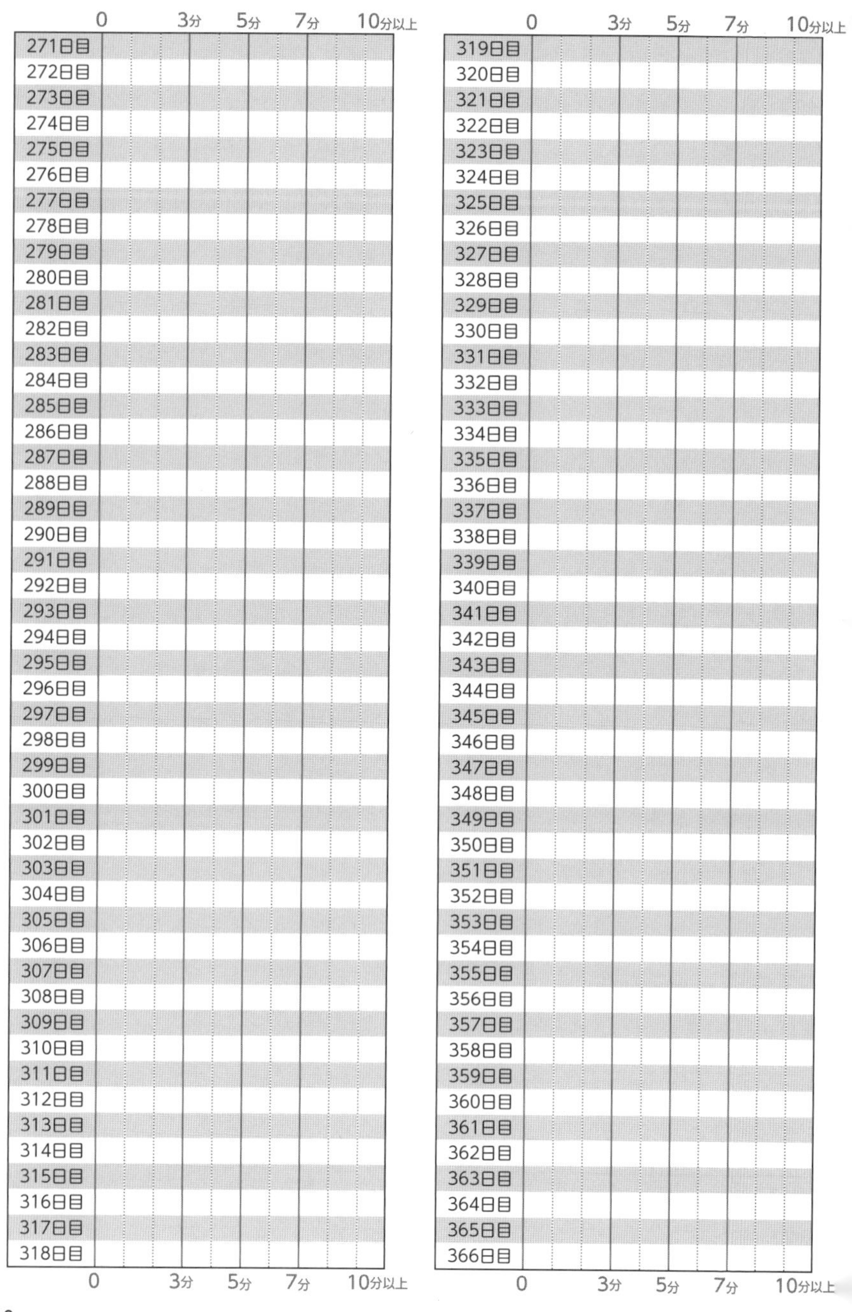

	0	3分	5分	7分	10分以上
271日目					
272日目					
273日目					
274日目					
275日目					
276日目					
277日目					
278日目					
279日目					
280日目					
281日目					
282日目					
283日目					
284日目					
285日目					
286日目					
287日目					
288日目					
289日目					
290日目					
291日目					
292日目					
293日目					
294日目					
295日目					
296日目					
297日目					
298日目					
299日目					
300日目					
301日目					
302日目					
303日目					
304日目					
305日目					
306日目					
307日目					
308日目					
309日目					
310日目					
311日目					
312日目					
313日目					
314日目					
315日目					
316日目					
317日目					
318日目					
	0	3分	5分	7分	10分以上

	0	3分	5分	7分	10分以上
319日目					
320日目					
321日目					
322日目					
323日目					
324日目					
325日目					
326日目					
327日目					
328日目					
329日目					
330日目					
331日目					
332日目					
333日目					
334日目					
335日目					
336日目					
337日目					
338日目					
339日目					
340日目					
341日目					
342日目					
343日目					
344日目					
345日目					
346日目					
347日目					
348日目					
349日目					
350日目					
351日目					
352日目					
353日目					
354日目					
355日目					
356日目					
357日目					
358日目					
359日目					
360日目					
361日目					
362日目					
363日目					
364日目					
365日目					
366日目					
	0	3分	5分	7分	10分以上

366日間の脳トレのはじまり

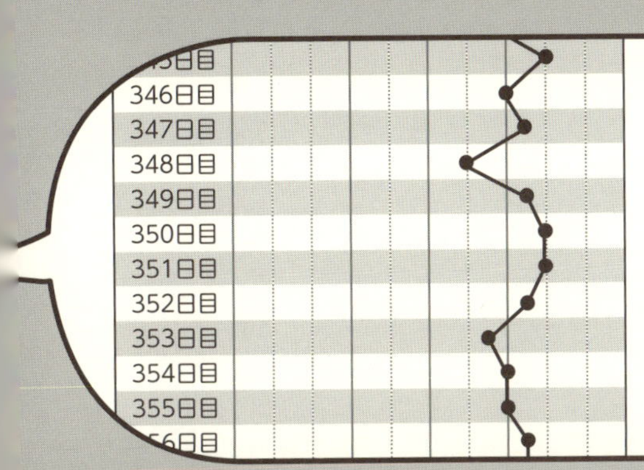

解けた時間に点をつけてチェック！　線で結ぶと、成果がわかりやすくなります。

穴あき四文字熟語 001日目

活性化される脳の部位
前頭葉、側頭葉
強化される能力
語彙力

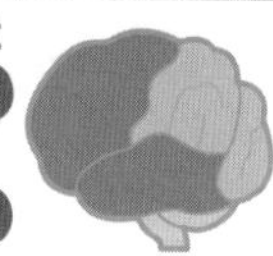

目標
7分 30秒

学習日　月　日
かかった時間　分　秒
この問題の答えは14ページ

リストから漢字を選んで□に入れ、四文字熟語を完成させてください。

①
大□□□

リスト　小　異　同

②
大□□□
□大□□

リスト　広　義　名　無　分　辺

③
大□□□
□大□□
□□大□

リスト　言　誇　語　広　告　臣　総　壮　理

④
大□□□
□大□□
□□大□
□□□大

リスト　解　拡　結　後　公　事　釈　正　生　団　同　明

漢字の足し算

002 日目

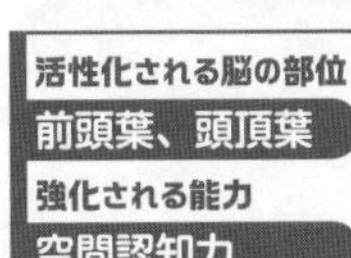

活性化される脳の部位
前頭葉、頭頂葉
強化される能力
空間認知力

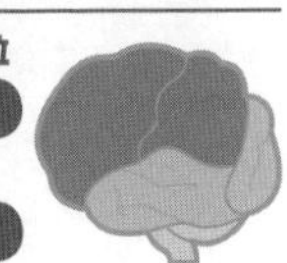

目標
7分 00秒

学習日	
月	日
かかった時間	
分	秒

この問題の答えは15ページ

（　　）ごとに漢字のパーツを組み合わせて、それぞれ熟語を作りましょう。

① (斗＋米) ＋ (王＋里) ＝ □□

② (火＋暴) ＋ (弓＋単) ＝ □□

③ (女＋古) ＋ (心＋自) ＝ □□

④ (矢＋豆) ＋ (月＋其) ＝ □□

⑤ (糸＋東) ＋ (山＋灰) ＝ □□

⑥ (ネ＋申) ＋ (王＋口＋耳) ＝ □□

⑦ (斤＋車) ＋ (斤＋木＋立) ＝ □□

⑧ (木＋立＋見) ＋ (刀＋七) ＝ □□

四字熟語間違い探し 003 日目

活性化される脳の部位
前頭葉、頭頂葉
強化される能力
注意力

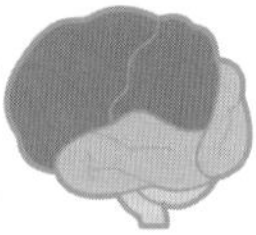

目標
7分 00秒

学習日
月 日
かかった時間
分 秒
この問題の答えは 16 ページ

次の四字熟語に使われている漢字は１文字だけ間違っています。リストから漢字を選び、正しい四字熟語にしましょう。

① 曖昧模糊 → □□□□

② 意味深重 → □□□□

③ 気色満面 → □□□□

④ 自我自賛 → □□□□

⑤ 人治不省 → □□□□

⑥ 大義名聞 → □□□□

⑦ 電光石化 → □□□□

⑧ 百騎夜行 → □□□□

リスト
火 画
鬼 喜
事 長
分 昧

12ページの答え
①大同小異　②大義名分／広大無辺　③大言壮語／誇大広告／総理大臣
④大同団結／拡大解釈／後生大事／公明正大

熟語しりとり迷路

004 日目

活性化される脳の部位
前頭葉、側頭葉
強化される能力
ワーキングメモリカ

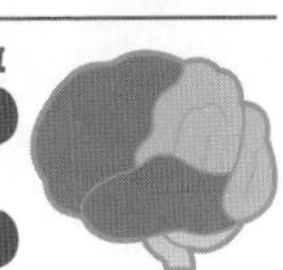

目標
6分 30秒

学習日 月 日
かかった時間 分 秒
この問題の答えは 17 ページ

左上の「文化」から右下の「遺産」まで、熟語の読み方でしりとりしながら進んでください。進めるのはタテ・ヨコで、どの熟語も１度ずつしか通れません。また、すべての熟語を通る必要はありません。

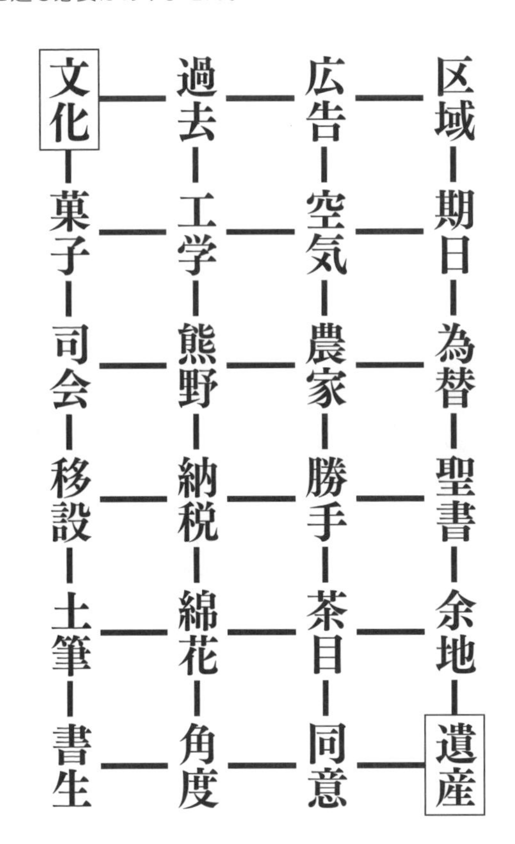

13ページの答え ①料理 ②爆弾 ③姑息 ④短期 ⑤練炭 ⑥神聖 ⑦斬新 ⑧親切

仲間外れは？

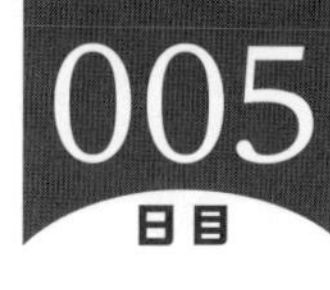

活性化される脳の部位
前頭葉、頭頂葉
強化される能力
注意力

目標
5分 00秒

学習日
月　日
かかった時間
分　秒

この問題の答えは 18ページ

1つだけ仲間外れの熟語があります。それは、どれでしょうか。

花代　品代　車代

足代　場代　時代

薬代　酒代　地代

14ページの答え
①曖昧模糊　②意味深長　③喜色満面　④自画自賛　⑤人事不省　⑥大義名分　⑦電光石火　⑧百鬼夜行

同音異義語シーク 006日目

活性化される脳の部位
前頭葉、頭頂葉
強化される能力
注意力

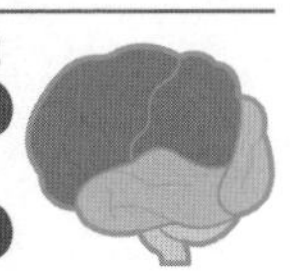

目標
8分 00秒

学習日
月 日
かかった時間
分 秒

この問題の答えは 378 ページ

「最高」「再考」のような同音異義語の関係にある２文字の熟語を、ペアにして探しましょう。探す方向は、上→下と左→右の２つです。ナナメはありません。また、すべての漢字を１度ずつ使います。

師	匠	簡	潔	感	文	士	母
紀	乾	杯	最	動	公	立	音
伊	優	勝	高	平	現	音	頭
海	峡	反	証	気	職	完	敗
分	返	信	勘	拇	組	成	承
子	再	考	当	印	対	策	認
温	度	蘇	効	率	奇	支	障
校	証	生	兵	勇	異	半	原
正	人	変	器	将	完	鐘	色
大	作	身	回	教	結	構	成

15ページの答え
文化(ぶんか)→過去(かこ)→工学(こうがく)→熊野(くまの)→農家(のうか)→為替(かわせ)→聖書(せいしょ)→余地(よち)→茶目(ちゃめ)→綿花(めんか)→角度(かくど)→同意(どうい)→遺産(いさん)

熟語でしりとり

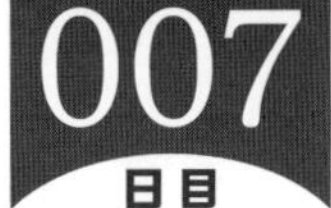

活性化される脳の部位
前頭葉、側頭葉
強化される能力
語彙力

目標
6分 00秒

学習日
月　日
かかった時間
分　秒

この問題の答えは 20 ページ

「快感」→「感情」→「情熱」…のように、漢字でしりとりができるように、□に漢字を入れましょう。

彼の態度はいつも、□□を逆撫でする

↓

事件の□□を、関係者から聴取

↓

北欧は、□□が高い地方です

↓

彼女は、□□が座っている

↓

□□を開いて、腹蔵なく話してくれ

16ページの答え　時代（他の「〜代」は、各種の料金）

のぞき見四文字熟語

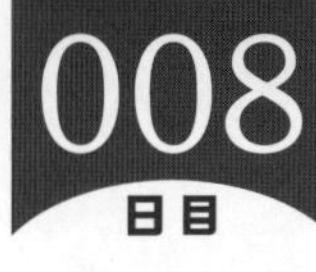

008
日目

活性化される脳の部位
前頭葉、頭頂葉
強化される能力
空間認知力

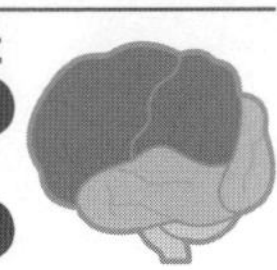

目標
6分 00秒

学習日
月　日
かかった時間
分　秒
この問題の答えは 21 ページ

見えている部分から四文字熟語を推理しましょう。熟語はヨコ書きです。

①

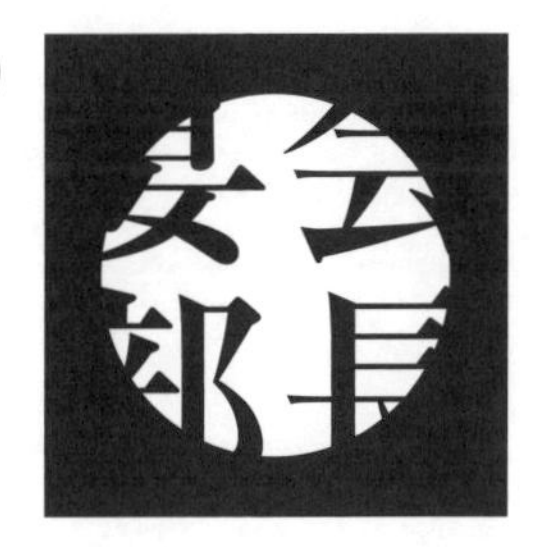

②

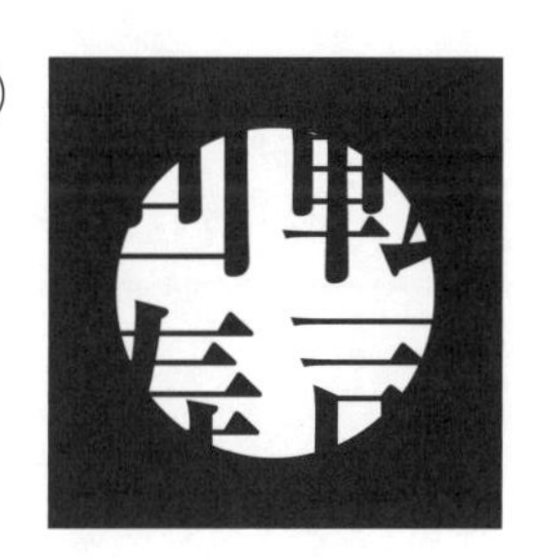

③

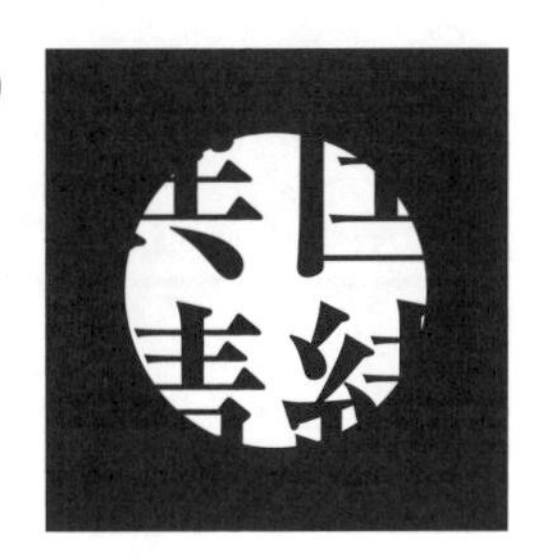

④

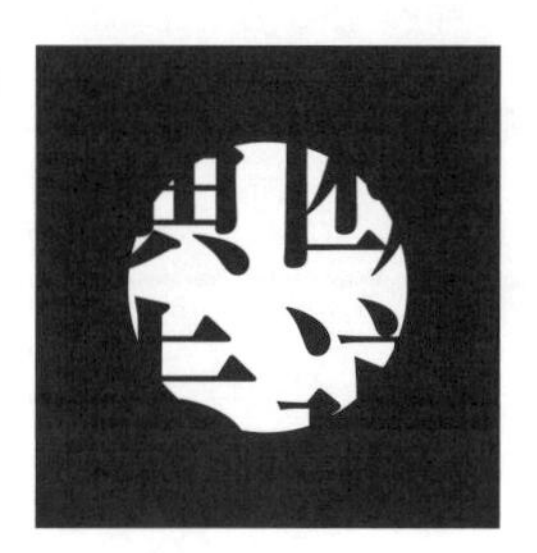

三文字熟語作り

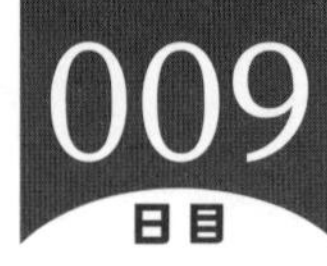

活性化される脳の部位
前頭葉、側頭葉
強化される能力
想像力

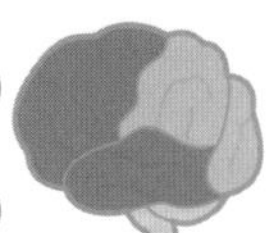

目標
5分 30秒

学習日 月 日
かかった時間 分 秒
この問題の答えは22ページ

上下の漢字をうまく組み合わせて、3文字の熟語が4つできるように、真ん中の空欄に漢字を1つ入れましょう。空欄に入れた漢字を順に読むと、四文字熟語になります。

①

軽	福	超	観
波	楽	書	様

②

赤	電	確	興
犯	号	所	柱

③

出	理	親	順
同	孝	尽	精

④

共	交	神	流
力	米	項	綱

18ページの答え 神経→経緯→緯度→度胸→胸襟

難読漢字を読もう

010日目

活性化される脳の部位
前頭葉、側頭葉
強化される能力
語彙力

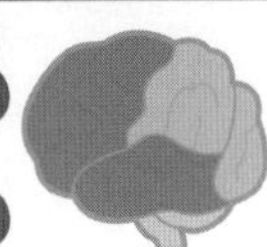

目標
7分 00秒

学習日　　月　　日
かかった時間　　分　　秒
この問題の答えは23ページ

次の難読漢字を読みましょう。すべて人体に関係する漢字です。

① 肘 → □□ (椅子にもあります)

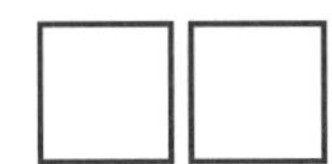

② 膝 → □□ (お皿があります)

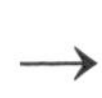
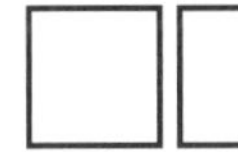
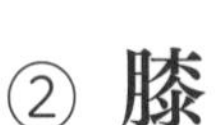

③ 項 → □□□ (前からは見えません)

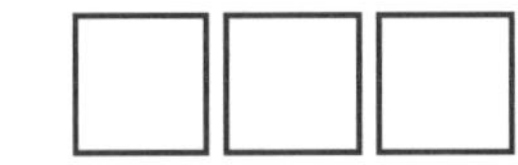

④ 喉 → □□ (仏がいます)

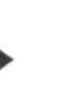

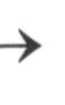

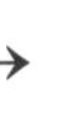
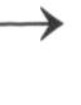

⑤ 額 → □□□ (猫は狭い)

⑥ 瞼 → □□□ (重くなることも)

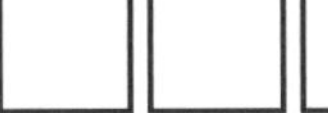

⑦ 睫 → □□□ (逆さだと痛い)

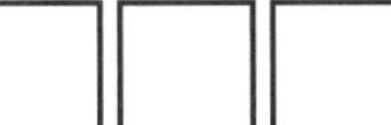
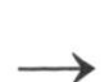

⑧ 眉間 → □□□ (しわにご注意)

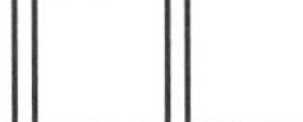
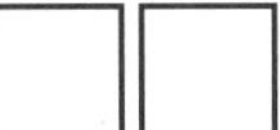

19ページの答え　①宴会部長　②回転寿司　③異国情緒　④横断歩道

ことわざメイキング

011 日目

活性化される脳の部位
前頭葉、側頭葉
強化される能力
語彙力

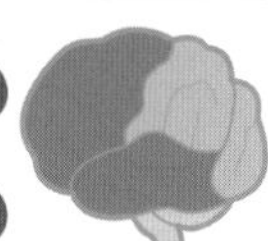

目標
8分 00秒

学習日
月 日
かかった時間
分 秒
この問題の答えは24ページ

□の中に、リストの漢字を入れ、生き物に関係することわざを完成させてください。

① □に□□

② □の□は□

③ □の□に□

④ □□□らず

⑤ □の□に□□

⑥ □も□から□ちる

⑦ □をつついて□を□す

リスト

虻 馬 蛙
猿 猫 蜂
蛇 蛇 蛇
耳 取 小
出 水 道
念 判 仏
面 木 藪
落

20ページの答え ①音 ②信 ③不 ④通 → 音信不通

四文字熟語シーク 012日目

活性化される脳の部位
前頭葉、側頭葉
強化される能力
語彙力

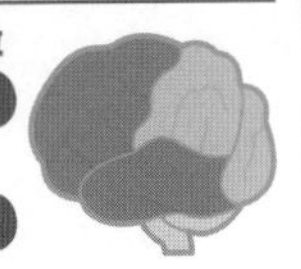

目標
8分 30秒

学習日
月　日
かかった時間
分　秒

この問題の答えは 25 & 378 ページ

「乳母日傘」のように、指定された読みから始まる四文字熟語を、タテ・ヨコ・ナナメの一直線に探しましょう。

決	速	断	速	化	人	縁	率
断	森	羅	万	象	奇	植	先
海	折	変	愛	縁	想	雨	炊
三	千	曲	合	点	店	耕	飯
東	寸	山	余	投	外	晴	彩
四	借	傘	千	有	気	栄	多
文	詐	日	者	体	枯	意	夫
五	欺	母	十	盛	一	工	一
裂	父	乳	衰	年	意	位	大
正	真	証	明	創	十	面	三

※四文字熟語は、右から左、下から上の方向にも探せます。また、1つの漢字を複数の四文字熟語で使うこともあります。

ア □□□□
イ □□□□
ウ □□□□
エ □□□□
オ 乳母日傘
サ □□□□
シ □□□□
ス □□□□
セ □□□□
ソ □□□□

21ページの答え ①ひじ ②ひざ ③うなじ ④のど ⑤ひたい ⑥まぶた ⑦まつげ ⑧みけん

穴あき四文字熟語

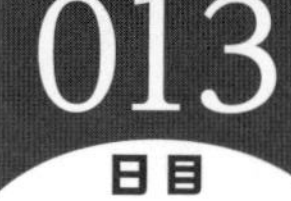

活性化される脳の部位
前頭葉、側頭葉
強化される能力
語彙力

目標
7分 30秒

学習日　　月　　日
かかった時間　　分　　秒
この問題の答えは26ページ

リストから漢字を選んで□に入れ、四文字熟語を完成させてください。

① 金□□□

リスト　玉　科　条

② 金□□□
□金□□

リスト　書　器　現　管　留　楽

③ 金□□□
□金□□
□□金□

リスト　宇　横　銀　公　財　治　時　宝　領

④ 金□□□
□金□□
□□金□
□□□金

リスト　一　庫　攫　子　信　千　帳　緞　通　預　用　欄

22ページの答え
①猫に小判　②蛇の道は蛇　③蛙の面に水　④虻蜂取らず　⑤馬の耳に念仏
⑥猿も木から落ちる　⑦藪をつついて蛇を出す

漢字の足し算

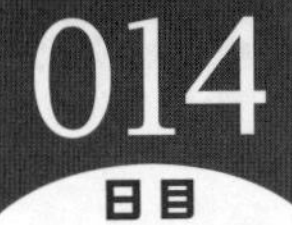

活性化される脳の部位
前頭葉、頭頂葉
強化される能力
空間認知力

目標
7分 00秒

学習日
月　日
かかった時間
分　秒
この問題の答えは27ページ

（　）ごとに漢字のパーツを組み合わせて、それぞれ熟語を作りましょう。

① （失＋金）＋（石＋包）＝ □□

② （月＋北）＋（日＋京）＝ □□

③ （日＋升）＋（合＋糸）＝ □□

④ （心＋田）＋（木＋安）＝ □□

⑤ （口＋木）＋（心＋或）＝ □□

⑥ （金＋童）＋（女＋木＋米）＝ □□

⑦ （頁＋元）＋（十＋口＋口）＝ □□

⑧ （凡＋エ＋心）＋（宿＋糸）＝ □□

23ページの答え
ア 合縁奇縁　イ 意気投合　ウ 海千山千　エ 栄枯盛衰
サ 三位一体　シ 森羅万象　ス 寸借詐欺　セ 千変万化　ソ 創意工夫

四字熟語間違い探し

015日目

活性化される脳の部位
前頭葉、頭頂葉
強化される能力
注意力

目標
7分 00秒

学習日
月 日
かかった時間
分 秒
この問題の答えは 28 ページ

次の四字熟語に使われている漢字は１文字だけ間違っています。リストから漢字を選び、正しい四字熟語にしましょう。

① 悪口憎言 → □□□□

② 雲散無消 → □□□□

③ 起床転結 → □□□□

④ 捲土頂来 → □□□□

⑤ 自求自足 → □□□□

⑥ 進出鬼没 → □□□□

⑦ 大器晩生 → □□□□

⑧ 天地神命 → □□□□

リスト

給 雑
承 神
重 成
霧 明

24ページの答え
①金科玉条 ②金管楽器／現金書留 ③金銀財宝／公金横領／宇治金時
④金襴緞子／預金通帳／信用金庫／一攫千金

熟語しりとり迷路

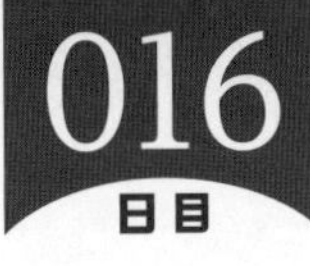

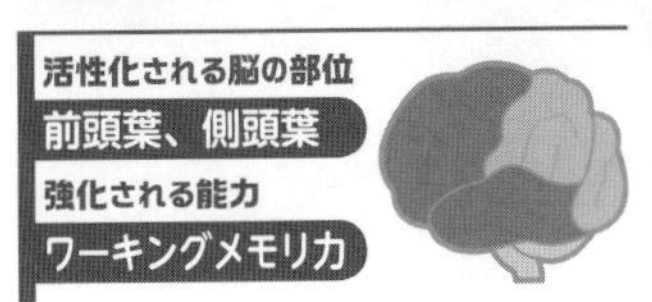

目標
6分 30秒

学習日
月 日

かかった時間
分 秒

この問題の答えは29ページ

左上の「先手」から右下の「後手」まで、熟語の読み方でしりとりしながら進んでください。進めるのはタテ・ヨコで、どの熟語も1度ずつしか通れません。また、すべての熟語を通る必要はありません。

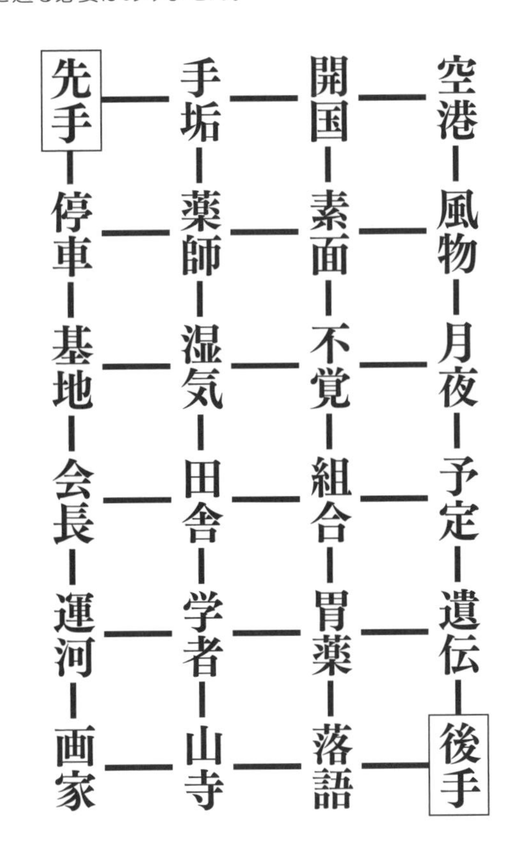

25ページの答え ①鉄砲 ②背景 ③昇給 ④思案 ⑤困惑 ⑥鐘楼 ⑦頑固 ⑧恐縮

仲間外れは？

活性化される脳の部位
前頭葉、頭頂葉
強化される能力
注意力

017
日目

目標
5分 00秒

学習日
月 日
かかった時間
分 秒
この問題の答えは30ページ

1つだけ仲間外れの熟語があります。それは、どれでしょうか。

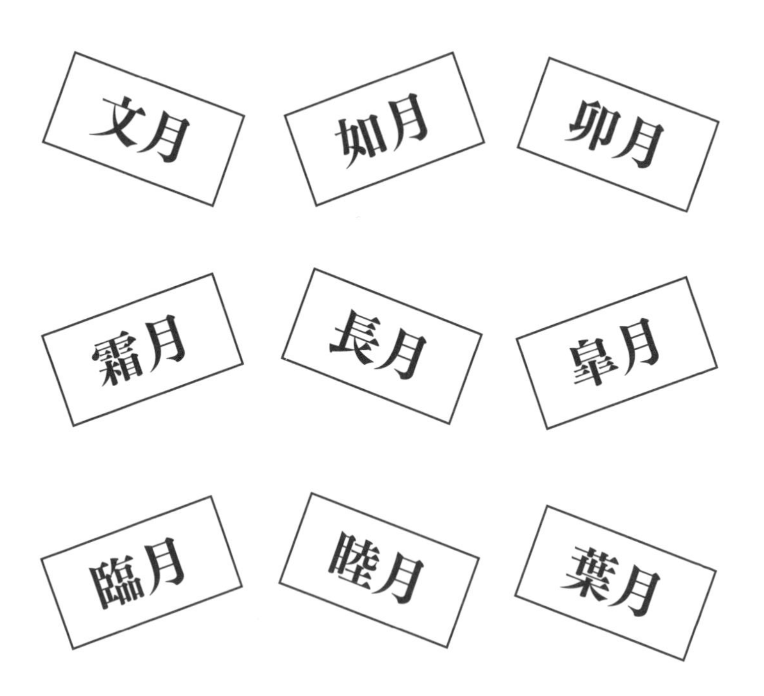

26ページの答え ①悪口雑言 ②雲散霧消 ③起承転結 ④捲土重来 ⑤自給自足 ⑥神出鬼没 ⑦大器晩成 ⑧天地神明

同音異義語シーク

018 日目

活性化される脳の部位
前頭葉、頭頂葉
強化される能力
注意力

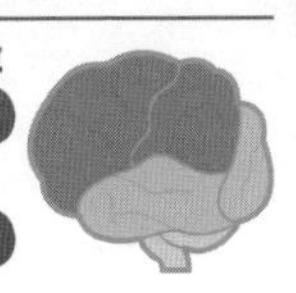

目標
8分 00秒

学習日
月　日
かかった時間
分　秒

この問題の答えは378ページ

「会館」「快感」のような同音異義語の関係にある2文字の熟語を、ペアにして探しましょう。探す方向は、上→下と左→右の2つです。ナナメはありません。また、すべての漢字を1度ずつ使います。

拝	投	球	冗	旧	消	化	進
啓	書	女	談	知	会	館	撃
果	簡	子	投	下	限	背	景
実	慎	重	資	気	過	日	等
新	劇	政	界	候	楽	家	級
加	快	感	助	上	器	政	指
減	単	価	詞	段	窮	地	定
学	期	商	家	未	完	短	歌
身	長	加	正	解	機	構	所
蜜	柑	勢	師	弟	闘	志	感

27ページの答え
先手(せんて)→停車(ていしゃ)→薬師(やくし)→素面(しらふ)→不覚(ふかく)→組合(くみあい)→田舎(いなか)→会長(かいちょう)→運河(うんが)→学者(がくしゃ)→山寺(やまでら)→落語(らくご)→後手(ごて)

熟語でしりとり

019
日目

活性化される脳の部位
前頭葉、側頭葉
強化される能力
語彙力

目標
6分 00秒

学習日
月 日
かかった時間
分 秒
この問題の答えは 32 ページ

「快感」→「感情」→「情熱」…のように、漢字でしりとりができるように、□に漢字を入れましょう。

礼拝に、□□に向かう信徒たち

↓

この作品は、□□の出来だ

↓

涼感をそそる□□は、和風のゼリー

↓

雲間から□□が顔を出した

↓

景色が揺らいで、□□のようだ

28ページの答え
臨月（出産する予定月のこと。他の「～月」は、陰暦各月の異称）

のぞき見四文字熟語

活性化される脳の部位
前頭葉、頭頂葉
強化される能力
空間認知力

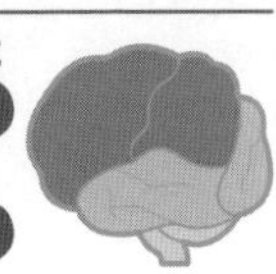

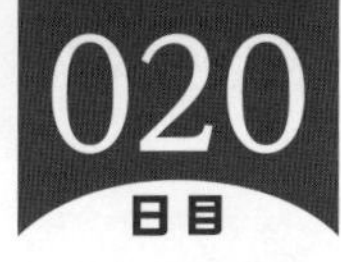

目標
6分 00秒

学習日
月 日
かかった時間
分 秒
この問題の答えは33ページ

見えている部分から四文字熟語を推理しましょう。熟語はヨコ書きです。

①
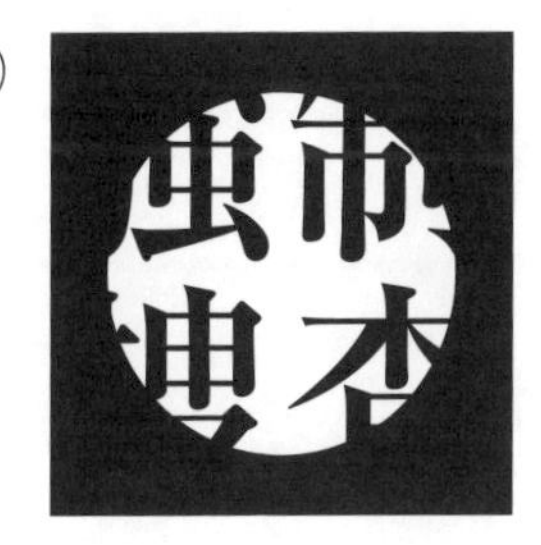

②
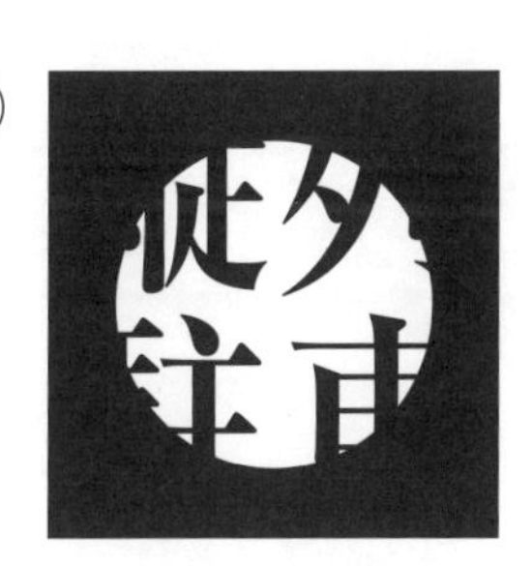

③
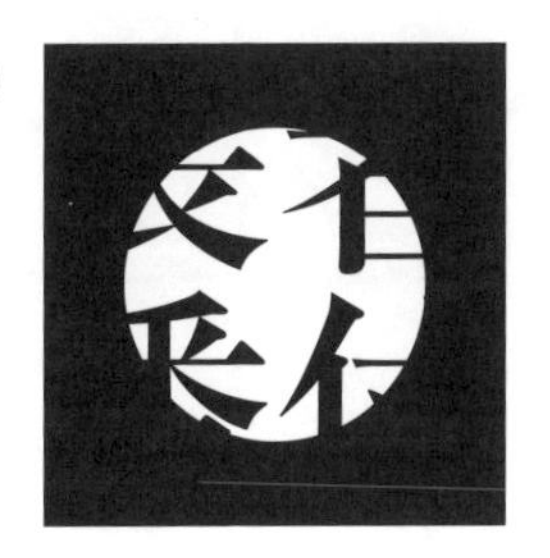

④
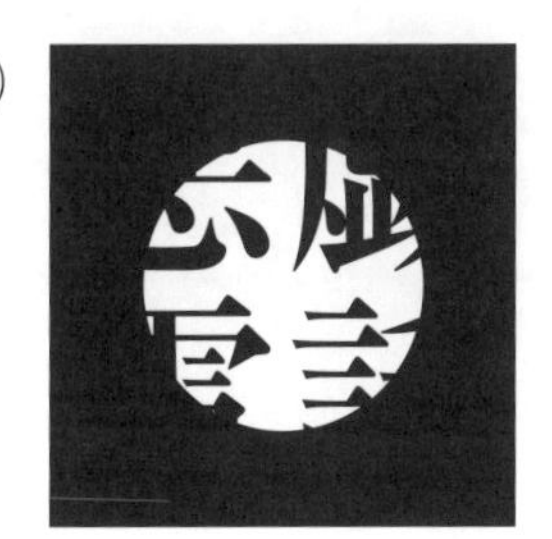

三文字熟語作り 021日目

活性化される脳の部位
前頭葉、側頭葉
強化される能力
想像力

目標
5分 30秒

学習日
月 日
かかった時間
分 秒
この問題の答えは34ページ

上下の漢字をうまく組み合わせて、3文字の熟語が4つできるように、真ん中の空欄に漢字を1つ入れましょう。空欄に入れた漢字を順に読むと、四字熟語になります。

①

桜	生	落	開
店	期	賞	生

②

大	焼	白	千
座	足	屋	居

③

無	防	暴	手
林	雨	琴	流

④

二	雪	五	年
花	堂	日	雨

30ページの答え
教会→会心→心太→太陽→陽炎

難読漢字を読もう 022 日目

活性化される脳の部位
前頭葉、側頭葉
強化される能力
語彙力

目標
7分 00秒

学習日	月 日
かかった時間	分 秒

この問題の答えは35ページ

次の難読漢字を読みましょう。すべて動物に関係する漢字です。

① 貂 → □□ (イタチ似)

② 獺 → □□□□ (泳ぎが得意)

③ 驢馬 → □□ (馬より耳が長い)

④ 熊猫 → □□□ (動物園の人気者)

⑤ 土竜 → □□□ (前足はシャベルのよう)

⑥ 山鼠 → □□□ (冬眠する姿が愛らしい)

⑦ 馴鹿 → □□□□ (そりを引きます)

⑧ 鴨嘴 → □□□□□ (卵を産みます)

31ページの答え ①強制捜査 ②縦列駐車 ③長者番付 ④悪戯電話

ことわざメイキング 023日目

活性化される脳の部位
前頭葉、側頭葉
強化される能力
語彙力

目標
8分 00秒

学習日
月　日
かかった時間
分　秒
この問題の答えは36ページ

□の中に、リストの漢字を入れ、漢数字を使ったことわざを完成させてください。

① □□の□□い

② □□び□□き

③ □□□の□□

④ □の□にも□□

⑤ □つ□の□□まで

⑥ □を□わば□□つ

⑦ □を□いて□を□る

リスト

一　二　三
三　三　六
七　八　十
十　百　起
穴　魂　子
手　呪　習
上　人　正
石　知　直
転　度　年
聞　目

32ページの答え ①花　②鳥　③風　④月　→　花鳥風月

四文字熟語シーク

024日目

活性化される脳の部位
前頭葉、側頭葉
強化される能力
語彙力

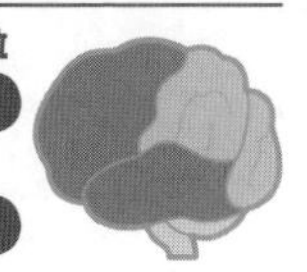

目標
8分 30秒

学習日
月　日
かかった時間
分　秒
この問題の答えは37 & 378ページ

「東西南北」のように、指定された読みから始まる四文字熟語を、タテ・ヨコ・ナナメの一直線に探しましょう。

大	山	鳴	堂	家	一	風	台
外	様	大	明	天	下	無	双
花	多	名	薄	浮	佻	軽	肉
火	種	人	体	暇	中	石	東
東	多	業	休	店	開	西	日
通	北	休	日	湯	南	朝	夕
行	有	知	出	北	三	一	解
手	楽	犬	勤	暮	色	分	深
形	伝	日	四	海	中	海	岸
規	制	甘	和	空	魚	黒	東

カ □□□□
キ □□□□
ク □□□□
ケ □□□□
コ □□□□
タ □□□□
チ □□□□
ツ □□□□
テ □□□□
ト 東西南北

※四文字熟語は、右から左、下から上の方向にも探せます。また、1つの漢字を複数の四文字熟語で使うこともあります。

33ページの答え　①テン　②カワウソ　③ロバ　④パンダ　⑤モグラ　⑥ヤマネ　⑦トナカイ　⑧カモノハシ

穴あき四文字熟語

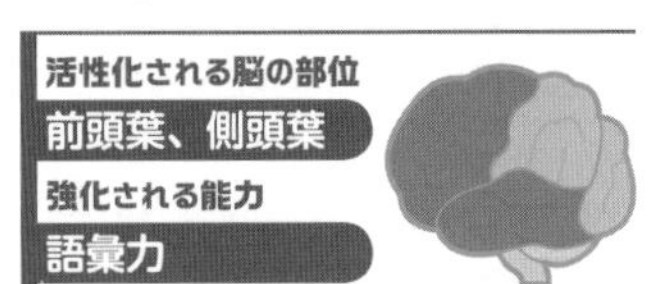

活性化される脳の部位
前頭葉、側頭葉
強化される能力
語彙力

025 日目

目標 7分 30秒

学習日 月 日
かかった時間 分 秒

この問題の答えは 38 ページ

リストから漢字を選んで□に入れ、四文字熟語を完成させてください。

① 手□□□

リスト　噌　前　味

② 手□□□
□手□□

リスト　喝　旗　号　采　信　拍

③ 手□□□
□手□□
□□手□

リスト　足　枷　枷　指　誓　宣　選　名　配

④ 手□□□
□手□□
□□手□
□□□手

リスト　形　引　常　勝　切　先　段　套　必　便　郵　割

34ページの答え　①六十の手習い　②七転び八起き　③三度目の正直　④石の上にも三年　⑤三つ子の魂百まで　⑥人を呪わば穴二つ　⑦一を聞いて十を知る

漢字の足し算

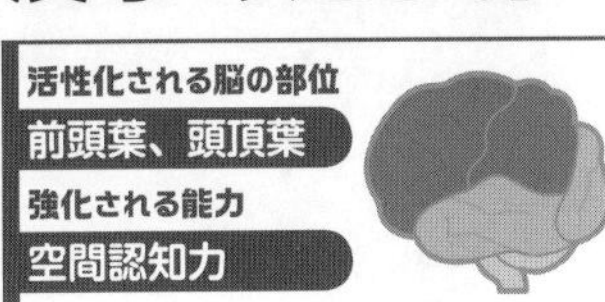

目標
7分 00秒

学習日
月　日

かかった時間
分　秒

この問題の答えは39ページ

(　　) ごとに漢字のパーツを組み合わせて、それぞれ熟語を作りましょう。

① (曲+辰) + (寸+木) = □□

② (区+馬) + (力+重) = □□

③ (金+寿) + (土+刑) = □□

④ (虫+角) + (女+某) = □□

⑤ (口+古) + (丸+幸) = □□

⑥ (寺+言) + (可+欠+可) = □□

⑦ (口+玉) + (口+五+言) = □□

⑧ (夫+貝+夫) + (舌+辛) = □□

35ページの答え
カ 開店休業　キ 休日出勤　ク 空中分解　ケ 軽佻浮薄　コ 行楽日和
タ 多種多様　チ 朝三暮四　ツ 通行手形　テ 天下無双

四字熟語間違い探し 027 日目

活性化される脳の部位
前頭葉、頭頂葉
強化される能力
注意力

目標
7分 00秒

学習日
月　日
かかった時間
分　秒

この問題の答えは 40 ページ

次の四字熟語に使われている漢字は 1 文字だけ間違っています。リストから漢字を選び、正しい四字熟語にしましょう。

① 阿鼻驚喚 → □□□□
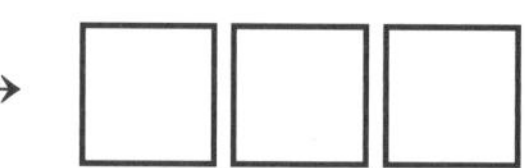

② 疑心暗気 → □□□□
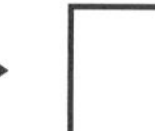

③ 紅顔無恥 → □□□□

④ 自合自得 → □□□□
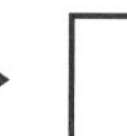

⑤ 新身気鋭 → □□□□
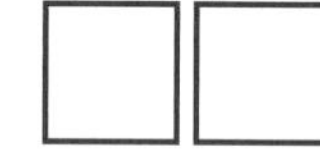

⑥ 大言層語 → □□□□
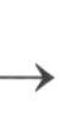

⑦ 天変地移 → □□□□
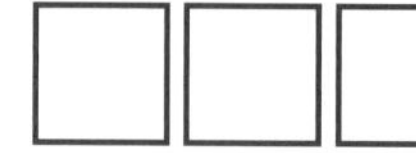

⑧ 羊頭苦肉 → □□□□
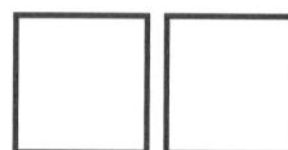

リスト

叫　鬼
厚　業
進　壮
異　狗

36 ページの答え
①手前味噌　②手旗信号／拍手喝采　③手枷足枷／選手宣誓／指名手配
④手形割引／先手必勝／常套手段／郵便切手

熟語しりとり迷路

活性化される脳の部位
前頭葉、側頭葉
強化される能力
ワーキングメモリカ

目標
6分 30秒

学習日
月 日
かかった時間
分 秒
この問題の答えは41ページ

左上の「商売」から右下の「繁盛」まで、熟語の読み方でしりとりしながら進んでください。進めるのはタテ・ヨコで、どの熟語も1度ずつしか通れません。また、すべての熟語を通る必要はありません。

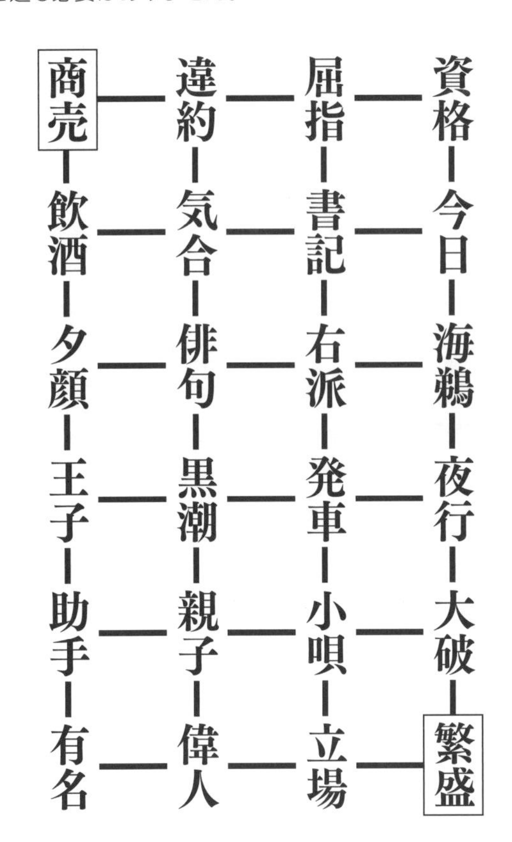

37ページの答え ①農村 ②駆動 ③鋳型 ④触媒 ⑤固執 ⑥詩歌 ⑦国語 ⑧賛辞

仲間外れは？

目標
5分 00秒

学習日	
月	日
かかった時間	
分	秒

この問題の答えは42ページ

1つだけ仲間外れの熟語があります。それは、どれでしょうか。

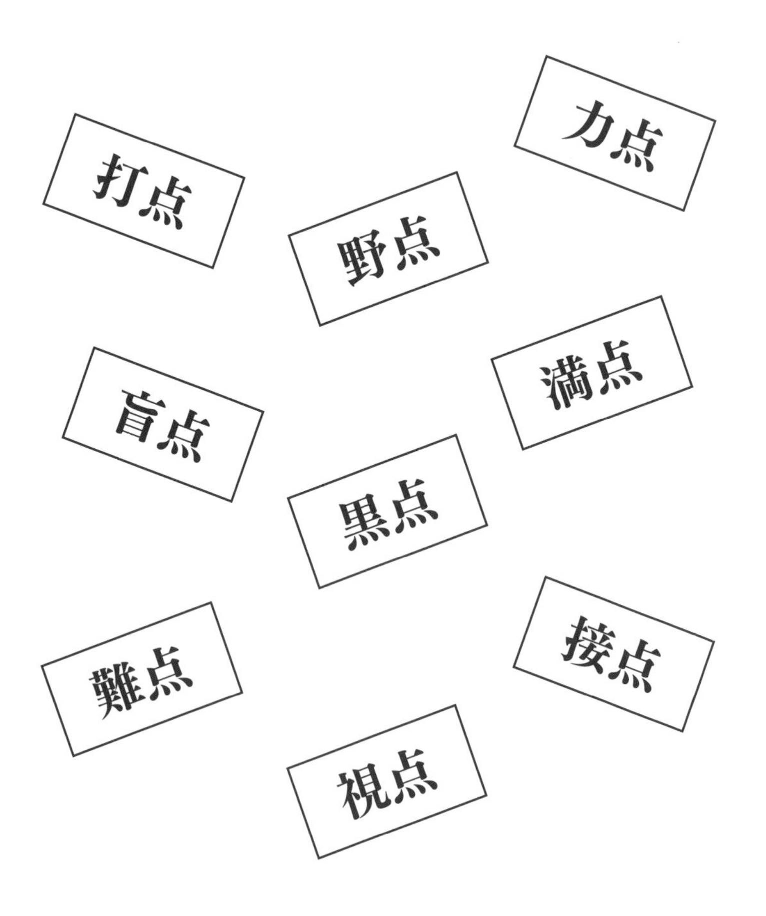

38ページの答え

①阿鼻叫喚 ②疑心暗鬼 ③厚顔無恥 ④自業自得 ⑤新進気鋭 ⑥大言壮語 ⑦天変地異 ⑧羊頭狗肉

同音異義語シーク

活性化される脳の部位
前頭葉、頭頂葉
強化される能力
注意力

目標
8分 00秒

学習日	月	日
かかった時間	分	秒

この問題の答えは378ページ

「用紙」「容姿」のような同音異義語の関係にある2文字の熟語を、ペアにして探しましょう。探す方向は、上→下と左→右の2つです。ナナメはありません。また、すべての漢字を1度ずつ使います。

漢	新	郎	満	身	白	斜	陽
字	良	彗	星	斑	状	定	歓
神	心	正	表	点	書	理	声
官	用	気	現	童	記	幹	事
蒸	紙	校	歌	謡	南	氷	原
気	完	成	特	典	下	薄	新
初	期	社	反	容	姿	情	刊
慢	水	用	転	両	親	動	揺
心	性	軟	化	得	勝	機	高
低	利	心	労	点	上	記	価

39ページの答え

商売(しょうばい)→違約(いやく)→屈指(くっし)→書記(しょき)→今日(きょう)→海鵜(うみう)→右派(うは)→俳句(はいく)→黒潮(くろしお)→親子(おやこ)→小唄(こうた)→大破(たいは)→繁盛(はんじょう)

熟語でしりとり

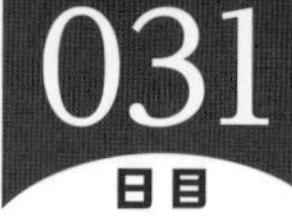

活性化される脳の部位
前頭葉、側頭葉
強化される能力
語彙力

目標
6分 00秒

学習日
月 日
かかった時間
分 秒
この問題の答えは44ページ

「快感」→「感情」→「情熱」…のように、漢字でしりとりができるように、□に漢字を入れましょう。

その計画を進めるのは、時期□□だ

↓

新店舗が開店、□□行ってみよう

↓

緊急の手紙を、□□で出した

↓

あまりに□□で、彼の手紙は読めない

↓

□□に尽くしがたい惨事だった

40ページの答え　野点（「のだて」は野外での茶の湯。他の「〜点」は、すべて「てん」と読む）

のぞき見四文字熟語

活性化される脳の部位
前頭葉、頭頂葉
強化される能力
空間認知力

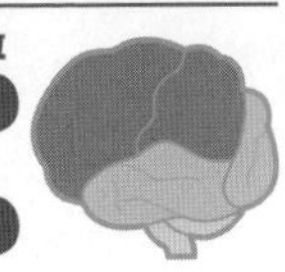

目標
6分 00秒

学習日
月　日
かかった時間
分　秒
この問題の答えは45ページ

見えている部分から四文字熟語を推理しましょう。熟語はヨコ書きです。

①
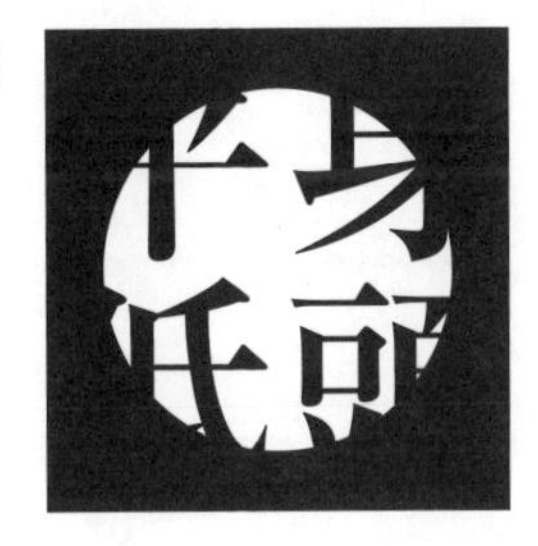

②
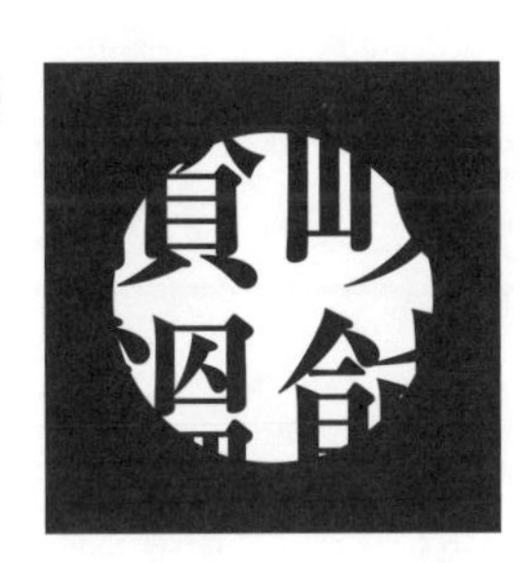

③
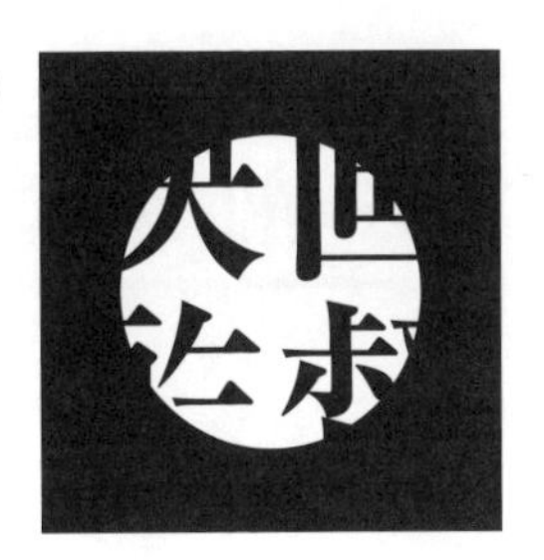

④
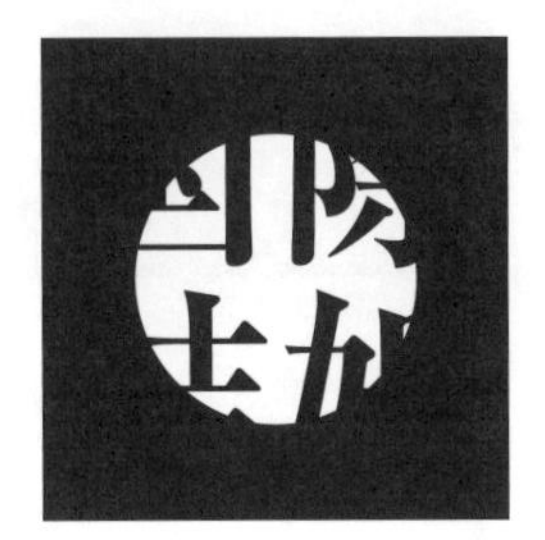

三文字熟語作り 033日目

活性化される脳の部位
前頭葉、側頭葉
強化される能力
想像力

目標
5分 30秒

学習日 月 日
かかった時間 分 秒
この問題の答えは46ページ

上下の漢字をうまく組み合わせて、3文字の熟語が4つできるように、真ん中の空欄に漢字を1つ入れましょう。空欄に入れた漢字を順に読むと、四字熟語になります。

①

自	公	大	中
国	者	校	心

②

一	護	心	等
大	症	術	上

③

上	演	派	再
発	来	家	所

④

俗	前	新	浮
界	間	絵	紀

42ページの答え 尚早→早速→速達→達筆→筆舌

難読漢字を読もう

034 日目

活性化される脳の部位
前頭葉、側頭葉
強化される能力
語彙力

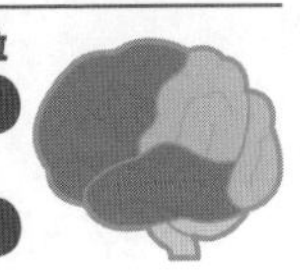

目標
7分 00秒

学習日　　月　　日
かかった時間　　分　　秒
この問題の答えは47ページ

次の難読漢字を読みましょう。すべて植物に関係する漢字です。

① 慈姑 → □□□ (お節に使われます)

② 鬱金 → □□□ (カレー粉の原料の一つ)

③ 鬼灯 → □□□□ (オレンジ色の実)

④ 万年青 → □□□ (お正月に飾られます)

⑤ 公孫樹 → □□□□ (種子は銀杏)

⑥ 無花果 → □□□□ (葉は手のひら状)

⑦ 蒲公英 → □□□□ (種子は風に乗る)

⑧ 女郎花 → □□□□□ (秋の七草の一つ)

43ページの答え　①平身低頭　②讃岐饂飩　③映画監督　④国際結婚

ことわざメイキング 035日目

活性化される脳の部位
前頭葉、側頭葉
強化される能力
語彙力

目標
8分 00秒

学習日
月 日
かかった時間
分 秒
この問題の答えは48ページ

□の中に、リストの漢字を入れ、人体に関係することわざを完成させてください。

① □□に□

② □で□をくくる

③ □に□をともす

④ □ろ□を□かれる

⑤ □□して□□さず

⑥ □に□は□えられぬ

⑦ □は□ほどに□を□う

リスト

頭	髪	目
口	耳	爪
腹	尻	背
引	隠	隠
火	言	後
寝	水	代
鼻	物	木

44ページの答え
①立 ②身 ③出 ④世 → 立身出世

四文字熟語シーク

活性化される脳の部位
前頭葉、側頭葉
強化される能力
語彙力

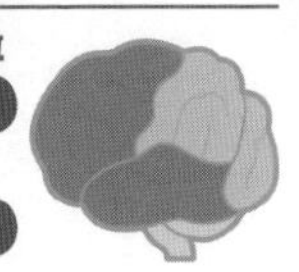

036日目

目標
8分 30秒

学習日 月 日
かかった時間 分 秒

この問題の答えは49 & 378ページ

「抜打検査」のように、指定された読みから始まる四文字熟語を、タテ・ヨコ・ナナメの一直線に探しましょう。

明	治	維	心	七	出	人	無
入	難	難	攻	不	楽	目	理
用	試	行	外	思	水	年	南
無	合	門	苦	明	中	中	題
理	二	束	題	行	鏡	無	可
無	束	無	事	面	字	止	劫
中	二	即	三	文	抜	永	水
無	人	刻	一	打	来	用	外
我	三	真	検	未	業	人	間
無	脚	査	士	農	工	小	民

ナ □□□□
ニ □□□□
ヌ 抜打検査
ネ □□□□
ノ □□□□
マ □□□□
ミ □□□□
ム □□□□
メ □□□□
モ □□□□

※四文字熟語は、右から左、下から上の方向にも探せます。また、1つの漢字を複数の四文字熟語で使うこともあります。

45ページの答え ①くわい ②うこん ③ほおずき ④おもと ⑤いちょう ⑥いちじく ⑦たんぽぽ ⑧おみなえし

穴あき四文字熟語

037 日目

活性化される脳の部位
前頭葉、側頭葉
強化される能力
語彙力

目標
7分 30秒

学習日
月 日
かかった時間
分 秒

この問題の答えは50ページ

リストから漢字を選んで□に入れ、四文字熟語を完成させてください。

① 日□□□

リスト 月 進 歩

② 日□□□
□日□□

リスト 間 完 時 照 即 売

③ 日□□□
□日□□
□□日□

リスト 一 工 駅 傘 大 長 母 乳 曜

④ 日□□□
□日□□
□□日□
□□□日

リスト 安 吉 三 主 小 大 春 坊 舞 本 踊 和

46ページの答え
①寝耳に水 ②木で鼻をくくる ③爪に火をともす ④後ろ髪を引かれる
⑤頭隠して尻隠さず ⑥背に腹は代えられぬ ⑦目は口ほどに物を言う

漢字の足し算

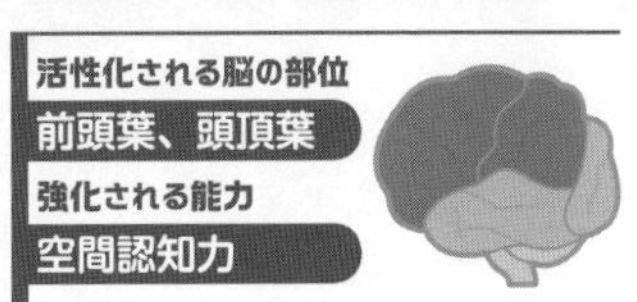

038
日目

目標
7分 00秒

学習日	
月	日
かかった時間	
分	秒

この問題の答えは51ページ

（　）ごとに漢字のパーツを組み合わせて、それぞれ熟語を作りましょう。

① （段＋金）＋（東＋糸）＝ □□

② （ヨ＋雨）＋（寸＋辰）＝ □□

③ （少＋石）＋（土＋鹿）＝ □□

④ （馬＋敬）＋（田＋共）＝ □□

⑤ （己＋言）＋（巾＋長）＝ □□

⑥ （イ＋木）＋（心＋舌＋自）＝ □□

⑦ （子＋女）＋（日＋立＋心）＝ □□

⑧ （寸＋土＋竹）＋（及＋糸）＝ □□

47ページの答え
ナ 難行苦行　ニ 二人三脚　ネ 年中行事　ノ 農業用水
マ 真一文字　ミ 未来永劫　ム 無二無三　メ 明鏡止水　モ 門外不出

四字熟語間違い探し

039 日目

活性化される脳の部位
前頭葉、頭頂葉
強化される能力
注意力

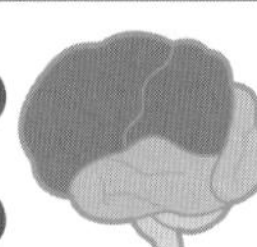

目標
7分 00秒

学習日	月 日
かかった時間	分 秒

この問題の答えは52ページ

次の四字熟語に使われている漢字は1文字だけ間違っています。リストから漢字を選び、正しい四字熟語にしましょう。

① 暗中模策 → □□□□

② 穏故知新 → □□□□

③ 奇壮天外 → □□□□

④ 公女良俗 → □□□□

⑤ 深抱遠慮 → □□□□

⑥ 大胆不適 → □□□□

⑦ 徒手空剣 → □□□□

⑧ 付和頼同 → □□□□

リスト
温 拳
索 序
想 敵
謀 雷

48ページの答え
①日進月歩　②日照時間／即日完売　③日曜大工／一日駅長／乳母日傘
④日本舞踊／三日坊主／小春日和／大安吉日

熟語しりとり迷路

040 日目

活性化される脳の部位
前頭葉、側頭葉
強化される能力
ワーキングメモリカ

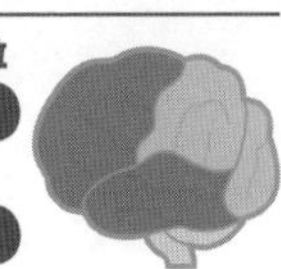

目標
6分 30秒

学習日
月 日
かかった時間
分 秒
この問題の答えは53ページ

左上の「投手」から右下の「捕手」まで、熟語の読み方でしりとりしながら進んでください。進めるのはタテ・ヨコで、どの熟語も1度ずつしか通れません。また、すべての熟語を通る必要はありません。

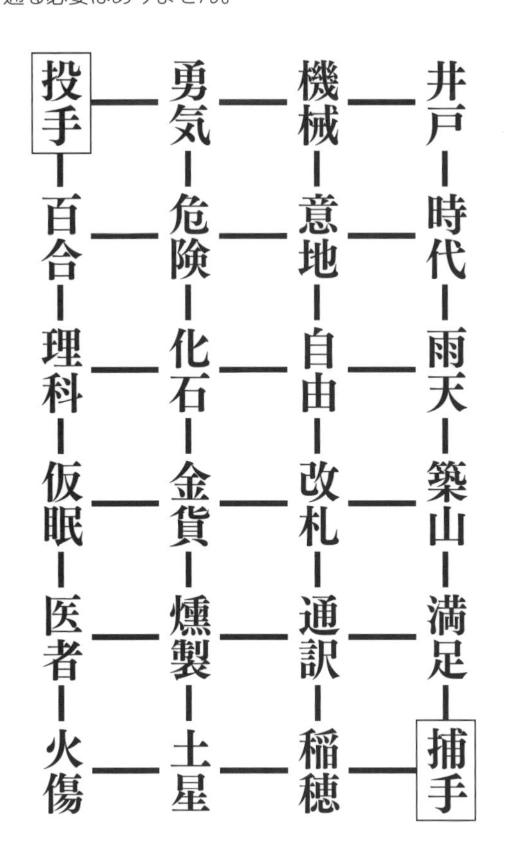

49ページの答え ①鍛練 ②雪辱 ③砂塵 ④驚異 ⑤記帳 ⑥休憩 ⑦好意 ⑧等級

仲間外れは？

041 日目

活性化される脳の部位
前頭葉、頭頂葉
強化される能力
注意力

目標
5分 00秒

学習日
月　日
かかった時間
分　秒
この問題の答えは54ページ

1つだけ仲間外れの熟語があります。それは、どれでしょうか。

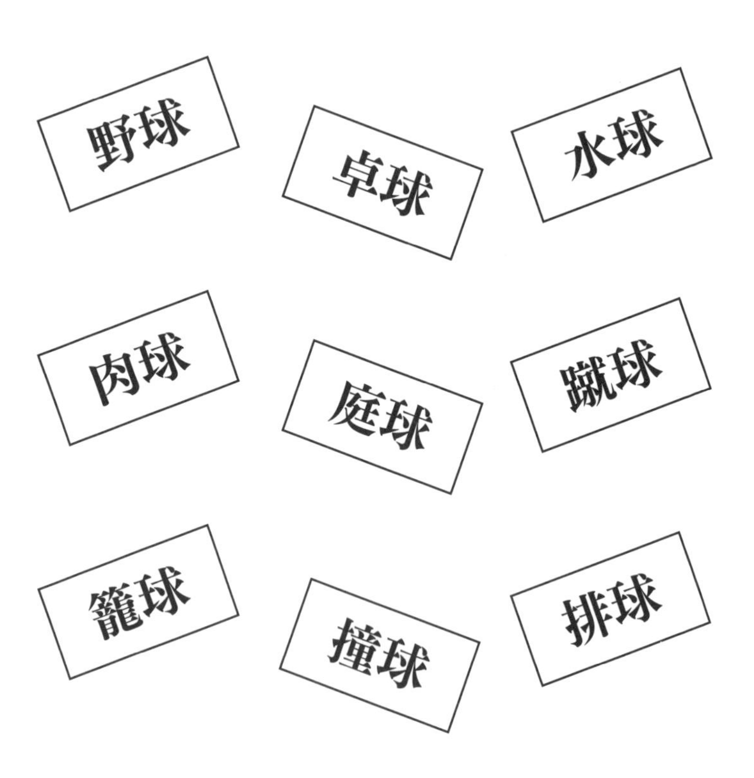

50ページの答え　①暗中模索　②温故知新　③奇想天外　④公序良俗　⑤深謀遠慮　⑥大胆不敵　⑦徒手空拳　⑧付和雷同

同音異義語シーク

042 日目

活性化される脳の部位
前頭葉、頭頂葉
強化される能力
注意力

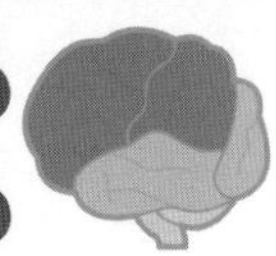

目標
8分 00秒

学習日
月　日
かかった時間
分　秒
この問題の答えは 378 ページ

「長所」「調書」のような同音異義語の関係にある２文字の熟語を、ペアにして探しましょう。探す方向は、上→下と左→右の２つです。ナナメはありません。また、すべての漢字を１度ずつ使います。

伝	統	生	境	界	経	由	対
総	長	家	投	手	新	年	象
代	所	機	長	大	雪	初	求
戦	闘	後	続	将	調	書	職
教	会	時	犯	探	検	党	先
頂	上	間	行	比	例	首	頭
給	記	念	書	軽	電	定	刻
食	帳	帝	国	油	灯	短	次
非	長	城	壮	親	切	剣	官
礼	反	抗	大	青	果	皇	族

51ページの答え

投手（とうしゅ）→百合（ゆり）→理科（りか）→化石（かせき）→金貨（きんか）→改札（かいさつ）→通訳（つうやく）→燻製（くんせい）→医者（いしゃ）→火傷（やけど）→土星（どせい）→稲穂（いなほ）→捕手（ほしゅ）

熟語でしりとり

043 日目

活性化される脳の部位
前頭葉、側頭葉
強化される能力
語彙力

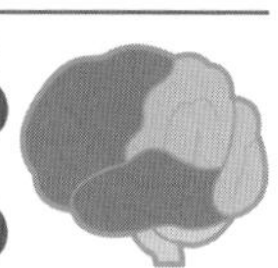

目標
6分 00秒

学習日
月　日
かかった時間
分　秒
この問題の答えは56ページ

「快感」→「感情」→「情熱」…のように、漢字でしりとりができるように、□に漢字を入れましょう。

□□を注いで完成させた大作

↓

隣人が□□を変えて、怒鳴り込んできた

↓

貸しと借りを□□すると、ゼロに

↓

緑のない、□□とした風景

↓

伸びすぎた樹木を□□した

52ページの答え 肉球（「にくきゅう」は犬や猫の足の裏の肉。他の「〜球」は、スポーツの名称）

のぞき見四文字熟語

活性化される脳の部位
前頭葉、頭頂葉
強化される能力
空間認知力

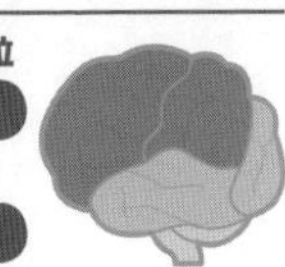

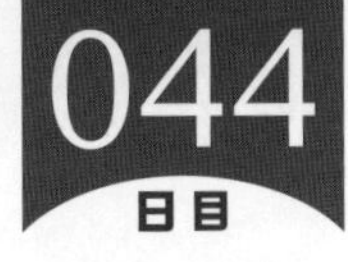

目標
6分 00秒

学習日	月 日
かかった時間	分 秒

この問題の答えは57ページ

見えている部分から四文字熟語を推理しましょう。熟語はヨコ書きです。

①
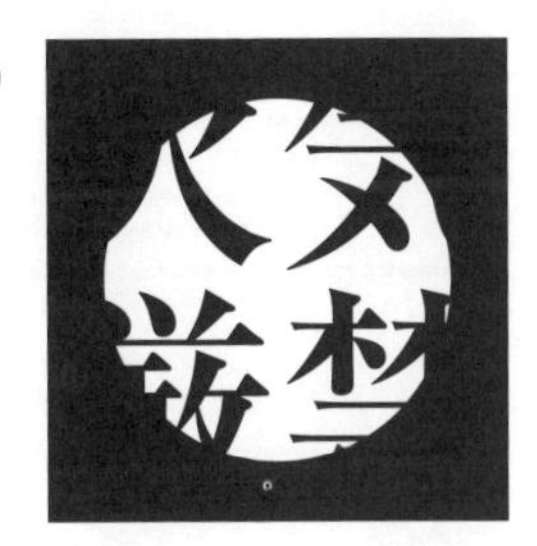

②
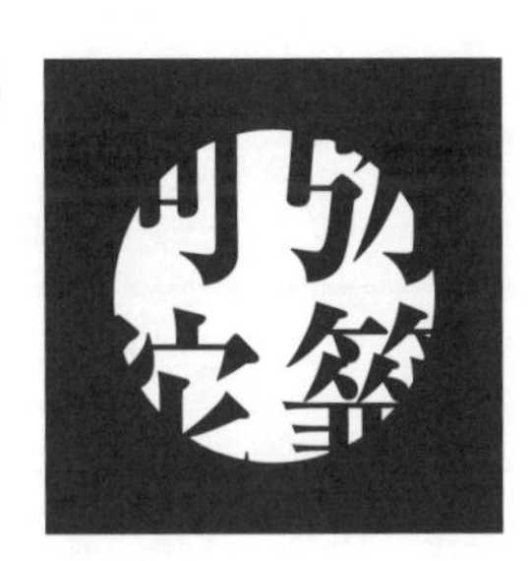

③
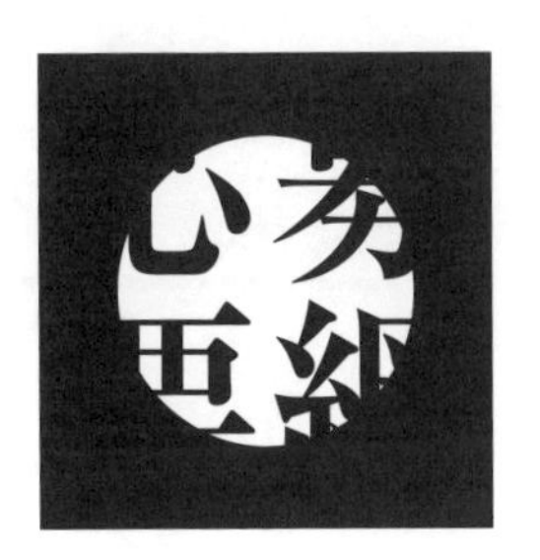

④
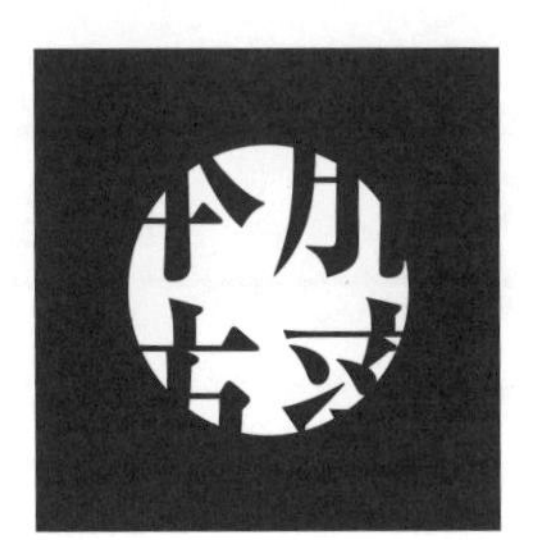

三文字熟語作り 045日目

活性化される脳の部位
前頭葉、側頭葉
強化される能力
想像力

目標
5分 30秒

学習日　月　日
かかった時間　分　秒
この問題の答えは58ページ

上下の漢字をうまく組み合わせて、3文字の熟語が4つできるように、真ん中の空欄に漢字を1つ入れましょう。空欄に入れた漢字を順に読むと、四字熟語になります。

①
特	準	緊	救
時	券	車	行

②
自	御	運	輪
婆	手	機	車

③
一	正	当	宿
医	室	者	線

④
天	地	上	登
動	校	人	道

54ページの答え
心血→血相→相殺→殺伐→伐採

難読漢字を読もう 046日目

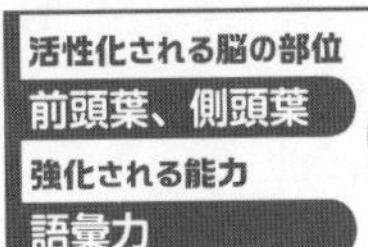

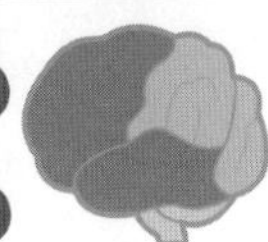

目標
7分 00秒

学習日 月 日
かかった時間 分 秒
この問題の答えは59ページ

次の難読漢字を読みましょう。すべて自然に関係する漢字です。

① 雹 → □□□ (霰より大きい)

② 霙 → □□□ (雪+雨)

③ 時化 → □□ (不漁です)

④ 東風 → □□ (春に吹きます)

⑤ 時雨 → □□□ (ショウガ入り佃煮のことでも)

⑥ 氷柱 → □□□ (北国の冬の軒先に)

⑦ 雪崩 → □□□ (冬山で注意)

⑧ 東雲 → □□□□ (明け方のこと)

55ページの答え ①火気厳禁 ②阿弥陀籤 ③応募要綱 ④体脂肪率

ことわざメイキング 047 日目

活性化される脳の部位
前頭葉、側頭葉
強化される能力
語彙力

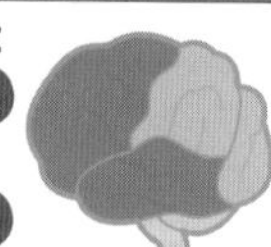

目標
8分 00秒

学習日
月　日
かかった時間
分　秒

この問題の答えは60ページ

□の中に、リストの漢字を入れ、自然に関係することわざを完成させてください。

① □□の□

② □て□に□

③ □□って□□まる

④ □も□もれば□となる

⑤ □は□となれ□となれ

⑥ □□りなば□□からじ

⑦ □が□けば□□が□かる

リスト

春 冬 地
石 山 山
山 水 風
野 雨 遠
屋 桶 固
後 降 塵
吹 積 他
板 儲 来
立

56ページの答え ①急 ②転 ③直 ④下 → 急転直下

四文字熟語シーク

048 日目

活性化される脳の部位
前頭葉、側頭葉
強化される能力
語彙力

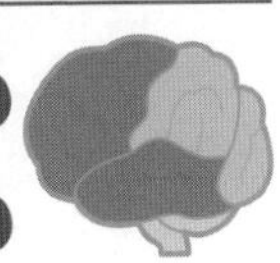

目標
8分 30秒

学習日
月　日
かかった時間
分　秒
この問題の答えは61 & 378ページ

「永字八法」のように、指定された読みから始まる四文字熟語を、タテ・ヨコ・ナナメの一直線に探しましょう。

本	生	半	紙	半	久	永	阪
日	百	発	百	中	字	遠	神
無	優	虎	行	八	必	目	半
名	繚	柔	法	飛	方	発	疑
有	不	平	不	満	沙	美	一
明	朝	進	和	断	男	門	人
亭	料	低	焼	憲	不	不	天
主	羊	頭	狗	肉	法	万	蚊
元	本	家	本	就	定	山	屋
気	草	川	浪	体	臭	食	堂

※四文字熟語は、右から左、下から上の方向にも探せます。また、1つの漢字を複数の四文字熟語で使うこともあります。

ハ □□□□
ヒ □□□□
フ □□□□
ヘ □□□□
ホ □□□□
ヤ □□□□
イ □□□□
ユ □□□□
エ 永字八法
ヨ □□□□

57ページの答え ①ひょう ②みぞれ ③しけ ④こち ⑤しぐれ ⑥つらら ⑦なだれ ⑧しののめ

穴あき四文字熟語

049 日目

活性化される脳の部位
前頭葉、側頭葉
強化される能力
語彙力

目標
7分 30秒

学習日
月　日
かかった時間
分　秒

この問題の答えは62ページ

リストから漢字を選んで□に入れ、四文字熟語を完成させてください。

① 文□□□

リスト　化　開　明

② 文□□□
□文□□

リスト　器　芸　雑
縄　誌　土

③ 文□□□
□文□□
□□文□

リスト　一　偽　学
言　衆　書
造　大　致

④ 文□□□
□文□□
□□文□
□□□文

リスト　音　学　三
字　束　天
道　二　的
表　武　両

58ページの答え
①他山の石　②立て板に水　③雨降って地固まる　④塵も積もれば山となる
⑤後は野となれ山となれ　⑥冬来りなば春遠からじ　⑦風が吹けば桶屋が儲かる

漢字の足し算

活性化される脳の部位
前頭葉、頭頂葉
強化される能力
空間認知力

050
日目

目標
7分 00秒

学習日
月　日
かかった時間
分　秒
この問題の答えは63ページ

(　　)ごとに漢字のパーツを組み合わせて、それぞれ熟語を作りましょう。

① (寸＋口) ＋ (戸＋羽) ＝ □□

② (竹＋龍) ＋ (土＋成) ＝ □□

③ (ネ＋見) ＋ (予＋里) ＝ □□

④ (五＋口) ＋ (車＋非) ＝ □□

⑤ (木＋幾) ＋ (女＋兼) ＝ □□

⑥ (石＋皮) ＋ (火＋火＋言) ＝ □□

⑦ (イ＋犬) ＋ (白＋水＋糸) ＝ □□

⑧ (マ＋田＋力) ＋ (次＋女) ＝ □□

59ページの答え
ハ 八方美人　ヒ 百発百中　フ 不平不満　ヘ 平和憲法　ホ 本家本元
ヤ 焼肉定食　イ 一発必中　ユ 優柔不断　ヨ 羊頭狗肉

四字熟語間違い探し

051 日目

活性化される脳の部位
前頭葉、頭頂葉
強化される能力
注意力

目標
7分 00秒

学習日
月　日
かかった時間
分　秒

この問題の答えは 64 ページ

次の四字熟語に使われている漢字は１文字だけ間違っています。リストから漢字を選び、正しい四字熟語にしましょう。

① 意気当合 → □□□□

② 快刀乱魔 → □□□□

③ 急天直下 → □□□□

④ 荒唐無傾 → □□□□

⑤ 酒血肉林 → □□□□

⑥ 短刀直入 → □□□□

⑦ 同行異曲 → □□□□

⑧ 粉骨細身 → □□□□

リスト

稽　工
砕　単
池　転
投　麻

60ページの答え　①文明開化　②文芸雑誌／縄文土器　③文書偽造／言文一致／大衆文学
④文武両道／天文学的／表音文字／二束三文

熟語しりとり迷路

活性化される脳の部位
前頭葉、側頭葉
強化される能力
ワーキングメモリ力

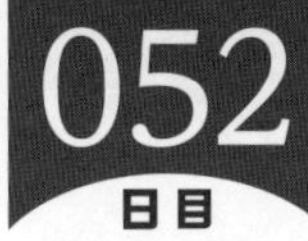

日目

目標
6分 30秒

学習日
月 日
かかった時間
分 秒

この問題の答えは65ページ

左上の「恋愛」から右下の「結婚」まで、熟語の読み方でしりとりしながら進んでください。進めるのはタテ・ヨコで、どの熟語も1度ずつしか通れません。また、すべての熟語を通る必要はありません。

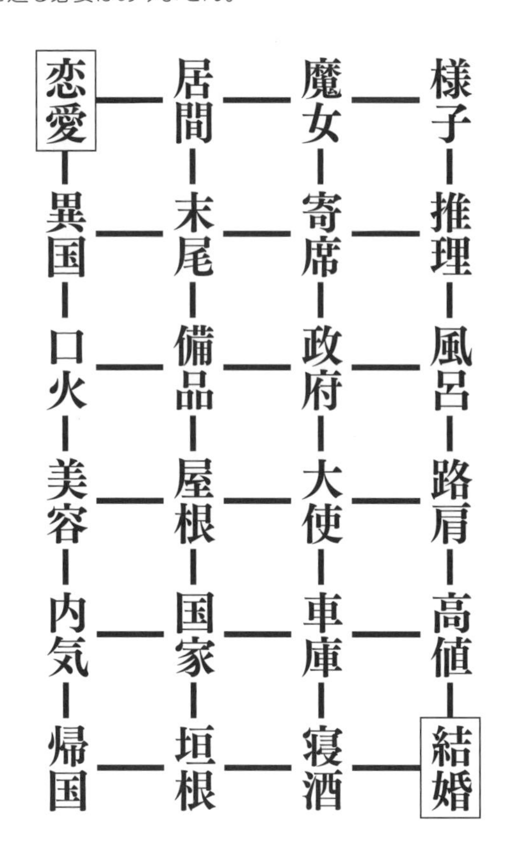

61ページの答え ①団扇 ②籠城 ③視野 ④吾輩 ⑤機嫌 ⑥破談 ⑦伏線 ⑧勇姿

仲間外れは？

053 日目

活性化される脳の部位
前頭葉、頭頂葉
強化される能力
注意力

目標
5分 00秒

学習日
月 日
かかった時間
分 秒
この問題の答えは66ページ

1つだけ仲間外れの熟語があります。それは、どれでしょうか。

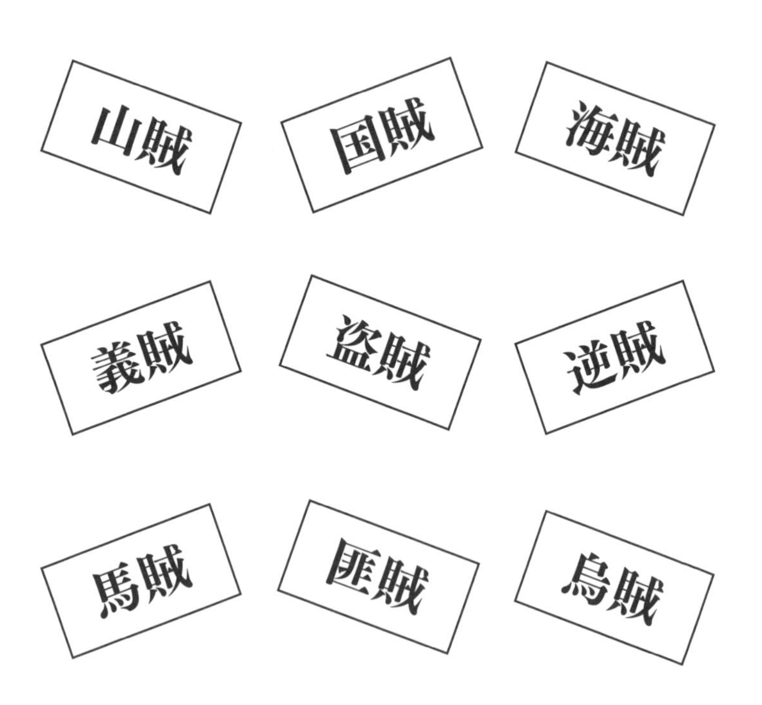

62ページの答え
①意気投合 ②快刀乱麻 ③急転直下 ④荒唐無稽 ⑤酒池肉林 ⑥単刀直入 ⑦同工異曲 ⑧粉骨砕身

同音異義語シーク 054 日目

活性化される脳の部位
前頭葉、頭頂葉
強化される能力
注意力

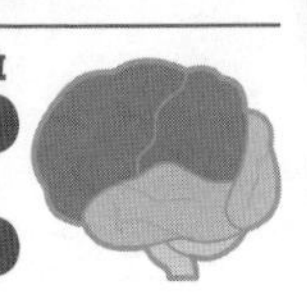

目標
8分 00秒

学習日
月 日
かかった時間
分 秒

この問題の答えは 378 ページ

「拡張」「格調」のような同音異義語の関係にある２文字の熟語を、ペアにして探しましょう。探す方向は、上→下と左→右の２つです。ナナメはありません。また、すべての漢字を１度ずつ使います。

相	当	初	期	待	機	能	動
殺	軽	傷	害	教	会	拡	機
断	装	自	信	養	戦	張	具
層	気	体	過	了	場	辞	令
天	候	格	激	解	投	書	創
地	挑	調	危	総	裁	起	造
震	発	想	惧	長	男	床	強
農	道	像	事	髪	装	生	要
係	記	章	例	奇	怪	涯	領
争	転	校	歌	劇	洗	浄	海

63ページの答え

恋愛(れんあい)→居間(いま)→魔女(まじょ)→寄席(よせ)→政府(せいふ)→風呂(ふろ)→路肩(ろかた)→大使(たいし)→車庫(しゃこ)→国家(こっか)→垣根(かきね)→寝酒(ねざけ)→結婚(けっこん)

熟語でしりとり

055 日目

活性化される脳の部位
前頭葉、側頭葉
強化される能力
語彙力

目標
6分 00秒

学習日
月　日
かかった時間
分　秒
この問題の答えは68ページ

「快感」→「感情」→「情熱」…のように、漢字でしりとりができるように、□に漢字を入れましょう。

割った窓のガラス代を□□した

↓

車の減価□□を行った

↓

その意見は即座に□□された

↓

選挙に敗れ、□□した元議員

↓

美女と□□はお似合い

64ページの答え 烏賊（イカ。他の「〜賊」は、盗人や悪者など）

のぞき見四文字熟語

活性化される脳の部位
前頭葉、頭頂葉
強化される能力
空間認知力

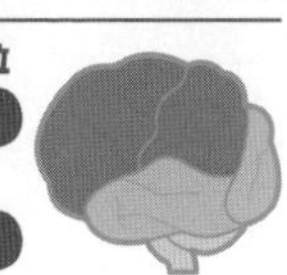

目標
6分 00秒

学習日
月 日

かかった時間
分 秒

この問題の答えは69ページ

見えている部分から四文字熟語を推理しましょう。熟語はヨコ書きです。

①
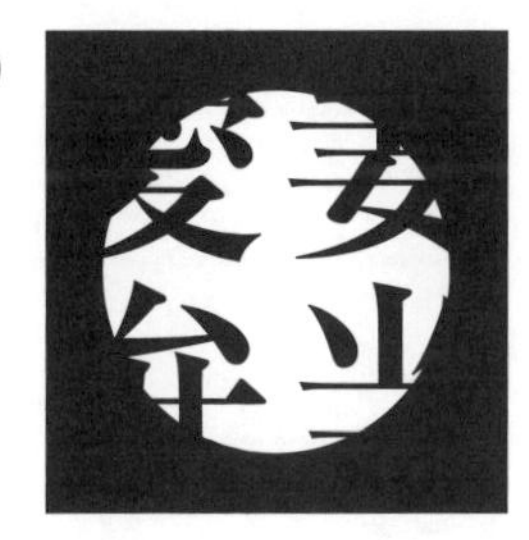

②
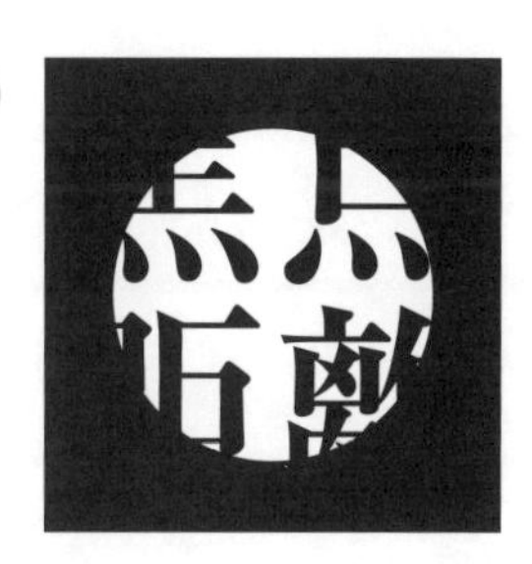

③
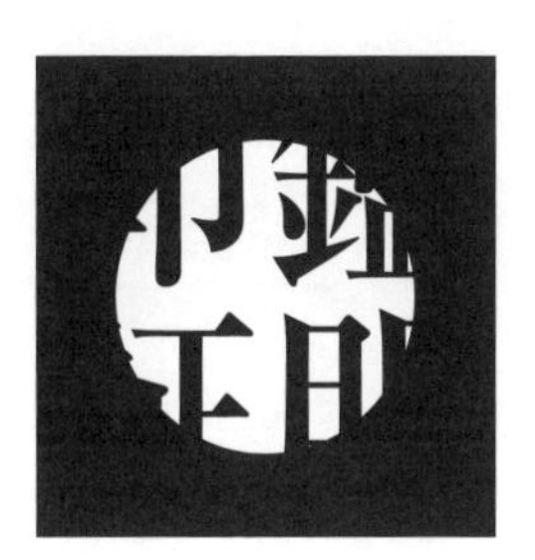

④
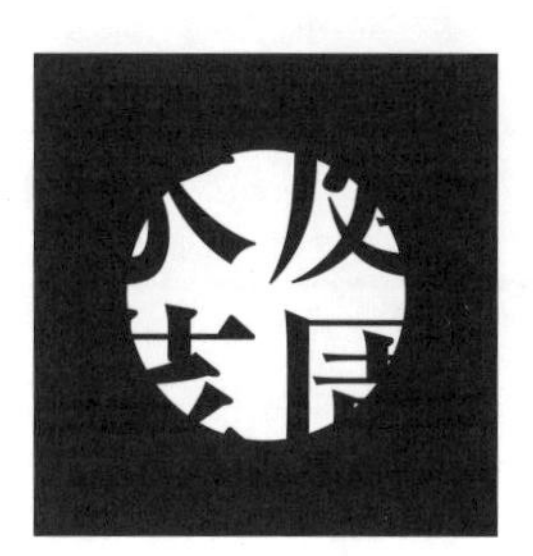

三文字熟語作り 057 日目

活性化される脳の部位
前頭葉、側頭葉
強化される能力
想像力

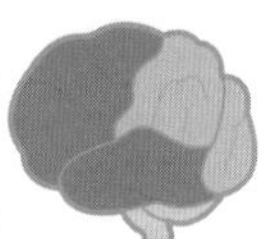

目標
5分 30秒

学習日
月 日
かかった時間
分 秒

この問題の答えは 70 ページ

上下の漢字をうまく組み合わせて、3文字の熟語が4つできるように、真ん中の空欄に漢字を1つ入れましょう。空欄に入れた漢字を順に読むと、四字熟語になります。

①

静	発	豆	心
機	図	気	球

②

日	観	蛍	夜
客	灯	虫	浴

③

宝	土	千	新
流	器	商	船

④

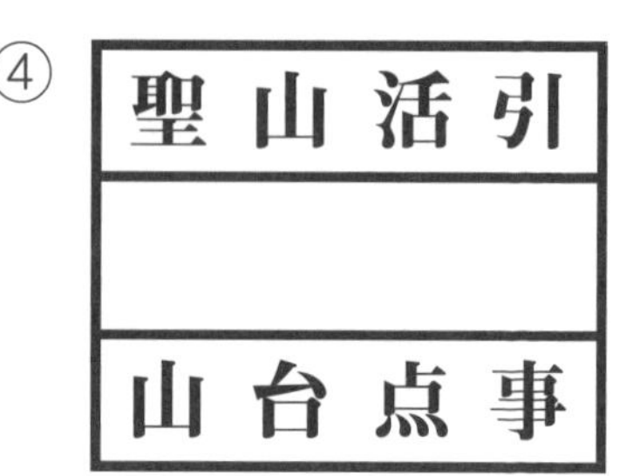

66ページの答え
弁償→償却→却下→下野→野獣

難読漢字を読もう 058日目

活性化される脳の部位
前頭葉、側頭葉
強化される能力
語彙力

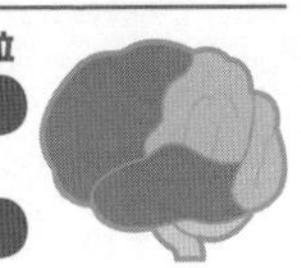

目標
7分 00秒

学習日	月	日
かかった時間	分	秒

この問題の答えは 71 ページ

次の難読漢字を読みましょう。すべて道具に関係する漢字です。

① 鉈 → □□ (まき割りなどに)

② 銛 → □□ (魚を突く)

③ 鋤 → □□ (田畑を耕す)

④ 鍬 → □□ (田畑を耕す)

⑤ 鏝 → □□ (ハンダづけに)

⑥ 鉋 → □□□ (木材を削る)

⑦ 鋏 → □□□ (石は切れない)

⑧ 鋸 → □□□□ (ギザギザの歯)

67ページの答え ①愛妻弁当 ②焦点距離 ③印鑑証明 ④家庭菜園

ことわざメイキング

059 日目

活性化される脳の部位
前頭葉、側頭葉
強化される能力
語彙力

目標
8分 00秒

学習日
月　　日
かかった時間
分　　秒
この問題の答えは **72** ページ

□の中に、リストの漢字を入れ、食べ物に関係することわざを完成させてください。

① □は□□

② □□に□

③ □より□□

④ □に□いた□

⑤ □に□を□る

⑥ □は□□の□

⑦ □□の□を□う

リスト

団子　豆腐
塩　餅　餅
餅　栗　酒
屋　火　花
鎹　絵　拾
送　中　長
敵　百　描
薬

68ページの答え　①電　②光　③石　④火　→　電光石火

四文字熟語シーク

060 日目

活性化される脳の部位
前頭葉、側頭葉
強化される能力
語彙力

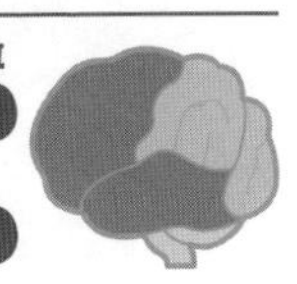

目標
8分 30秒

学習日
月 日
かかった時間
分 秒
この問題の答えは 73 & 378 ページ

「英文和訳」のように、指定された読みから始まる四文字熟語を、タテ・ヨコ・ナナメの一直線に探しましょう。

林	道	累	積	赤	字	文	小
間	英	党	郎	族	一	芸	人
学	時	文	貴	路	地	裏	連
功	朝	侯	和	製	英	語	立
年	王	家	中	訳	画	録	内
齢	様	落	花	流	水	面	閣
老	獣	隣	家	行	星	野	仙
日	若	角	車	作	空	登	水
海	肝	男	子	家	化	卵	黄
臨	時	休	女	羽	毛	布	豚

ラ □□□□
リ □□□□
ル □□□□
レ □□□□
ロ □□□□
ワ □□□□
イ □□□□
ウ □□□□
エ 英文和訳
オ □□□□

※四文字熟語は、右から左、下から上の方向にも探せます。また、1つの漢字を複数の四文字熟語で使うこともあります。

69ページの答え ①なた ②もり ③すき ④くわ ⑤こて ⑥かんな ⑦はさみ ⑧のこぎり

穴あき四文字熟語

061 日目

活性化される脳の部位
前頭葉、側頭葉
強化される能力
語彙力

目標
7分 30秒

学習日
月　日
かかった時間
分　秒

この問題の答えは74ページ

リストから漢字を選んで□に入れ、四文字熟語を完成させてください。

① 水□□□

リスト　案　先　内

② 水□□□
□水□□

リスト　警　洪　電　発　報　力

③ 水□□□
□水□□
□□水□

リスト　域　汚　確　経　降　済　質　染　率

④ 水□□□
□水□□
□□水□
□□□水

リスト　引　化　眼　我　鏡　田　炭　山　中　物　紫　明

70ページの答え
①餅は餅屋　②豆腐に鎹　③花より団子　④絵に描いた餅　⑤敵に塩を送る　⑥酒は百薬の長　⑦火中の栗を拾う

漢字の足し算

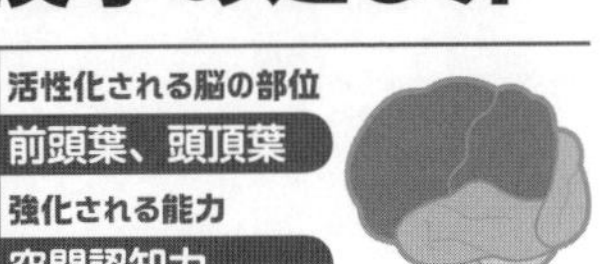

062 日目

目標 7分 00秒

学習日	月 日
かかった時間	分 秒

この問題の答えは 75 ページ

（　）ごとに漢字のパーツを組み合わせて、それぞれ熟語を作りましょう。

① （二＋此）＋（田＋糸）＝ □□

② （今＋貝）＋（欠＋谷）＝ □□

③ （石＋山）＋（皿＋般）＝ □□

④ （土＋心）＋（頁＋原）＝ □□

⑤ （少＋止）＋（言＋周）＝ □□

⑥ （豆＋頁）＋（ッ＋月＋凶）＝ □□

⑦ （不＋口）＋（心＋刃＋言）＝ □□

⑧ （心＋県＋系）＋（心＋今）＝ □□

71 ページの答え
ラ 落花流水　リ 流行作家　ル 累積赤字　レ 連立内閣　ロ 老若男女
ワ 和製英語　イ 一族郎党　ウ 羽化登仙　オ 王侯貴族

四字熟語間違い探し

063 日目

活性化される脳の部位
前頭葉、頭頂葉
強化される能力
注意力

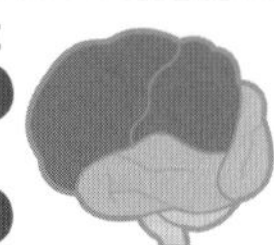

目標
7分 00秒

学習日
月　日
かかった時間
分　秒

この問題の答えは 76 ページ

次の四字熟語に使われている漢字は 1 文字だけ間違っています。リストから漢字を選び、正しい四字熟語にしましょう。

① 異句同音 → □□□□

② 花蝶風月 → □□□□

③ 狂喜乱武 → □□□□

④ 呉越同衆 → □□□□

⑤ 情状酌料 → □□□□

⑥ 晴考雨読 → □□□□

⑦ 断論風発 → □□□□

⑧ 軟攻不落 → □□□□

リスト

口　耕
舟　談
鳥　難
舞　量

72ページの答え

①水先案内　②水力発電／洪水警報　③水質汚染／降水確率／経済水域
④水中眼鏡／炭水化物／山紫水明／我田引水

熟語しりとり迷路

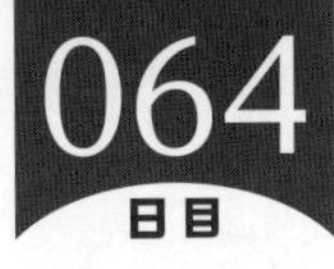

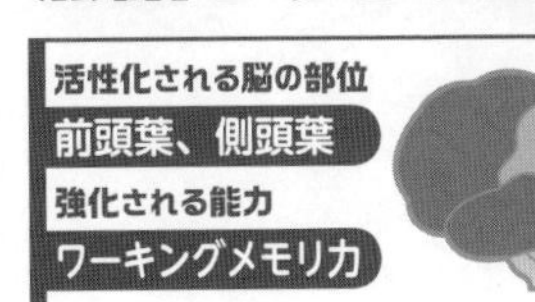

目標
6分 30秒

学習日
月　日
かかった時間
分　秒
この問題の答えは 77 ページ

左上の「出発」から右下の「到着」まで、熟語の読み方でしりとりしながら進んでください。進めるのはタテ・ヨコで、どの熟語も1度ずつしか通れません。また、すべての熟語を通る必要はありません。

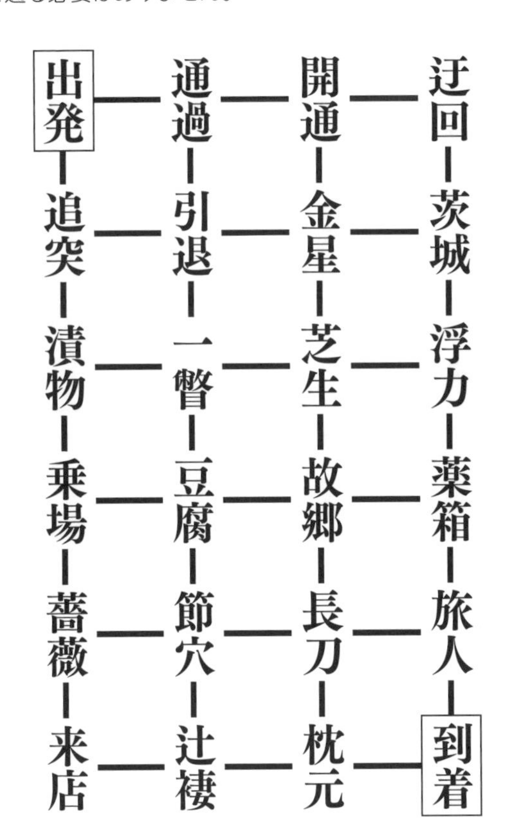

73ページの答え　①些細　②貪欲　③岩盤　④志願　⑤歩調　⑥頭脳　⑦否認　⑧懸念

仲間外れは？

活性化される脳の部位
前頭葉、頭頂葉
強化される能力
注意力

目標
5分 00秒

学習日
月 日
かかった時間
分 秒
この問題の答えは78ページ

1つだけ仲間外れの熟語があります。それは、どれでしょうか。

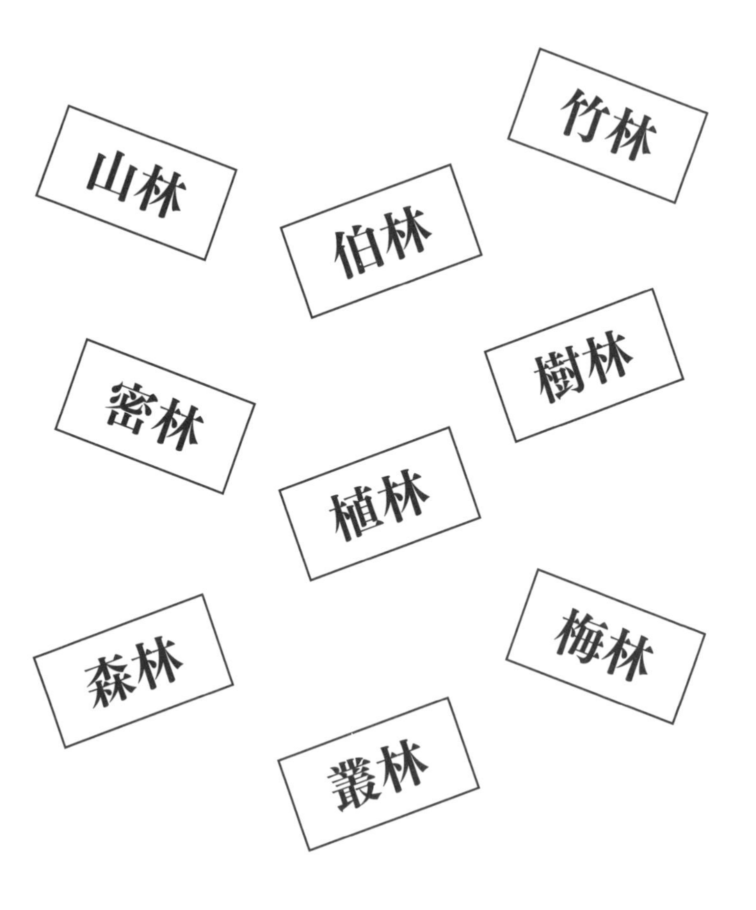

74ページの答え
①異口同音 ②花鳥風月 ③狂喜乱舞 ④呉越同舟 ⑤情状酌量 ⑥晴耕雨読 ⑦談論風発 ⑧難攻不落

同音異義語シーク

066 日目

活性化される脳の部位
前頭葉、頭頂葉
強化される能力
注意力

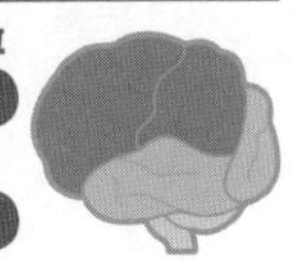

目標
8分 00秒

学習日　　月　　日
かかった時間　　分　　秒
この問題の答えは379ページ

「清掃」「正装」のような同音異義語の関係にある２文字の熟語を、ペアにして探しましょう。探す方向は､上→下と左→右の２つです。ナナメはありません。また、すべての漢字を１度ずつ使います。

雪	閉	劇	場	主	将	海	藻
渓	口	高	参	道	清	安	産
医	薬	齢	大	長	掃	電	断
完	利	用	願	官	増	気	腸
済	退	院	博	士	加	土	器
賛	同	団	長	暗	意	訳	隊
平	行	設	計	算	関	西	員
首	正	装	怒	回	想	造	花
相	対	岸	気	朝	伝	記	激
恒	例	白	紙	刊	理	容	情

75ページの答え
出発(しゅっぱつ)→通過(つうか)→開通(かいつう)→迂回(うかい)→茨城(いばらき)→金星(きんぼし)→芝生(しばふ)→故郷(ふるさと)→豆腐(とうふ)→節穴(ふしあな)→長刀(なぎなた)→旅人(たびびと)→到着(とうちゃく)

熟語でしりとり

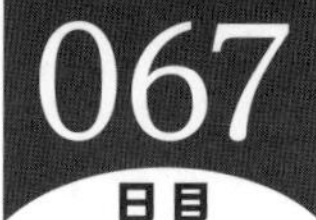

活性化される脳の部位
前頭葉、側頭葉
強化される能力
語彙力

目標
6分 00秒

学習日
月 日
かかった時間
分 秒
この問題の答えは80ページ

「快感」→「感情」→「情熱」…のように、漢字でしりとりができるように、□に漢字を入れましょう。

縄文文化の後に続いた、□□文化

↓

死地から奇跡の□□をとげた

↓

僧が□□して一般人に

↓

子どもに見せたくない□□番組

↓

□□身につかず、とはよく言ったもの

76ページの答え
伯林（「ベルリン」の漢字表記。他の「～林」は、樹木の林）

のぞき見四文字熟語

活性化される脳の部位
前頭葉、頭頂葉
強化される能力
空間認知力

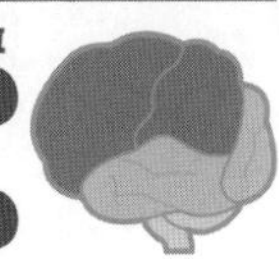

目標
6分 00秒

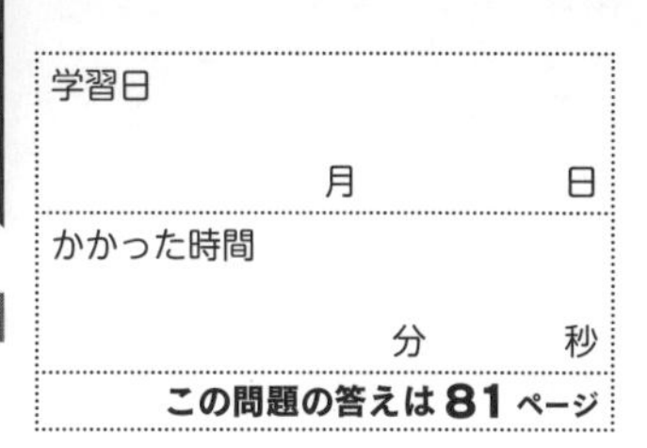

この問題の答えは81ページ

見えている部分から四文字熟語を推理しましょう。熟語はヨコ書きです。

①

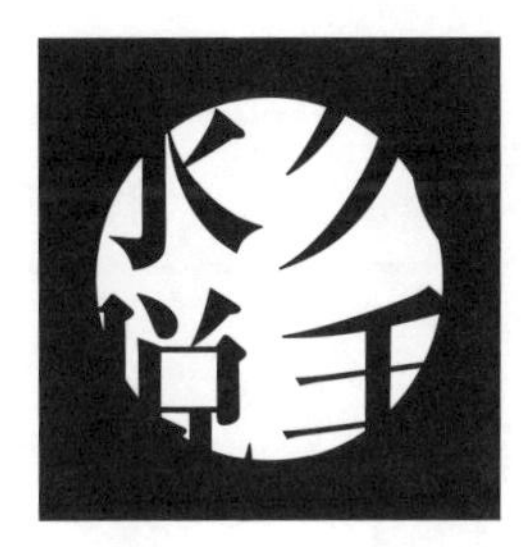

②

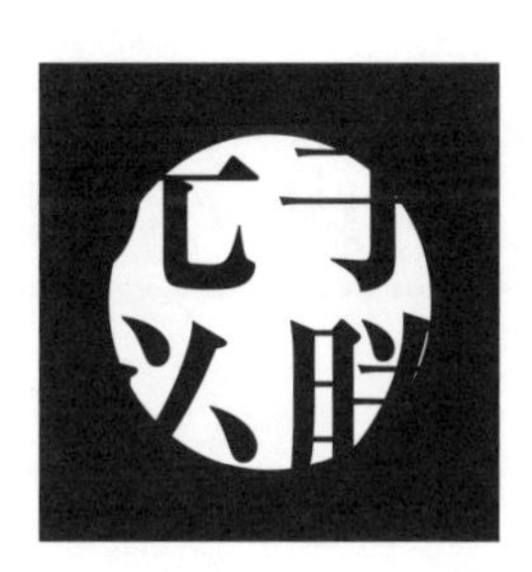

③

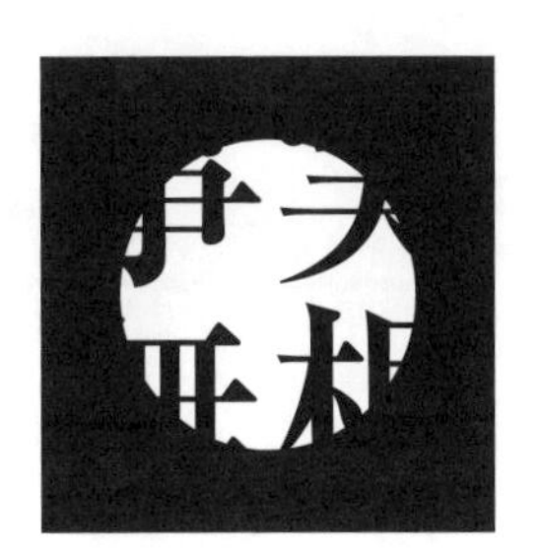

④

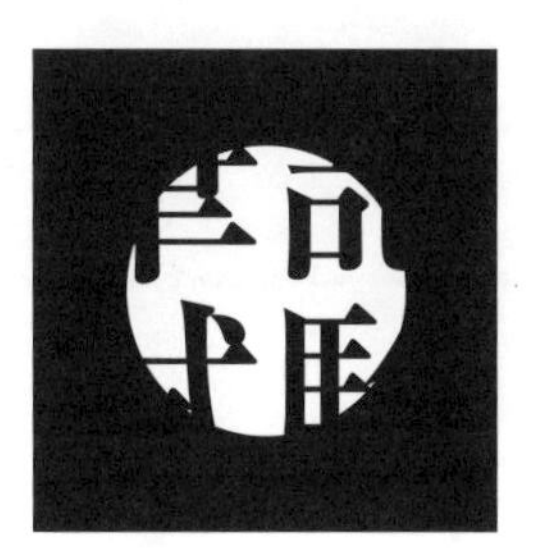

三文字熟語作り

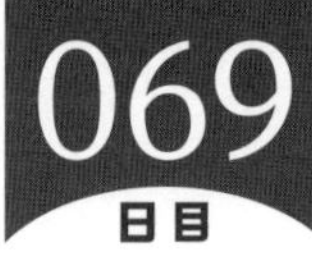

活性化される脳の部位
前頭葉、側頭葉
強化される能力
想像力

目標
5分 30秒

学習日
月 日
かかった時間
分 秒
この問題の答えは82ページ

上下の漢字をうまく組み合わせて、3文字の熟語が4つできるように、真ん中の空欄に漢字を1つ入れましょう。空欄に入れた漢字を順に読むと、四字熟語になります。

①

南	虚	感	情
量	三	用	僧

②

陶	武	旅	学
者	会	家	人

③

五	六	短	宮
生	工	湖	学

④

美	肉	衣	給
獣	住	費	家

78ページの答え
弥生→生還→還俗→俗悪→悪銭

難読漢字を読もう 070 日目

活性化される脳の部位
前頭葉、側頭葉
強化される能力
語彙力

目標
7分 00秒

学習日
月　日
かかった時間
分　秒
この問題の答えは83ページ

次の難読漢字を読みましょう。すべて食べ物に関係する漢字です。

① 粽 → □□□ （子どもの日に）

② 蕎麦 → □□ （もりやざる）

③ 沈菜 → □□□ （韓国の漬け物）

④ 金団 → □□□□ （お節の一つ）

⑤ 外郎 → □□□□ （名古屋名物）

⑥ 卓袱 → □□□□ （長崎の料理）

⑦ 心太 → □□□□□ （夏の味覚）

⑧ 蒟蒻 → □□□□□ （ダイエットに）

79ページの答え ①永久脱毛　②先手必勝　③事実無根　④筆記試験

ことわざメイキング

071 日目

活性化される脳の部位
前頭葉、側頭葉
強化される能力
語彙力

目標
8分 00秒

学習日
月 日
かかった時間
分 秒
この問題の答えは84ページ

□の中に、リストの漢字を入れ、服や住まいに関係することわざを完成させてください。

① □い□は□れぬ

② □の□の□□ち

③ □を□くして□る

④ □の□で□□をとる

⑤ □すり□うも□□の□

⑥ □って□の□を□めよ

⑦ □に□あり□□に□あり

リスト

障子
兜 袖
袖 褌
枕 縁
縁 壁
下 高
合 持
耳 勝
寝 振
人 生
相 他
緒 締
撲 無
目 力

80ページの答え
①無 ②芸 ③大 ④食 → 無芸大食

四文字熟語シーク

072日目

活性化される脳の部位
前頭葉、側頭葉
強化される能力
語彙力

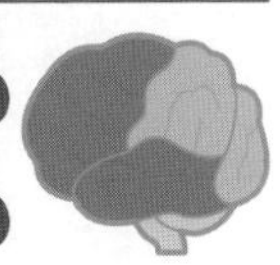

目標
8分 30秒

学習日
月　日
かかった時間
分　秒

この問題の答えは85 & 379ページ

「図画工作」のように、指定された読みから始まる四文字熟語を、タテ・ヨコ・ナナメの一直線に探しましょう。

柔	内	剛	外	群	食	事	中
法	前	十	情	集	雄	言	天
団	地	人	年	心	語	割	地
財	理	十	未	横	物	軍	拠
義	生	色	断	踏	氏	事	本
社	員	食	植	物	源	大	地
腑	人	移	残	作	通	告	画
六	器	無	念	力	工	田	科
臓	物	限	無	用	引	画	工
五	国	大	念	水	平	面	図

ガ □□□□
ギ □□□□
グ □□□□
ゲ □□□□
ゴ □□□□
ザ □□□□
ジ □□□□
ズ 図画工作
ゼ □□□□
ゾ □□□□

※四文字熟語は、右から左、下から上の方向にも探せます。また、1つの漢字を複数の四文字熟語で使うこともあります。

81ページの答え ①ちまき ②そば ③キムチ ④きんとん ⑤ういろう ⑥しっぽく ⑦ところてん ⑧こんにゃく

穴あき四文字熟語

073 日目

活性化される脳の部位
前頭葉、側頭葉
強化される能力
語彙力

目標
7分 30秒

学習日
月 日
かかった時間
分 秒
この問題の答えは86ページ

リストから漢字を選んで□に入れ、四文字熟語を完成させてください。

① 行□□□

リスト　水　雲　流

② 行□□□
□行□□

リスト　明　方　誤　錯　試　不

③ 行□□□
□行□□
□□行□

リスト　為　径　声　動　売　半　犯　明　名

④ 行□□□
□行□□
□□行□
□□□行

リスト　儀　言　実　処　諸　常　人　政　他　不　分　無

82ページの答え
①無い袖は振れぬ　②縁の下の力持ち　③枕を高くして寝る　④人の褌で相撲をとる
⑤袖すり合うも他生の縁　⑥勝って兜の緒を締めよ　⑦壁に耳あり障子に目あり

漢字の足し算

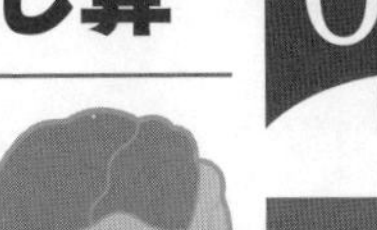

活性化される脳の部位
前頭葉、頭頂葉
強化される能力
空間認知力

目標
7分 00秒

学習日
月　日
かかった時間
分　秒

この問題の答えは87ページ

（　）ごとに漢字のパーツを組み合わせて、それぞれ熟語を作りましょう。

① （舎＋甫）＋（衣＋壮）＝□□

② （イ＋憂）＋（力＋少）＝□□

③ （少＋目）＋（田＋各）＝□□

④ （心＋亜）＋（大＋自）＝□□

⑤ （刃＋心）＋（寸＋而）＝□□

⑥ （冬＋糸）＋（ム＋口＋女）＝□□

⑦ （分＋米）＋（九＋十＋石）＝□□

⑧ （日＋竹＋門）＋（イ＋更）＝□□

83ページの答え
ガ 外剛内柔　ギ 義理人情　グ 群雄割拠　ゲ 源氏物語　ゴ 五臓六腑
ザ 残念無念　ジ 十人十色　ゼ 前人未踏　ゾ 臓器移植

四字熟語間違い探し

075 日目

活性化される脳の部位
前頭葉、頭頂葉
強化される能力
注意力

目標
7分 00秒

学習日
月　日
かかった時間
分　秒
この問題の答えは88ページ

次の四字熟語に使われている漢字は1文字だけ間違っています。リストから漢字を選び、正しい四字熟語にしましょう。

① 一網打陣 → □□□□

② 響天動地 → □□□□

③ 虎軍奮闘 → □□□□

④ 正真正明 → □□□□

⑤ 晴天白日 → □□□□

⑥ 朝礼暮改 → □□□□

⑦ 二立背反 → □□□□

⑧ 抱腹絶頭 → □□□□

リスト

驚　孤
尽　青
倒　銘
律　令

84ページの答え
①行雲流水　②行方不明／試行錯誤　③行動半径／犯行声明／売名行為
④行政処分／諸行無常／他人行儀／不言実行

熟語しりとり迷路

076日目

活性化される脳の部位
前頭葉、側頭葉
強化される能力
ワーキングメモリ力

目標
6分 30秒

学習日
月　日
かかった時間
分　秒
この問題の答えは89ページ

左上の「入口」から右下の「出口」まで、熟語の読み方でしりとりしながら進んでください。進めるのはタテ・ヨコで、どの熟語も1度ずつしか通れません。また、すべての熟語を通る必要はありません。

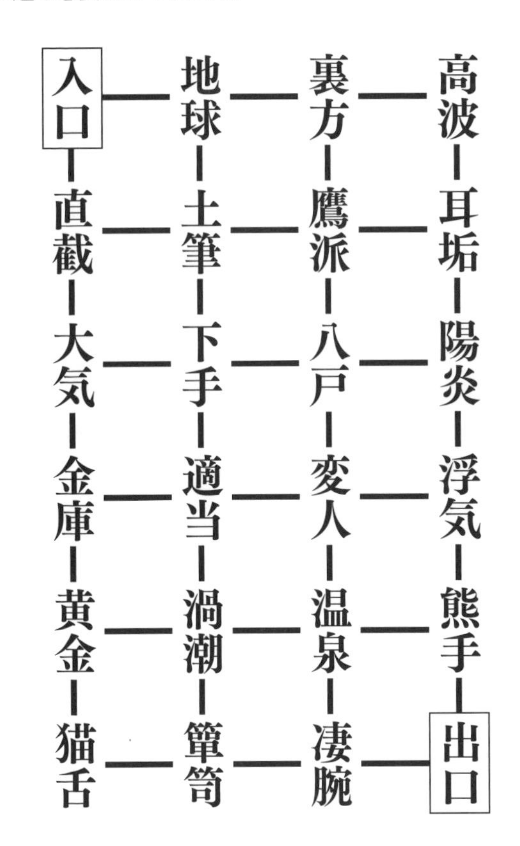

85ページの答え ①舗装　②優劣　③省略　④悪臭　⑤忍耐　⑥終始　⑦粉砕　⑧簡便

仲間外れは？

活性化される脳の部位
前頭葉、頭頂葉
強化される能力
注意力

077
日目

目標
5分 00秒

学習日
月 日
かかった時間
分 秒
この問題の答えは90ページ

1つだけ仲間外れの漢字があります。それは、どれでしょうか。

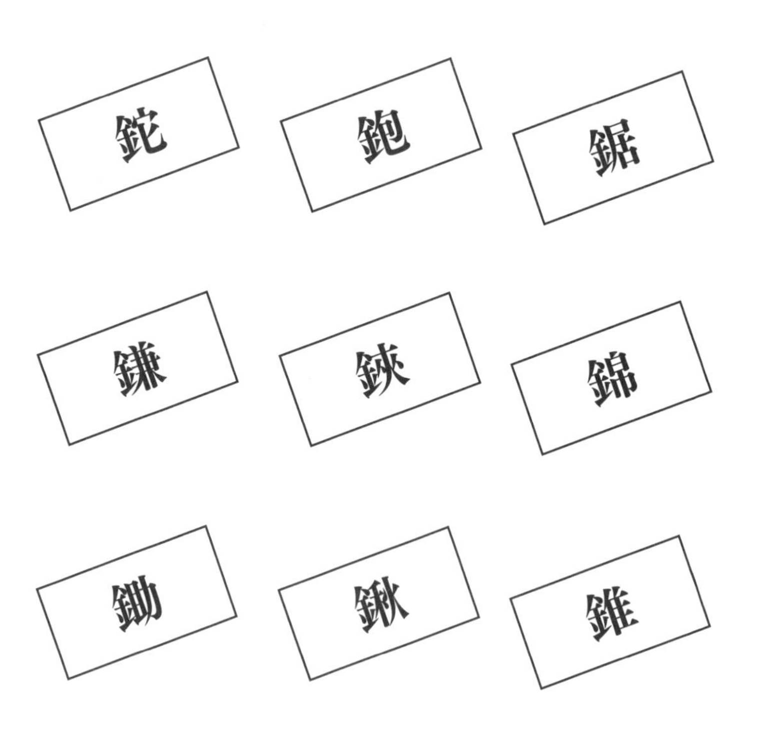

86ページの答え
①一網打尽 ②驚天動地 ③孤軍奮闘 ④正真正銘 ⑤青天白日 ⑥朝令暮改 ⑦二律背反 ⑧抱腹絶倒

同音異義語シーク

078 日目

活性化される脳の部位
前頭葉、頭頂葉
強化される能力
注意力

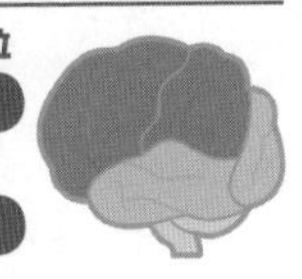

目標
8分 00秒

学習日
月 日
かかった時間
分 秒

この問題の答えは 379 ページ

「警官」「景観」のような同音異義語の関係にある2文字の熟語を、ペアにして探しましょう。探す方向は、上→下と左→右の2つです。ナナメはありません。また、すべての漢字を1度ずつ使います。

天	作	用	三	角	士	危	機
下	鵜	帆	船	祭	気	先	染
希	飼	警	官	典	妥	生	料
少	神	父	市	低	当	敗	迂
公	示	左	場	下	難	走	回
採	点	様	占	参	点	統	計
南	景	点	領	画	工	気	象
天	観	火	反	戦	事	宣	誓
四	季	配	闘	鶏	打	倒	記
新	婦	送	定	価	私	情	紀

87ページの答え

入口(いりぐち)→地球(ちきゅう)→裏方(うらかた)→鷹派(たかは)→八戸(はちのへ)→下手(へた)→大気(たいき)→金庫(きんこ)→黄金(こがね)→猫舌(ねこじた)→箪笥(たんす)→凄腕(すごうで)→出口(でぐち)

熟語でしりとり

079 日目

活性化される脳の部位
前頭葉、側頭葉
強化される能力
語彙力

目標
6分 00秒

学習日
月 日
かかった時間
分 秒
この問題の答えは92ページ

「快感」→「感情」→「情熱」…のように、漢字でしりとりができるように、□に漢字を入れましょう。

お寺の□□でお祭りがあるよ

↓

この話は□□にしといてくれ

↓

□□は軽く突破、二回戦に駒を進めた

↓

ケガで、□□を離れた選手

↓

多数の□□を賜り、厚くお礼申し上げます

88ページの答え　錦（他はさまざまな道具類）

のぞき見四文字熟語

目標
6分 00秒

活性化される脳の部位
前頭葉、頭頂葉
強化される能力
空間認知力

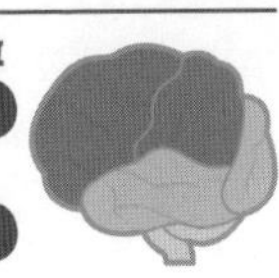

学習日
月　　日
かかった時間
分　　秒

この問題の答えは93ページ

見えている部分から四文字熟語を推理しましょう。熟語はヨコ書きです。

①
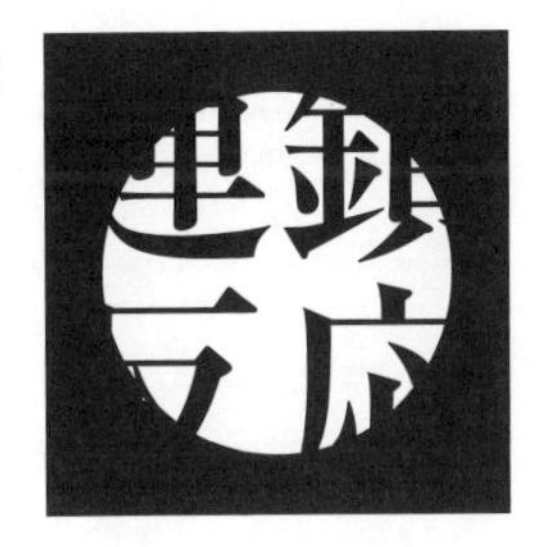

②
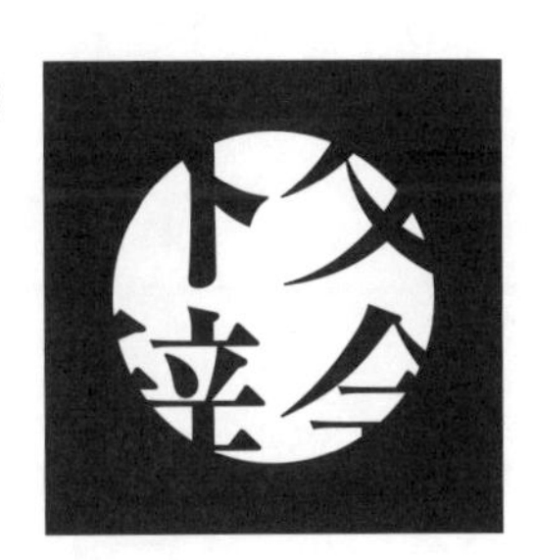

③
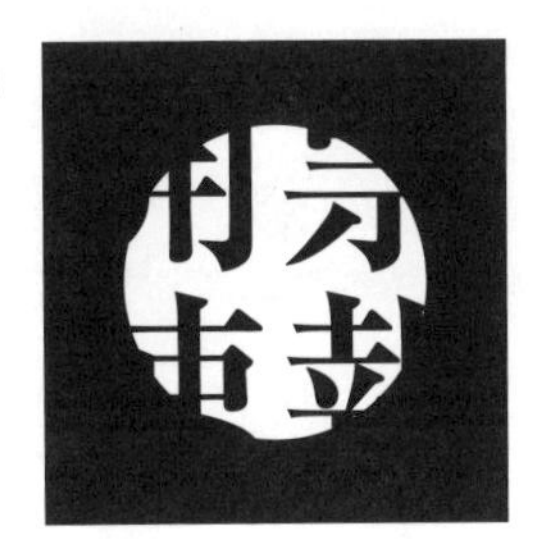

④
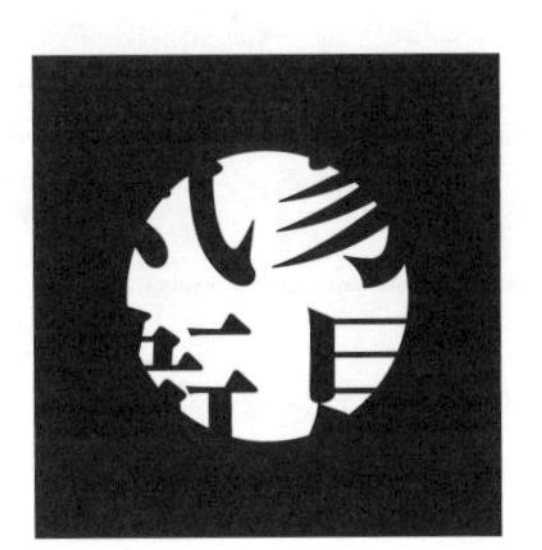

三文字熟語作り

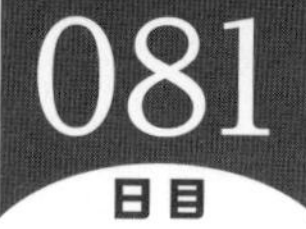

活性化される脳の部位
前頭葉、側頭葉
強化される能力
想像力

目標
5分 30秒

学習日
月 日
かかった時間
分 秒
この問題の答えは94ページ

上下の漢字をうまく組み合わせて、3文字の熟語が4つできるように、真ん中の空欄に漢字を1つ入れましょう。空欄に入れた漢字を順に読むと、四字熟語になります。

①

一	名	仲	婦
戦	服	旅	口

②

親	駅	下	競
車	場	鹿	評

③

生	精	大	同
視	番	本	杯

④

初	新	肉	具
美	的	験	操

90ページの答え 境内→内緒→緒戦→戦列→列席

難読漢字を読もう 082日目

活性化される脳の部位
前頭葉、側頭葉
強化される能力
語彙力

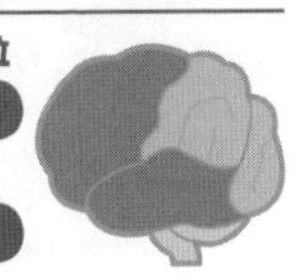

目標
7分 00秒

学習日	月 日
かかった時間	分 秒

この問題の答えは95ページ

次の難読漢字を読みましょう。すべて、名前に「海」がつく生き物です。

① 海胆 → □□ （高級すし種）

② 海月 → □□□ （水母とも）

③ 海星 → □□□ （五本腕）

④ 海鼠 → □□□ （英語では海の胡瓜）

⑤ 海豚 → □□□ （大型は鯨）

⑥ 海獺 → □□□ （おなかの上で貝を割る）

⑦ 海驢 → □□□ （芸達者）

⑧ 海狸 → □□□□ （ダム建設に邁進）

91ページの答え ①連鎖反応 ②外交辞令 ③開票速報 ④気象衛星

ことわざメイキング 083 日目

活性化される脳の部位
前頭葉、側頭葉
強化される能力
語彙力

目標
8分 00秒

学習日
月 日
かかった時間
分 秒
この問題の答えは96ページ

□の中に、リストの漢字を入れ、植物に関係することわざを完成させてください。

① □に□

② □□の□

③ □に□を□ぐ

④ □に□□れなし

⑤ □らば□□の□

⑥ □れ□も□の□わい

⑦ □□う□も□き□き

リスト

樹	竹	木
木	柳	柳
筍	蓼	陰
雨	寄	枯
後	好	好
山	食	接
折	雪	大
虫	賑	風

92ページの答え
①人 ②馬 ③一 ④体 → 人馬一体

四文字熟語シーク

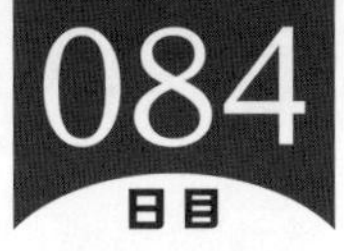

活性化される脳の部位
前頭葉、側頭葉
強化される能力
語彙力

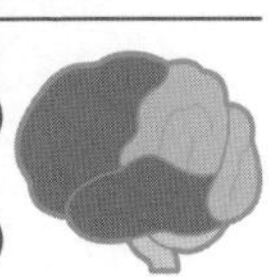

目標
8分 30秒

学習日
月 日
かかった時間
分 秒

この問題の答えは97＆379ページ

「弁論大会」のように、指定された読みから始まる四文字熟語を、タテ・ヨコ・ナナメの一直線に探しましょう。

美	化	傍	武	家	屋	式	場
女	物	点	若	頭	寒	足	熱
団	体	競	議	無	服	美	大
弁	論	大	会	業	人	家	電
西	文	同	作	薄	婦	夫	撃
関	独	小	命	英	地	下	結
次	立	異	地	板	沈	下	婚
工	独	散	震	戦	作	量	物
路	歩	行	予	直	正	鹿	馬
道	楽	者	知	列	業	名	大

ダ □□□□

ジ □□□□

ズ □□□□

デ □□□□

ド □□□□

バ □□□□

ビ □□□□

ブ □□□□

ベ 弁論大会

ボ □□□□

※四文字熟語は、右から左、下から上の方向にも探せます。また、1つの漢字を複数の四文字熟語で使うこともあります。

93ページの答え ①ウニ ②クラゲ ③ヒトデ ④ナマコ ⑤イルカ ⑥ラッコ ⑦アシカ ⑧ビーバー

穴あき四文字熟語

活性化される脳の部位
前頭葉、側頭葉
強化される能力
語彙力

目標
7分 30秒

学習日　月　日
かかった時間　分　秒
この問題の答えは98ページ

リストから漢字を選んで□に入れ、四文字熟語を完成させてください。

① 中□□□

リスト　人　心　物

② 中□□□
□中□□

リスト　懐　計　端　途　時　半

③ 中□□□
□中□□
□□中□

リスト　火　華　集　毒　物　砲　薬　理　料

④ 中□□□
□中□□
□□中□
□□□中

リスト　央　下　元　継　権　時　車　集　途　二　四　六

94ページの答え　①柳に風　②雨後の筍　③木に竹を接ぐ　④柳に雪折れなし　⑤寄らば大樹の陰　⑥枯れ木も山の賑わい　⑦蓼食う虫も好き好き

漢字の足し算

086 日目

活性化される脳の部位
前頭葉、頭頂葉
強化される能力
空間認知力

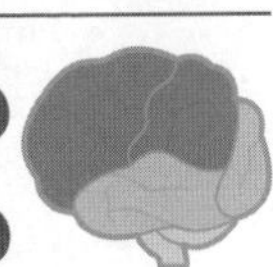

目標
7分 00秒

学習日
　　月　　日
かかった時間
　　分　　秒
この問題の答えは99ページ

(　　) ごとに漢字のパーツを組み合わせて、それぞれ熟語を作りましょう。

① (木＋門) ＋ (争＋青) ＝ □□

② (石＋更) ＋ (王＋求) ＝ □□

③ (日＋寺) ＋ (日＋門) ＝ □□

④ (口＋口) ＋ (心＋相) ＝ □□

⑤ (心＋中) ＋ (成＋言) ＝ □□

⑥ (糸＋屯) ＋ (九＋十＋米) ＝ □□

⑦ (女＋亡) ＋ (木＋心＋目) ＝ □□

⑧ (心＋公＋糸) ＋ (頁＋客) ＝ □□

95ページの答え
ダ 大同小異　ジ 地震予知　ズ 頭寒足熱　デ 電撃結婚　ド 独立独歩
バ 馬鹿正直　ビ 美人薄命　ブ 物量作戦　ボ 傍若無人

四字熟語間違い探し

087 日目

活性化される脳の部位
前頭葉、頭頂葉
強化される能力
注意力

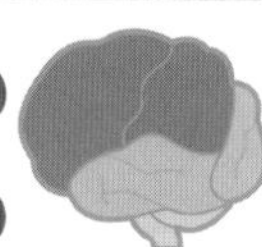

目標
7分 00秒

学習日 月 日
かかった時間 分 秒
この問題の答えは 100 ページ

次の四字熟語に使われている漢字は1文字だけ間違っています。リストから漢字を選び、正しい四字熟語にしましょう。

① 一連托生 → □□□□

② 貫善懲悪 → □□□□

③ 興味深々 → □□□□

④ 古色騒然 → □□□□

⑤ 常灯手段 → □□□□

⑥ 千在一遇 → □□□□

⑦ 無雅夢中 → □□□□

⑧ 理路成然 → □□□□

リスト

勧 我
載 整
蒼 津
套 蓮

96ページの答え
①中心人物 ②中途半端／懐中時計 ③中華料理／集中砲火／薬物中毒
④中央集権／途中下車／二元中継／四六時中

熟語しりとり迷路

活性化される脳の部位
前頭葉、側頭葉
強化される能力
ワーキングメモリ力

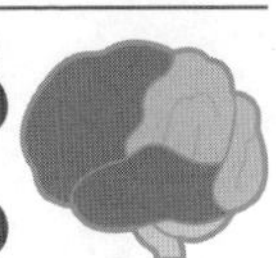

目標
6分 30秒

学習日　　月　　日
かかった時間　　分　　秒
この問題の答えは **101** ページ

左上の「新月」から右下の「満月」まで、熟語の読み方でしりとりしながら進んでください。進めるのはタテ・ヨコで、どの熟語も１度ずつしか通れません。また、すべての熟語を通る必要はありません。

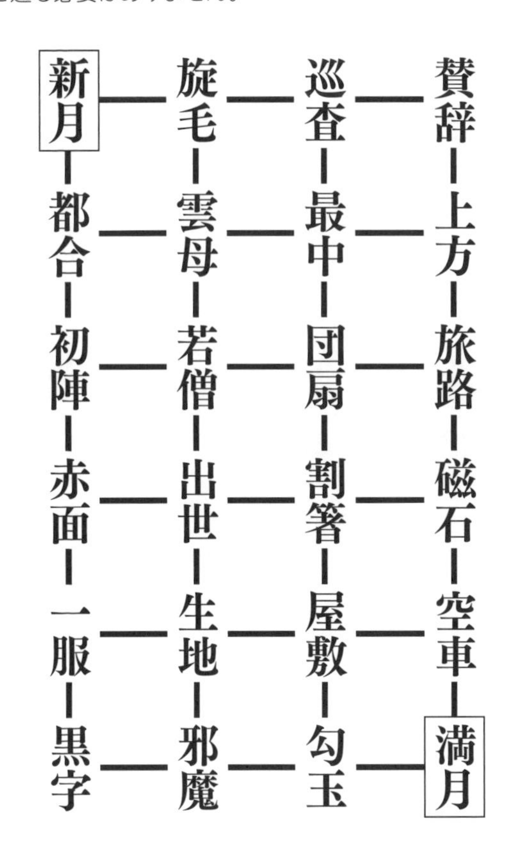

97 ページの答え　①閑静　②硬球　③時間　④回想　⑤忠誠　⑥純粋　⑦妄想　⑧総額

仲間外れは？

089 日目

活性化される脳の部位
前頭葉、頭頂葉
強化される能力
注意力

目標
5分 00秒

学習日
月　日
かかった時間
分　秒

この問題の答えは 102 ページ

1 つだけ仲間外れの熟語があります。それは、どれでしょうか。

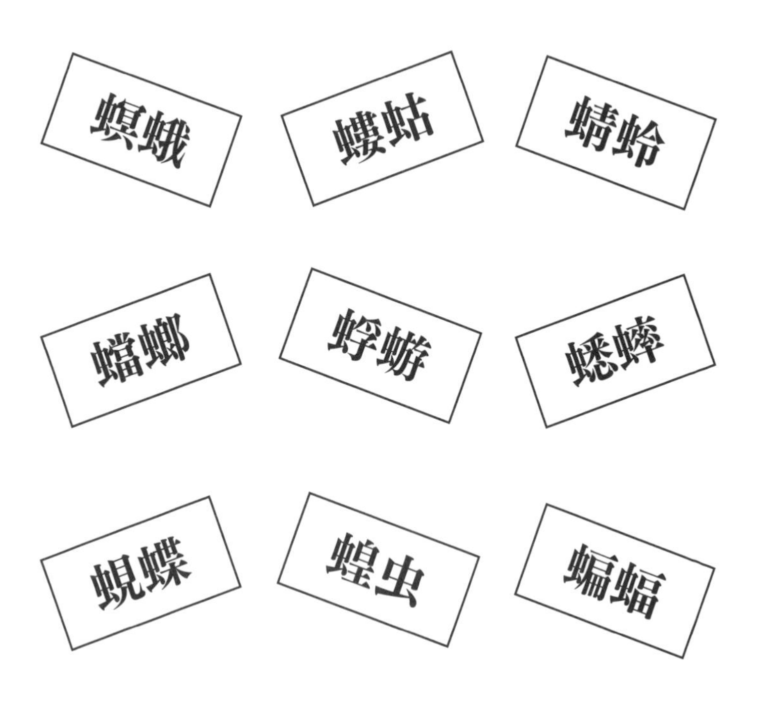

98 ページの答え　①一蓮托生　②勧善懲悪　③興味津々　④古色蒼然　⑤常套手段　⑥千載一遇　⑦無我夢中　⑧理路整然

同音異義語シーク

090日目

活性化される脳の部位
前頭葉、頭頂葉
強化される能力
注意力

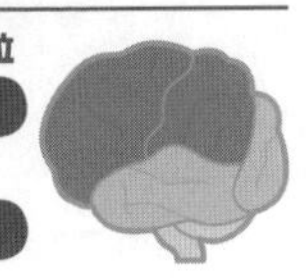

目標
8分 00秒

学習日
月　日
かかった時間
分　秒
この問題の答えは379ページ

「配線」「敗戦」のような同音異義語の関係にある２文字の熟語を、ペアにして探しましょう。探す方向は、上→下と左→右の２つです。ナナメはありません。また、すべての漢字を１度ずつ使います。

生	花	有	圧	巻	公	算	基
修	敬	効	大	駐	関	東	礎
正	語	戦	食	車	党	警	護
殿	下	法	配	線	首	緯	度
戒	告	悪	漢	怪	奇	重	大
政	降	十	友	好	酸	伝	会
党	参	代	敗	井	化	家	期
起	先	方	戦	戸	開	成	完
訴	参	加	習	性	国	果	投
投	手	退	職	注	射	正	当

99ページの答え
新月(しんげつ)→都合(つごう)→雲母(うんも)→最中(もなか)→上方(かみがた)→旅路(たびじ)→磁石(じしゃく)→空車(くうしゃ)→屋敷(やしき)→生地(きじ)→邪魔(じゃま)→勾玉(まがたま)→満月(まんげつ)

熟語でしりとり

活性化される脳の部位
前頭葉、側頭葉
強化される能力
語彙力

目標
6分 00秒

学習日
月 日
かかった時間
分 秒
この問題の答えは104ページ

「快感」→「感情」→「情熱」…のように、漢字でしりとりができるように、□に漢字を入れましょう。

軒を貸して、□□を取られるはめに

↓

□□のラーメンが食べたくなった

↓

この地方は、□□の通り道なんだ

↓

その□□では怪しまれてもしかたがない

↓

ラジオ□□で体を動かそう

100ページの答え　蝙蝠（「コウモリ」はほ乳類。他は、昆虫）

のぞき見四文字熟語

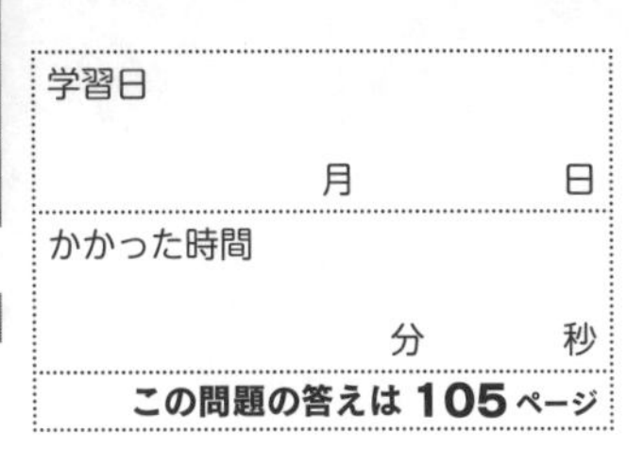

この問題の答えは105ページ

活性化される脳の部位
前頭葉、頭頂葉
強化される能力
空間認知力

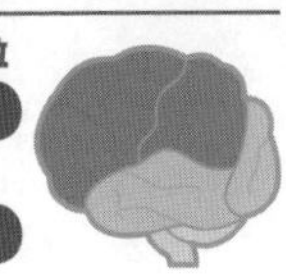

見えている部分から四文字熟語を推理しましょう。熟語はヨコ書きです。

①
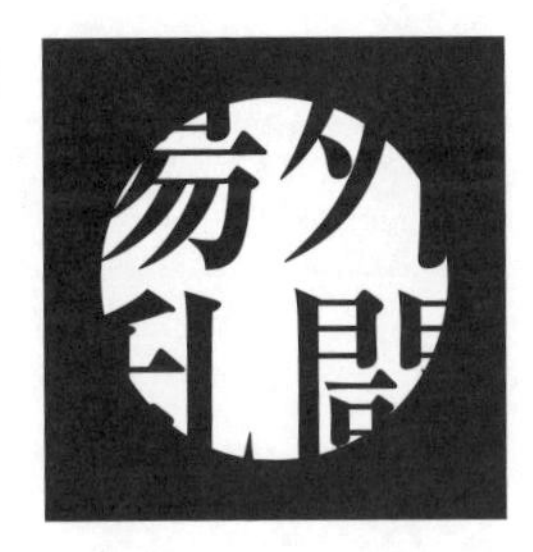

②
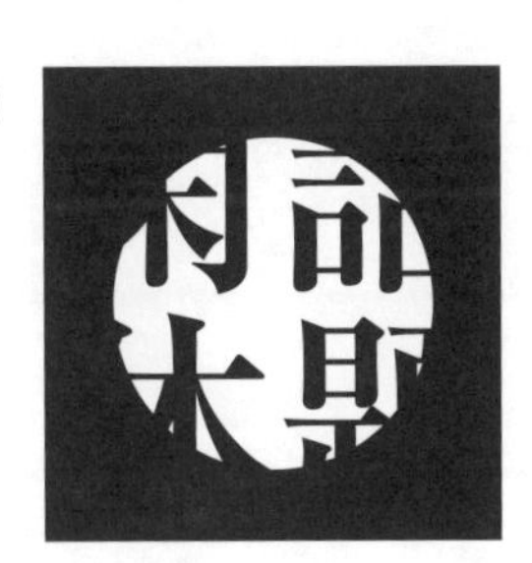

③
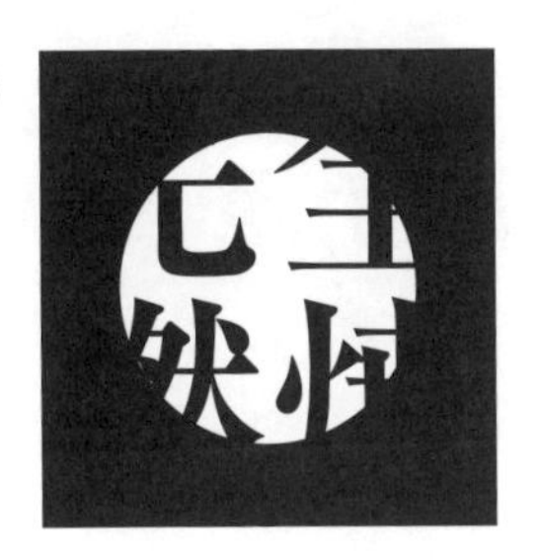

④
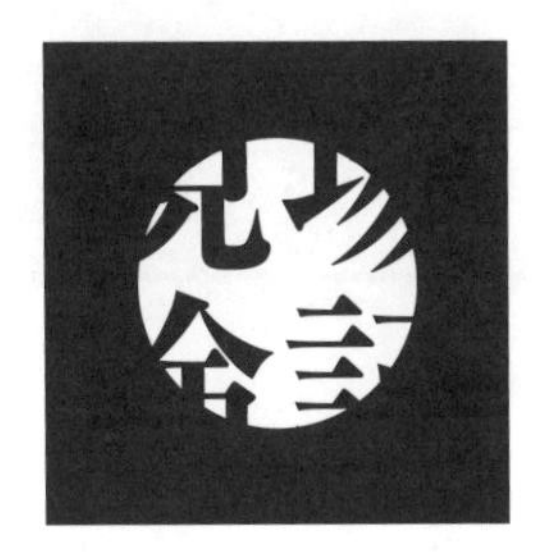

三文字熟語作り 093 日目

活性化される脳の部位
前頭葉、側頭葉
強化される能力
想像力

目標
5分 30秒

学習日
月 日
かかった時間
分 秒

この問題の答えは 106 ページ

上下の漢字をうまく組み合わせて、3文字の熟語が4つできるように、真ん中の空欄に漢字を1つ入れましょう。空欄に入れた漢字を順に読むと、四字熟語になります。

①

四	上	摩	別
気	地	王	楼

②

意	現	大	農
人	悪	法	主

③

御	無	天	精
経	様	力	酒

④

発	透	文	証
度	家	書	国

102ページの答え
母屋→屋台→台風→風体→体操

難読漢字を読もう 094日目

活性化される脳の部位
前頭葉、側頭葉
強化される能力
語彙力

目標
7分 00秒

学習日
月 日
かかった時間
分 秒
この問題の答えは107ページ

次の難読漢字を読みましょう。すべてカタカナの言葉です。

① 檸檬 → □□□ (ビタミンCが豊富)

② 秋桜 → □□□□ (赤やピンクの花)

③ 扁桃 → □□□□□ (チョコの中に)

④ 虎列刺 → □□□ (伝染病)

⑤ 莫大小 → □□□□ (伸縮性あり)

⑥ 仙人掌 → □□□□ (トゲがある)

⑦ 天鵞絨 → □□□□ (光沢のある織物)

⑧ 風信子 → □□□□□ (水栽培)

103ページの答え ①場外乱闘 ②閑話休題 ③完全燃焼 ④現場検証

ことわざメイキング 095日目

活性化される脳の部位
前頭葉、側頭葉
強化される能力
語彙力

目標
8分 00秒

学習日
月 日
かかった時間
分 秒
この問題の答えは108ページ

□の中に、リストの漢字を入れ、建造物や道具に関係することわざを完成させてください。

① □りに□

② □□に□□

③ □ばぬ□の□

④ □りかかった□

⑤ □い□に□をする

⑥ □る□は□たれる

⑦ □□を□いて□る

リスト

釣鐘 提灯
橋 杭 杖
船 船 蓋
石 臭 出
乗 先 打
叩 転 渡
渡 物

104ページの答え
①天 ②地 ③神 ④明 → 天地神明

四文字熟語シーク

096 日目

活性化される脳の部位
前頭葉、側頭葉
強化される能力
語彙力

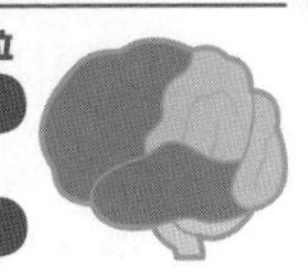

目標
8分 30秒

学習日
月 日
かかった時間
分 秒
この問題の答えは109＆379ページ

「経世済民」のように、指定された読みから始まる四文字熟語を、タテ・ヨコ・ナナメの一直線に探しましょう。

長	女	氏	国	帰	心	意	色
危	機	一	髪	民	口	事	情
勧	使	用	済	同	年	人	栄
業	善	世	音	不	能	金	耀
銀	経	懲	後	信	可	命	栄
校	対	絶	悪	運	不	運	華
長	前	場	戦	好	用	通	往
空	中	国	苦	労	人	左	園
流	大	力	闘	士	往	物	子
一	石	二	鳥	右	側	通	甲

※四文字熟語は、右から左、下から上の方向にも探せます。また、1つの漢字を複数の四文字熟語で使うこともあります。

ア □□□□
イ □□□□
ウ □□□□
エ □□□□
オ □□□□
カ □□□□
キ □□□□
ク □□□□
ケ 経世済民
コ □□□□

105ページの答え ①レモン ②コスモス ③アーモンド ④コレラ ⑤メリヤス ⑥サボテン ⑦ビロード ⑧ヒヤシンス

穴あき四文字熟語

097 日目

活性化される脳の部位
前頭葉、側頭葉
強化される能力
語彙力

目標 7分 30秒

学習日 月 日
かかった時間 分 秒

この問題の答えは 110 ページ

リストから漢字を選んで□に入れ、四文字熟語を完成させてください。

① 生□□□

リスト　面　目　真

② 生□□□
□生□□

リスト　険　人　相　談　命　保

③ 生□□□
□生□□
□□生□

リスト　抗　産　質　者　大　必　物　滅　量

④ 生□□□
□生□□
□□生□
□□□生

リスト　意　活　月　廻　気　小　独　転　日　年　身　輪

106ページの答え
①渡りに船　②提灯に釣鐘　③転ばぬ先の杖　④乗りかかった船
⑤臭い物に蓋をする　⑥出る杭は打たれる　⑦石橋を叩いて渡る

漢字の足し算

活性化される脳の部位
前頭葉、頭頂葉
強化される能力
空間認知力

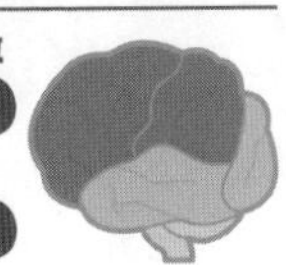

098 日目

目標
7分 00秒

学習日
月 日
かかった時間
分 秒

この問題の答えは 111 ページ

(　　) ごとに漢字のパーツを組み合わせて、それぞれ熟語を作りましょう。

① (亻+ヒ) + (庄+米) = □□

② (月+田) + (火+火) = □□

③ (言+敬) + (由+竹) = □□

④ (太+馬) + (任+貝) = □□

⑤ (番+羽) + (尺+言) = □□

⑥ (女+夭) + (色+曲+豆) = □□

⑦ (禾+重) + (大+米+頁) = □□

⑧ (亻+木+口) + (正+言) = □□

107ページの答え
ア 悪戦苦闘　イ 一石二鳥　ウ 右往左往　エ 栄耀栄華　オ 音信不通
カ 勧善懲悪　キ 危機一髪　ク 空前絶後　コ 国民年金

四字熟語間違い探し

099 日目

活性化される脳の部位
前頭葉、頭頂葉
強化される能力
注意力

目標
7分 00秒

学習日
月　日
かかった時間
分　秒
この問題の答えは 112 ページ

次の四字熟語に使われている漢字は１文字だけ間違っています。リストから漢字を選び、正しい四字熟語にしましょう。

① 一気呵勢 → □□□□

② 玉石混合 → □□□□

③ 孤立無縁 → □□□□

④ 初志巻徹 → □□□□

⑤ 前登多難 → □□□□

⑥ 手連手管 → □□□□

⑦ 美字麗句 → □□□□

⑧ 面目役如 → □□□□

リスト

援　貫
淆　辞
成　途
練　躍

108ページの答え
①生真面目　②生命保険／人生相談　③生者必滅／抗生物質／大量生産
④生年月日／小生意気／独身生活／輪廻転生

熟語しりとり迷路

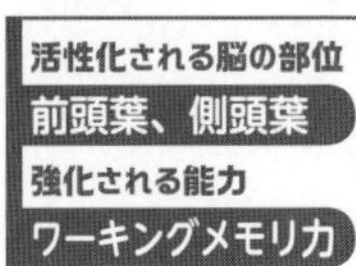

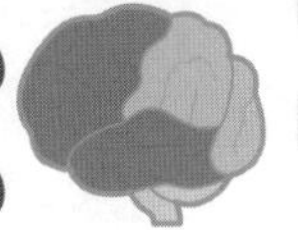

目標
6分 30秒

学習日
月　日
かかった時間
分　秒
この問題の答えは113ページ

左上の「起床」から右下の「就寝」まで、熟語の読み方でしりとりしながら進んでください。進めるのはタテ・ヨコで、どの熟語も1度ずつしか通れません。また、すべての熟語を通る必要はありません。

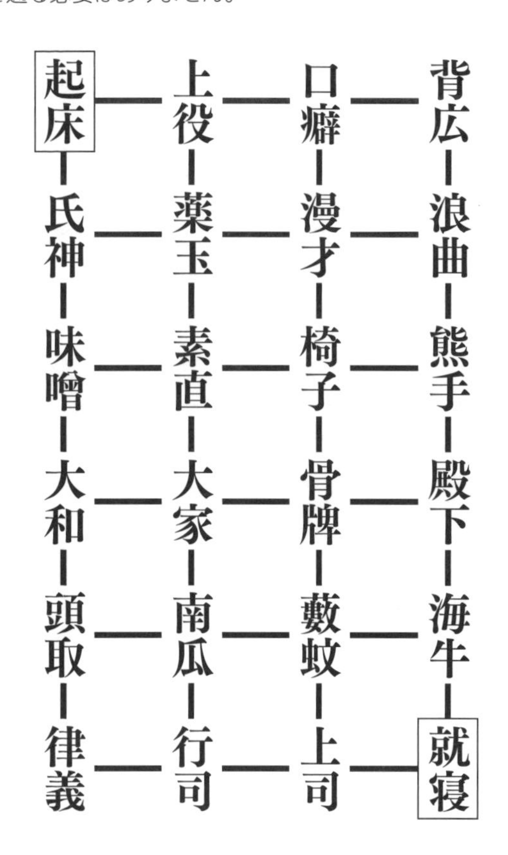

109ページの答え　①化粧　②胃炎　③警笛　④駄賃　⑤翻訳　⑥妖艶　⑦種類　⑧保証

仲間外れは？

活性化される脳の部位
前頭葉、頭頂葉
強化される能力
注意力

101
日目

目標
5分 00秒

学習日
月　日
かかった時間
分　秒

この問題の答えは 114 ページ

1 つだけ仲間外れの熟語があります。それは、どれでしょうか。

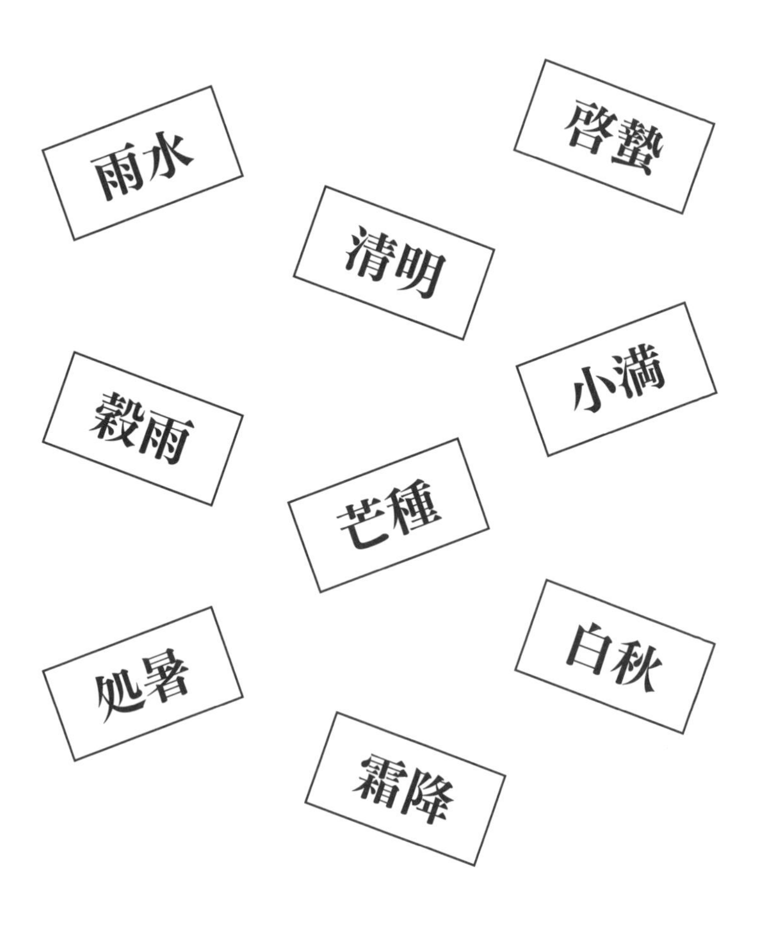

110ページの答え ①一気呵成 ②玉石混淆 ③孤立無援 ④初志貫徹 ⑤前途多難 ⑥手練手管 ⑦美辞麗句 ⑧面目躍如

同音異義語シーク

102 日目

活性化される脳の部位
前頭葉、頭頂葉
強化される能力
注意力

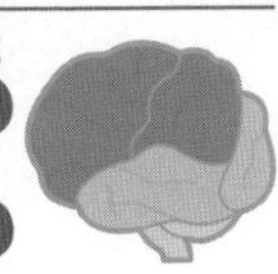

目標
8分 00秒

学習日　月　日
かかった時間　分　秒
この問題の答えは 379 ページ

「根気」「婚期」のような同音異義語の関係にある２文字の熟語を、ペアにして探しましょう。探す方向は、上→下と左→右の２つです。ナナメはありません。また、すべての漢字を１度ずつ使います。

意	見	形	言	進	化	決	自
印	紙	見	下	船	洗	行	転
反	根	気	乱	頭	濯	退	手
省	次	点	視	丹	精	治	甲
反	長	考	鉄	参	観	原	価
転	胎	婚	鋼	肩	道	義	旧
扇	児	期	臣	身	卵	子	家
動	選	違	下	因	子	斑	点
端	択	憲	結	構	半	生	兆
正	動	議	休	暇	山	間	候

111ページの答え
起床(きしょう)→上役(うわやく)→薬玉(くすだま)→漫才(まんざい)→椅子(いす)→素直(すなお)→大家(おおや)→大和(やまと)→頭取(とうどり)→律義(りちぎ)→行司(ぎょうじ)→上司(じょうし)→就寝(しゅうしん)

熟語でしりとり

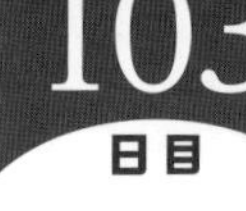

103 日目

活性化される脳の部位
前頭葉、側頭葉
強化される能力
語彙力

目標
6分 00秒

学習日　　月　　日
かかった時間　　分　　秒
この問題の答えは116ページ

「快感」→「感情」→「情熱」…のように、漢字でしりとりができるように、□に漢字を入れましょう。

口元に□□があると、食に困らない？

↓

□□は、お会いしたときにでも

↓

痩身長躯で、□□の人だったよ

↓

大きな失敗をしてしまい、□□ない

↓

□□の学校は、川の中です

112ページの答え
白秋（「はくしゅう」は秋の異称。他は、二十四節気）

のぞき見四文字熟語

104 日目

活性化される脳の部位
前頭葉、頭頂葉
強化される能力
空間認知力

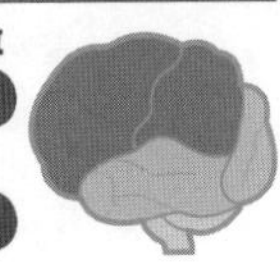

目標
6分 00秒

学習日	月	日
かかった時間	分	秒

この問題の答えは117ページ

見えている部分から四文字熟語を推理しましょう。熟語はヨコ書きです。

①
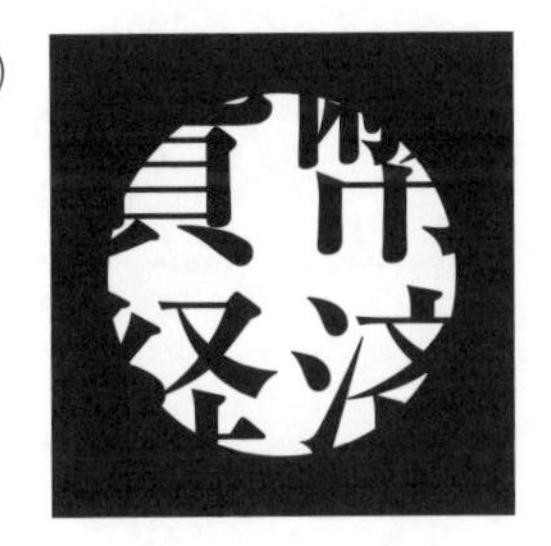

②
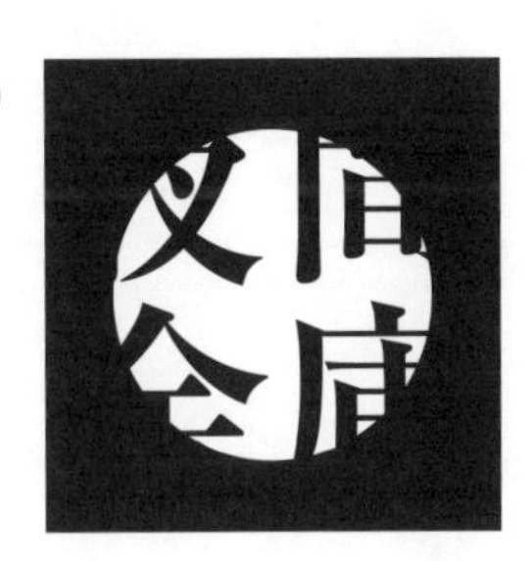

③
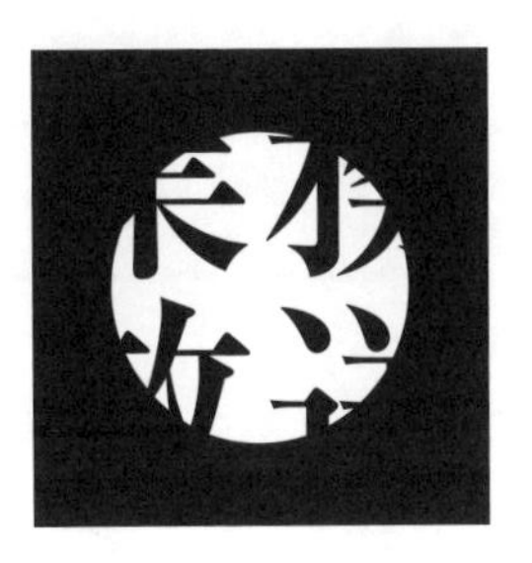

④
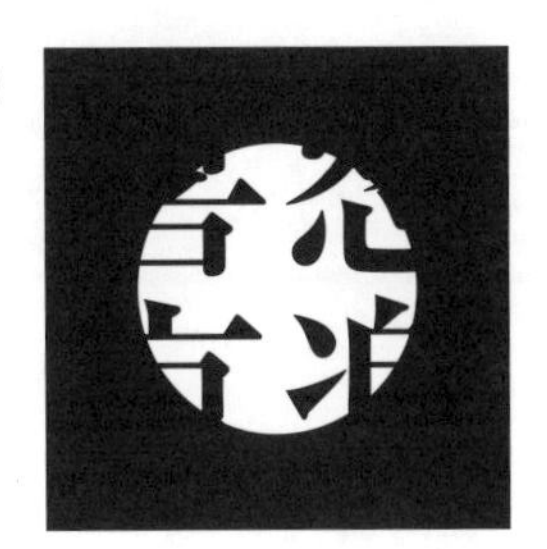

三文字熟語作り

活性化される脳の部位
前頭葉、側頭葉
強化される能力
想像力

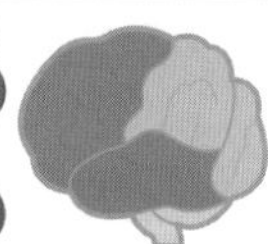

目標
5分 30秒

学習日
月 日
かかった時間
分 秒

この問題の答えは 118 ページ

上下の漢字をうまく組み合わせて、3文字の熟語が4つできるように、真ん中の空欄に漢字を1つ入れましょう。空欄に入れた漢字を順に読むと、四字熟語になります。

①

東	一	集	右
事	臣	寺	成

②

同	不	律	正
者	語	感	理

③

知	有	功	指
料	心	度	人

④

仮	親	気	目
屋	数	量	肌

114ページの答え 黒子→子細→細面→面目→目高

難読漢字を読もう 106日目

活性化される脳の部位
前頭葉、側頭葉
強化される能力
語彙力

目標
7分 00秒

学習日	月 日
かかった時間	分 秒

この問題の答えは119ページ

次の難読漢字を読みましょう。すべて国名です。

① 秘露 → □□□ (地上絵が有名)

② 埃及 → □□□□ (古代文明発祥の地)

③ 丁抹 → □□□□□ (人魚姫の地)

④ 土耳古 → □□□ (東洋と西洋の接点)

⑤ 巴奈馬 → □□□ (運河で有名)

⑥ 墨西哥 → □□□□ (マヤ文明の地)

⑦ 莫臥児 → □□□□ (草原の国)

⑧ 洪牙利 → □□□□□ (首都ブダペスト)

115ページの答え ①貨幣経済 ②夜間金庫 ③業務放送 ④喜怒哀楽

ことわざメイキング

107 日目

活性化される脳の部位
前頭葉、側頭葉
強化される能力
語彙力

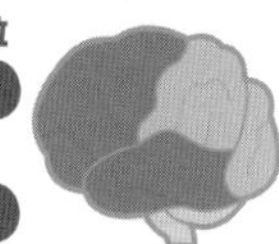

目標
8分 00秒

学習日
月　日
かかった時間
分　秒

この問題の答えは 120 ページ

□の中に、リストの漢字を入れ、神仏に関係することわざを完成させてください。

① □らぬが□

② □□に□□

③ □の□も□□

④ □しい□の□□み

⑤ □□って□□れず

⑥ さわらぬ□に□りなし

⑦ □てる□あれば□う□あり

リスト

釈迦

神	神	神
神	仏	仏
仏	魂	顔
苦	三	時
捨	説	造
祟	知	拾
度	入	頼
法		

116ページの答え ①大 ②義 ③名 ④分 → 大義名分

バラバラ熟語

108 日目

活性化される脳の部位
前頭葉、頭頂葉
強化される能力
空間認知力

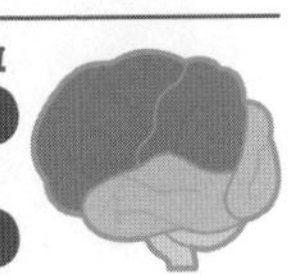

目標
5分 00秒

学習日	
月	日
かかった時間	
分	秒

この問題の答えは 121 ページ

バラバラになってしまった２文字の熟語をうまく組み立てて、それぞれ花を表す熟語にしましょう。

①
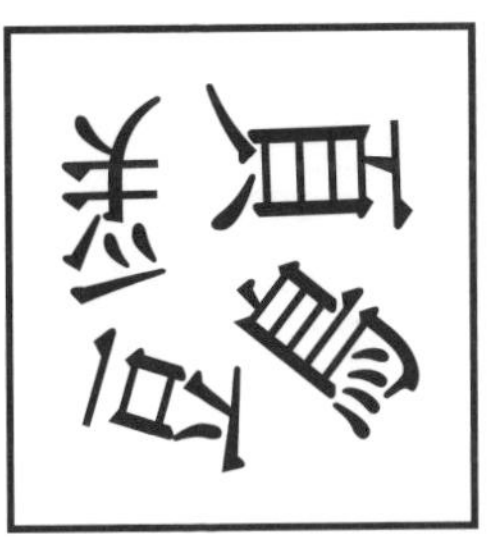

②
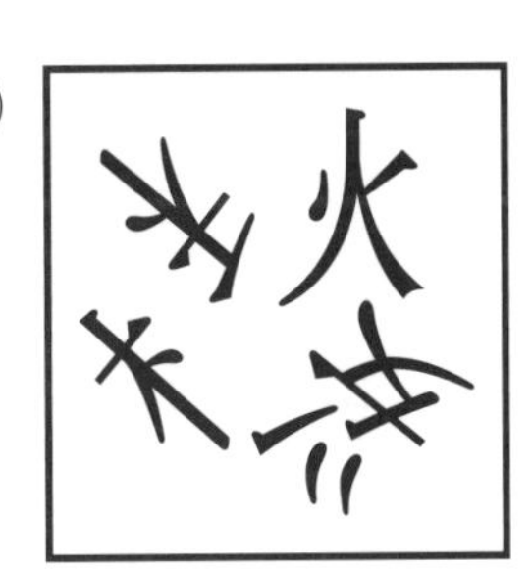

③
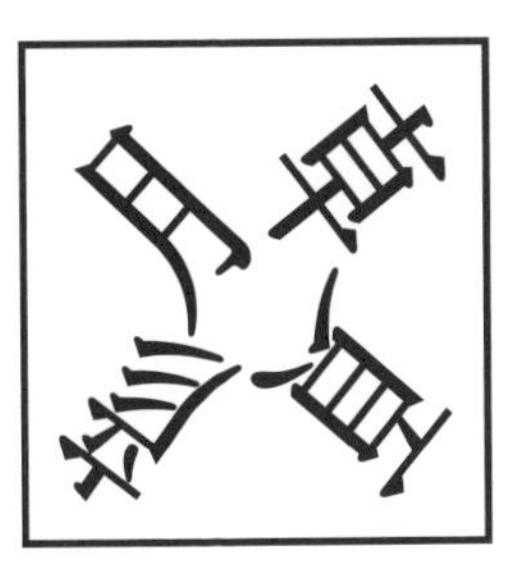

④
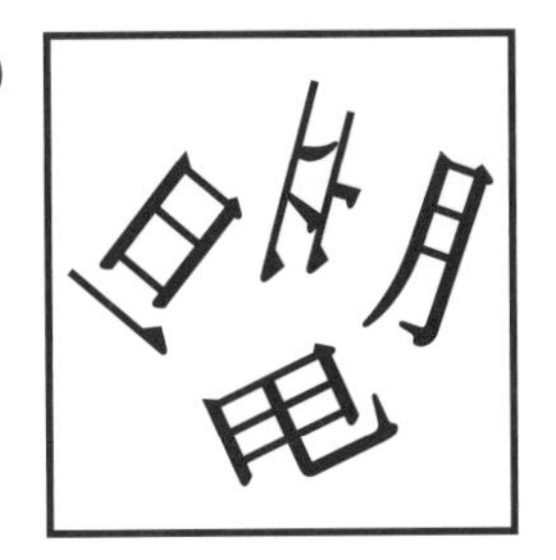

117ページの答え
①ペルー ②エジプト ③デンマーク ④トルコ ⑤パナマ ⑥メキシコ ⑦モンゴル ⑧ハンガリー

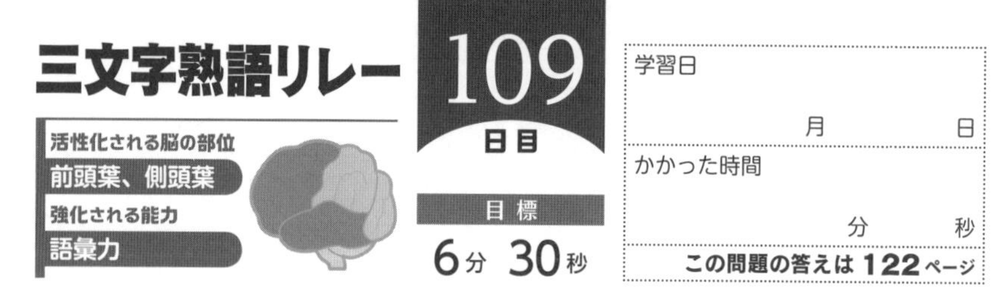

すでに入っている漢字をヒントに、リストの漢字をマスに入れ、熟語を作りましょう。線でつながれたマスには、同じ漢字が入ります。

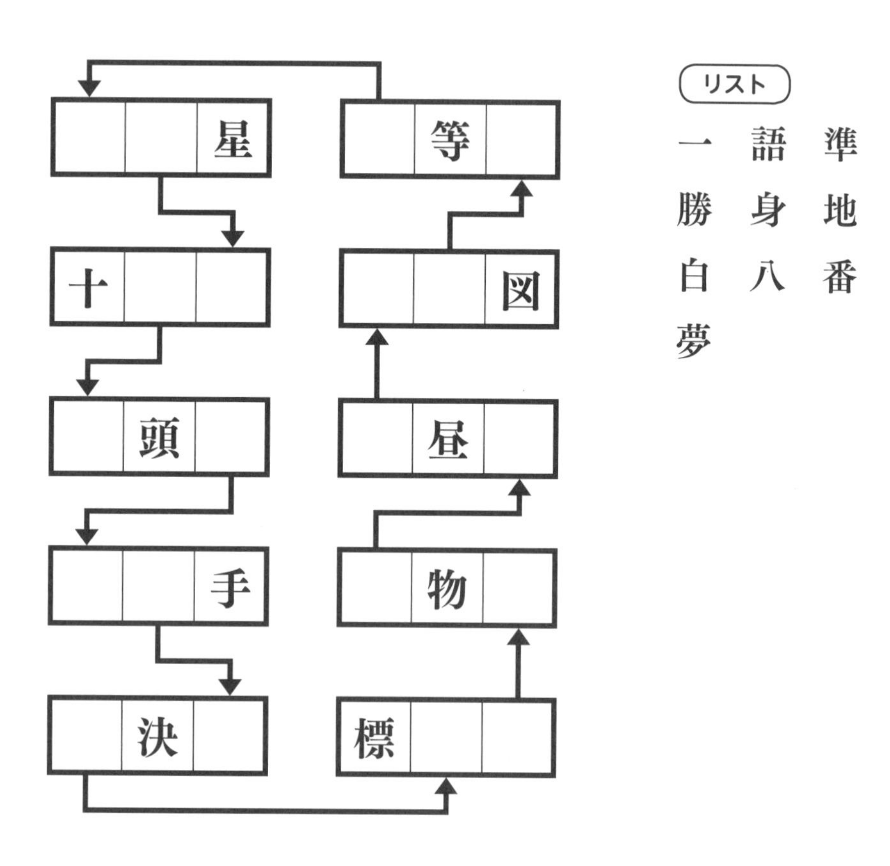

118ページの答え ①知らぬが仏 ②釈迦に説法 ③仏の顔も二度 ④苦しい時の神頼み ⑤仏造って魂入れず ⑥さわらぬ神に祟りなし ⑦捨てる神あれば拾う神あり

四文字熟語シーク

活性化される脳の部位
前頭葉、側頭葉
強化される能力
語彙力

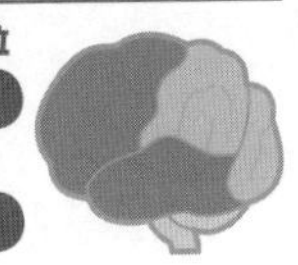

110 日目

目標 8分 30秒

学習日 月 日
かかった時間 分 秒

この問題の答えは123&379ページ

「四通八達」のように、指定された読みから始まる四文字熟語を、タテ・ヨコ・ナナメの一直線に探しましょう。

地	中	火	山	便	郵	達	速
子	名	姿	家	宝	八	方	四
太	水	事	情	通	背	央	再
明	日	生	四	海	中	心	三
青	大	物	生	産	肉	気	再
人	天	願	活	物	中	点	得
歌	真	白	成	大	学	津	意
昌	爛	当	日	就	津	天	満
道	漫	人	館	浦	不	気	面
鉄	学	者	浦	烈	滅	離	支

サ □□□□
シ 四通八達
ス □□□□
セ □□□□
ソ □□□□
タ □□□□
チ □□□□
ツ □□□□
テ □□□□
ト □□□□

※四文字熟語は、右から左、下から上の方向にも探せます。また、1つの漢字を複数の四文字熟語で使うこともあります。

119ページの答え ①鶏頭 ②秋桜 ③朝顔 ④竜胆

穴あき四文字熟語

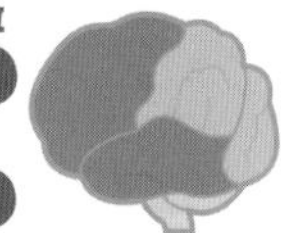

活性化される脳の部位
前頭葉、側頭葉
強化される能力
語彙力

111 日目

目標 7分 30秒

学習日 月 日
かかった時間 分 秒

この問題の答えは 124 ページ

リストから漢字を選んで□に入れ、四文字熟語を完成させてください。

① 国□□□

リスト 園 公 立

② 国□□□
□国□□

リスト 戦 空 際 時 代 港

③ 国□□□
□国□□
□□国□

リスト 帰 子 字 女 債 赤 投 民 票

④ 国□□□
□国□□
□□国□
□□□国

リスト 仮 家 間 軍 験 試 籍 想 人 多 宝 敵

120ページの答え
（左上から）一番星→十八番→八頭身→身勝手→準決勝→標準語→夢物語→白昼夢→白地図→一等地

漢字の足し算

112 日目

活性化される脳の部位
前頭葉、頭頂葉
強化される能力
空間認知力

目標
7分 00秒

学習日	月 日
かかった時間	分 秒

この問題の答えは 125 ページ

( ) ごとに漢字のパーツを組み合わせて、それぞれ熟語を作りましょう。

① (心＋非) ＋ (口＋鳥) ＝ □□

② (木＋矛) ＋ (欠＋車) ＝ □□

③ (目＋垂) ＋ (民＋目) ＝ □□

④ (口＋井) ＋ (石＋其) ＝ □□

⑤ (立＋里) ＋ (頁＋彦) ＝ □□

⑥ (口＋鳥) ＋ (大＋口＋口) ＝ □□

⑦ (木＋各) ＋ (寸＋門＋豆) ＝ □□

⑧ (土＋寸＋土) ＋ (竹＋同) ＝ □□

121 ページの答え
サ 再三再四　ス 水生生物　セ 青天白日　ソ 速達郵便
タ 大願成就　チ 中肉中背　ツ 津津浦浦　テ 天真爛漫　ト 得意満面

四字熟語間違い探し

113日目

活性化される脳の部位
前頭葉、頭頂葉
強化される能力
注意力

目標
7分 00秒

学習日
月　日
かかった時間
分　秒
この問題の答えは126ページ

次の四字熟語に使われている漢字は1文字だけ間違っています。リストから漢字を選び、正しい四字熟語にしましょう。

① 一心胴体 → □□□□

② 帰死回生 → □□□□

③ 謹言実直 → □□□□

④ 言後道断 → □□□□

⑤ 支利滅裂 → □□□□

⑥ 天衣無法 → □□□□

⑦ 百家争迷 → □□□□

⑧ 優柔普断 → □□□□

リスト

起　厳
語　同
離　不
縫　鳴

122ページの答え
①国立公園　②国際空港／戦国時代　③国民投票／帰国子女／赤字国債
④国家試験／多国籍軍／人間国宝／仮想敵国

熟語しりとり迷路

114 日目

活性化される脳の部位
前頭葉、側頭葉
強化される能力
ワーキングメモリカ

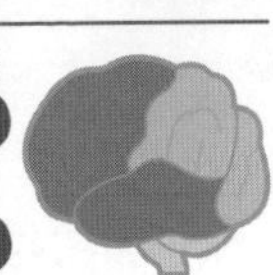

目標
6分 30秒

学習日
月 日
かかった時間
分 秒
この問題の答えは 127 ページ

左上の「素人」から右下の「達人」まで、熟語の読み方でしりとりしながら進んでください。進めるのはタテ・ヨコで、どの熟語も 1 度ずつしか通れません。また、すべての熟語を通る必要はありません。

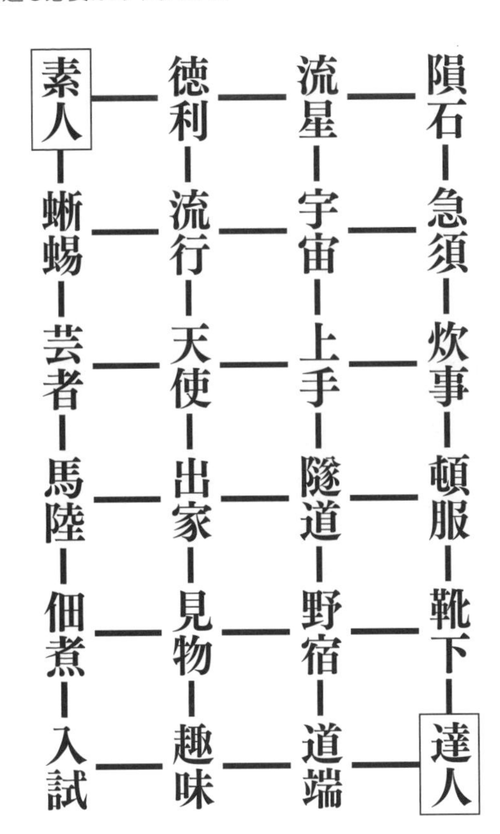

123ページの答え ①悲鳴 ②柔軟 ③睡眠 ④囲碁 ⑤童顔 ⑥嗚咽 ⑦格闘 ⑧封筒

仲間外れは？

115
日目

活性化される脳の部位
前頭葉、頭頂葉
強化される能力
注意力

目標
5分 00秒

学習日
月　日
かかった時間
分　秒
この問題の答えは 128 ページ

1つだけ仲間外れの熟語があります。それは、どれでしょうか。

金剛経
大日経
阿含経
華厳経
般若経
法華経
維摩経
源義経
涅槃経

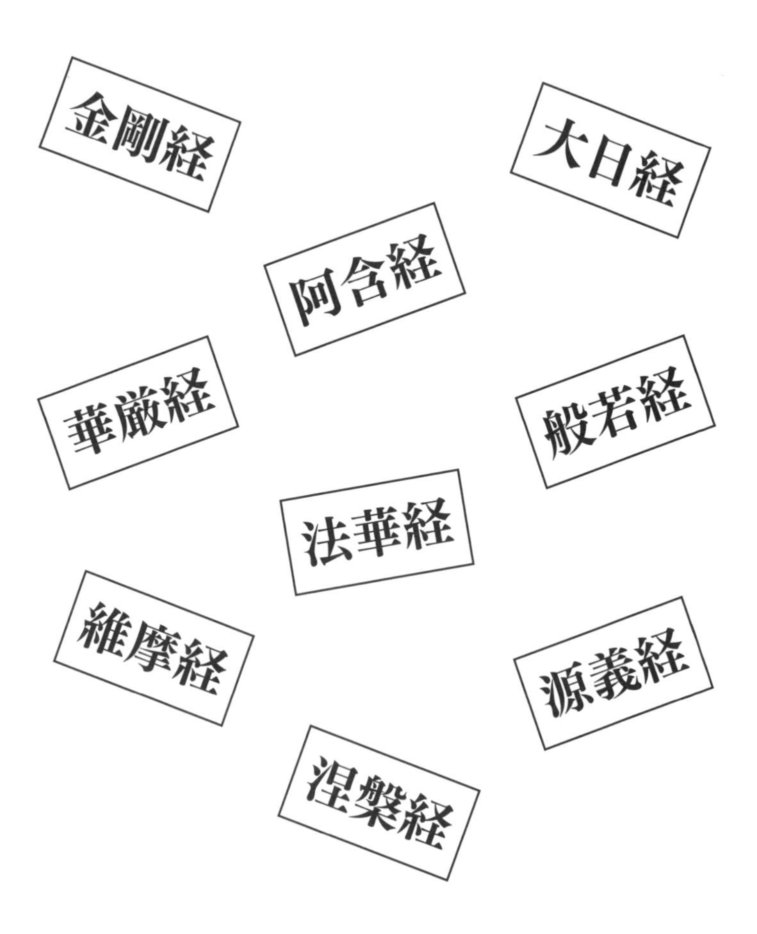

124ページの答え　①一心同体　②起死回生　③謹厳実直　④言語道断　⑤支離滅裂　⑥天衣無縫　⑦百家争鳴　⑧優柔不断

同音異義語シーク

116 日目

活性化される脳の部位
前頭葉、頭頂葉
強化される能力
注意力

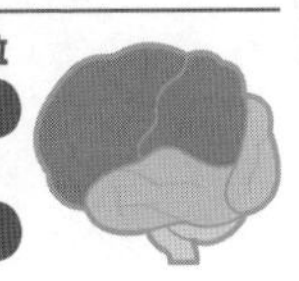

目標
8分 00秒

学習日	月 日
かかった時間	分 秒

この問題の答えは 379 ページ

「守備」「首尾」のような同音異義語の関係にある 2 文字の熟語を、ペアにして探しましょう。探す方向は、上→下と左→右の 2 つです。ナナメはありません。また、すべての漢字を 1 度ずつ使います。

彼	岸	帰	省	皇	作	詞	王
避	遺	産	計	位	私	財	冠
暑	湿	疹	器	決	勝	既	成
資	守	同	点	天	胃	雑	木
材	備	司	会	井	酸	往	雑
臓	器	同	行	完	了	還	炊
郵	好	意	結	悲	秘	視	界
政	添	乗	晶	願	書	首	失
景	策	士	優	勢	動	尾	神
気	官	僚	増	水	転	瞳	孔

125ページの答え
素人(しろうと)→徳利(とっくり)→流行(りゅうこう)→宇宙(うちゅう)→上手(うわて)→天使(てんし)→出家(しゅっけ)→見物(けんぶつ)→佃煮(つくだに)→入試(にゅうし)→趣味(しゅみ)→道端(みちばた)→達人(たつじん)

熟語でしりとり

活性化される脳の部位
前頭葉、側頭葉
強化される能力
語彙力

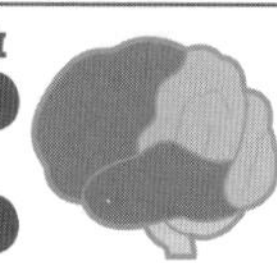

117
日目

目標
6分 00秒

学習日
月 日
かかった時間
分 秒
この問題の答えは 130ページ

「快感」→「感情」→「情熱」…のように、漢字でしりとりができるように、□に漢字を入れましょう。

絵葉書に、□□を貼り忘れた

↓

決済は□□ではなく、現金でお願いします

↓

亡き父の、□□の品を整理した

↓

どんな結果になるのか、□□もつかない

↓

結婚の質問に、□□した表情の芸能人

126ページの答え　源義経（武将。他の「〜経」は、さまざまなお経）

のぞき見四文字熟語

活性化される脳の部位
前頭葉、頭頂葉
強化される能力
空間認知力

目標
6分 00秒

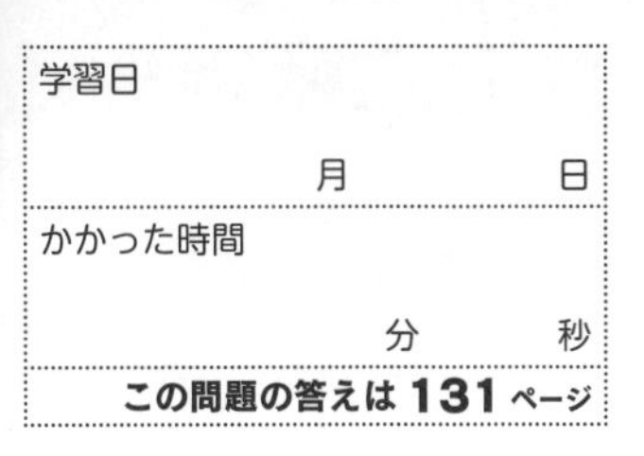

見えている部分から四文字熟語を推理しましょう。熟語はヨコ書きです。

①

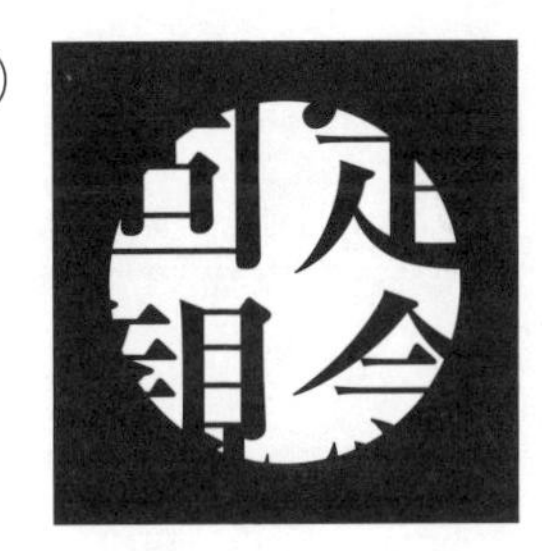

②

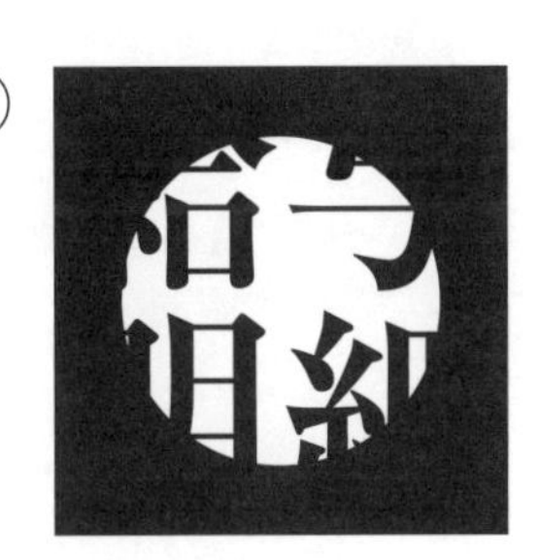

③

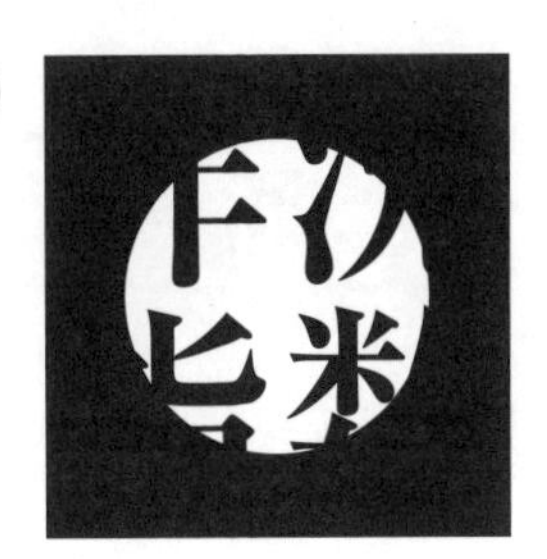

④

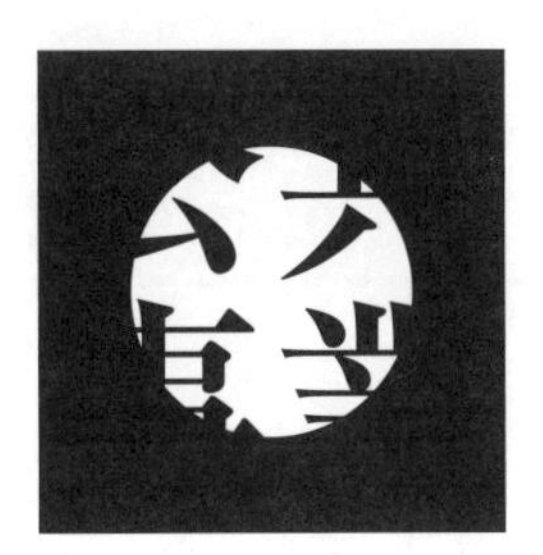

三文字熟語作り

119
日目

活性化される脳の部位
前頭葉、側頭葉
強化される能力
想像力

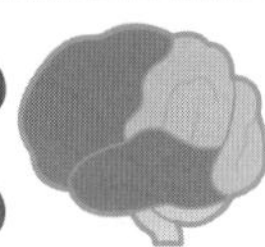

目標
5分 30秒

学習日
月　日
かかった時間
分　秒

この問題の答えは 132 ページ

上下の漢字をうまく組み合わせて、3文字の熟語が4つできるように、真ん中の空欄に漢字を1つ入れましょう。空欄に入れた漢字を順に読むと、四字熟語になります。

①

県	猿	探	通
機	表	恵	事

②

飛	流	実	通
力	税	船	歌

③

不	連	歌	化
国	物	理	戦

④

日	間	第	無
髪	線	文	日

128ページの答え　切手→手形→形見→見当→当惑

難読漢字を読もう

120 日目

活性化される脳の部位
前頭葉、側頭葉
強化される能力
語彙力

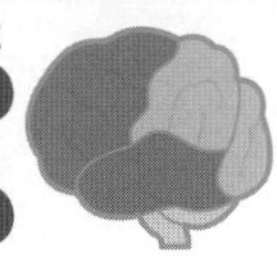

目標
7分 00秒

学習日　　月　　日
かかった時間　　分　　秒
この問題の答えは133ページ

次の難読漢字を読みましょう。すべて外国の人名です。

① 紐頓 → □□□□□（万有引力）

② 善那 → □□□□□（種痘の父）

③ 伊曽保 → □□□□（童話が有名）

④ 馬克思 → □□□□（『資本論』を著す）

⑤ 貝多芬 → □□□□□□（「運命」の作曲家）

⑥ 叔伯特 → □□□□□□（歌曲の王）

⑦ 古論武士 → □□□□□（アメリカ大陸到達）

⑧ 成吉思汗 → □□□□□□（モンゴル建国）

129ページの答え　①固定観念　②給与明細　③作況指数　④公共事業

ことわざメイキング

活性化される脳の部位
前頭葉、側頭葉
強化される能力
語彙力

121 日目

目標
8分 00秒

学習日
月　日
かかった時間
分　秒
この問題の答えは 134 ページ

□の中に、リストの漢字を入れ、ことわざを完成させてください。

① □□の□□

② □□の□□□

③ □□にも□□

④ □□にも□□の□

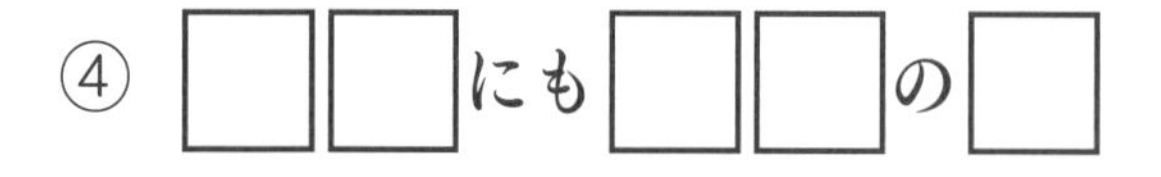

⑤ □を□たら□□と□え

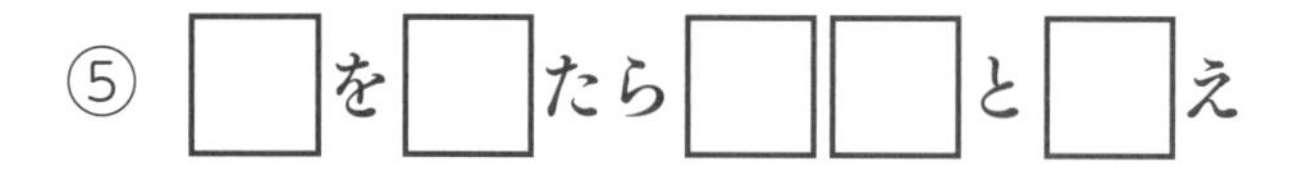

⑥ □つきは□□のまり

⑦ □□は□わねど□□□

リスト

武士　医者
紺屋　馬子
盗人　泥棒
泥棒
衣　嘘　高
三　始　思
枝　食　見
人　生　装
白　不　分
楊　養　理
袴

130ページの答え　①知　②行　③合　④一　→　知行合一

四文字熟語シーク

活性化される脳の部位
前頭葉、側頭葉
強化される能力
語彙力

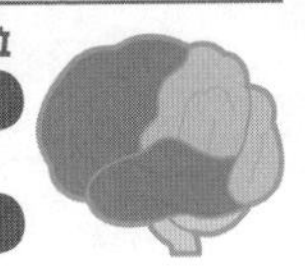

122日目

目標
8分 30秒

学習日
月 日
かかった時間
分 秒
この問題の答えは135＆379ページ

「疲労困憊」のように、指定された読みから始まる四文字熟語を、タテ・ヨコ・ナナメの一直線に探しましょう。

付	和	雷	同	人	手	付	足
即	民	主	主	義	言	語	学
不	信	尋	問	実	税	理	士
利	用	品	行	方	勢	明	満
平	家	物	語	法	明	場	天
半	憊	見	事	白	一	本	下
官	困	遊	白	致	無	人	義
半	労	山	水	色	紙	名	文
民	疲	野	透	一	人	天	化
花	開	明	文	本	子	首	人

※四文字熟語は、右から左、下から上の方向にも探せます。また、1つの漢字を複数の四文字熟語で使うこともあります。

ハ □□□□
ヒ 疲労困憊
フ □□□□
ヘ □□□□
ホ □□□□
マ □□□□
ミ □□□□
ム □□□□
メ □□□□

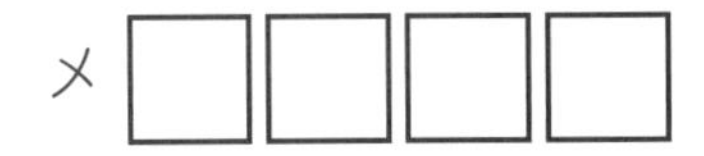

モ □□□□

131ページの答え
①ニュートン ②ジェンナー ③イソップ ④マルクス ⑤ベートーベン ⑥シューベルト ⑦コロンブス ⑧ジンギスカン（チンギスハン）

穴あき四文字熟語

123 日目

活性化される脳の部位
前頭葉、側頭葉
強化される能力
語彙力

目標
7分 30秒

学習日
月 日
かかった時間
分 秒

この問題の答えは 136ページ

リストから漢字を選んで□に入れ、四文字熟語を完成させてください。

① 会□□□

リスト　問　訪　社

② 会□□□
□会□□

リスト　料　均　機　等　席　理

③ 会□□□
□会□□
□□会□

リスト　立　者　遠　離　説　釈　慮　定　演

④ 会□□□
□会□□
□□会□
□□□会

リスト　一　一　首　期　計　告　絶　談　脳　面　報　謝

132ページの答え　①紺屋の白袴　②医者の不養生　③馬子にも衣装　④盗人にも三分の理　⑤人を見たら泥棒と思え　⑥嘘つきは泥棒の始まり　⑦武士は食わねど高楊枝

漢字の足し算

124 日目

活性化される脳の部位
前頭葉、頭頂葉
強化される能力
空間認知力

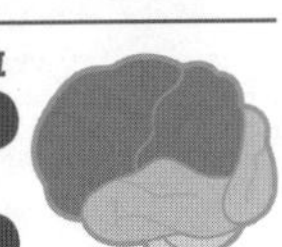

目標
7分 00秒

学習日
月 日
かかった時間
分 秒

この問題の答えは **137** ページ

（　）ごとに漢字のパーツを組み合わせて、それぞれ熟語を作りましょう。

① （言＋イ）＋（東＋頁）＝ □□

② （必＋禾）＋（竟＋土）＝ □□

③ （木＋直）＋（勿＋牛）＝ □□

④ （貝＋任）＋（貝＋代）＝ □□

⑤ （土＋口）＋（雨＋路）＝ □□

⑥ （日＋免）＋（氏＋女＋日）＝ □□

⑦ （凡＋巾）＋（口＋ハ＋舟）＝ □□

⑧ （土＋寸＋日）＋（力＋交）＝ □□

133ページの答え
ハ 半官半民　フ 付和雷同　ヘ 平家物語　ホ 本人名義
マ 満場一致　ミ 民主主義　ム 無色透明　メ 明明白白　モ 物見遊山

四字熟語間違い探し

125 日目

活性化される脳の部位
前頭葉、頭頂葉
強化される能力
注意力

目標
7分 00秒

学習日
月 日
かかった時間
分 秒
この問題の答えは 138 ページ

次の四字熟語に使われている漢字は 1 文字だけ間違っています。リストから漢字を選び、正しい四字熟語にしましょう。

① 一触速発 → □□□□

② 因果応法 → □□□□

③ 旧態依前 → □□□□

④ 刑挙妄動 → □□□□

⑤ 広明正大 → □□□□

⑥ 行運流水 → □□□□

⑦ 針小膨大 → □□□□

⑧ 大道団結 → □□□□

リスト

雲 軽
公 然
即 同
報 棒

134 ページの答え
①会社訪問　②会席料理／機会均等　③会者定離／立会演説／遠慮会釈
④会計報告／面会謝絶／首脳会談／一期一会

熟語しりとり迷路

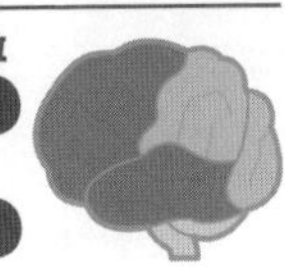

活性化される脳の部位
前頭葉、側頭葉
強化される能力
ワーキングメモリカ

126 日目

目標 6分 30秒

学習日 月 日
かかった時間 分 秒
この問題の答えは 139 ページ

左上の「始発」から右下の「終点」まで、熟語の読み方でしりとりしながら進んでください。進めるのはタテ・ヨコで、どの熟語も１度ずつしか通れません。また、すべての熟語を通る必要はありません。

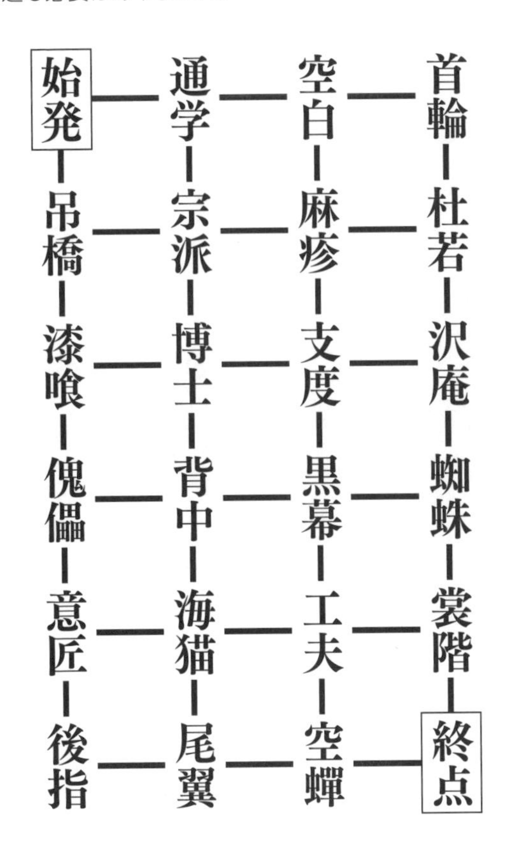

135ページの答え ①信頼 ②秘境 ③植物 ④賃貸 ⑤吐露 ⑥晩婚 ⑦帆船 ⑧時効

双子で熟語

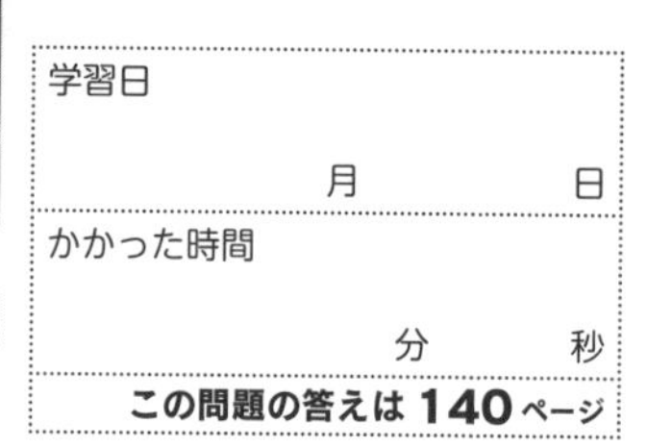

活性化される脳の部位
前頭葉、頭頂葉
強化される能力
空間認知力

目標
7分 00秒

□を埋めて、意味のある熟語を完成させましょう。

① 礻□礻□の境内で縁日をやっている

② 牛を□攵□攵して飼育

③ 目の□灬□灬が定まらない

④ 舟□舟□の安全な航行を図る

⑤ 不意に質問されて犭□犭□する

136ページの答え
①一触即発 ②因果応報 ③旧態依然 ④軽挙妄動 ⑤公明正大 ⑥行雲流水 ⑦針小棒大 ⑧大同団結

同音異義語シーク

128 日目

活性化される脳の部位
前頭葉、頭頂葉
強化される能力
注意力

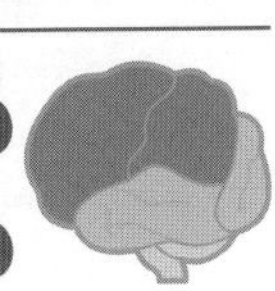

目標
8分 00秒

学習日	月 日
かかった時間	分 秒

この問題の答えは 380 ページ

「予断」「余談」のような同音異義語の関係にある２文字の熟語を、ペアにして探しましょう。探す方向は、上→下と左→右の２つです。ナナメはありません。また、すべての漢字を１度ずつ使います。

阪	神	初	夏	四	火	口	利
人	優	勝	勇	方	採	算	口
気	予	断	敢	機	体	四	肢
庭	球	付	歓	喜	明	暗	布
有	獅	近	下	半	書	家	巾
償	子	漢	降	身	任	映	画
栄	再	方	記	者	期	低	級
華	三	臭	司	法	夕	刊	汽
名	案	気	期	待	余	談	車
履	行	官	報	周	期	換	気

137ページの答え
始発(しはつ)→吊橋(つりばし)→宗派(しゅうは)→博士(はくし)→支度(したく)→黒幕(くろまく)→蜘蛛(くも)→裳階(もこし)→終点(しゅうてん)

難読熟語しりとり

129日目

活性化される脳の部位
前頭葉、側頭葉
強化される能力
語彙力

目標
8分 00秒

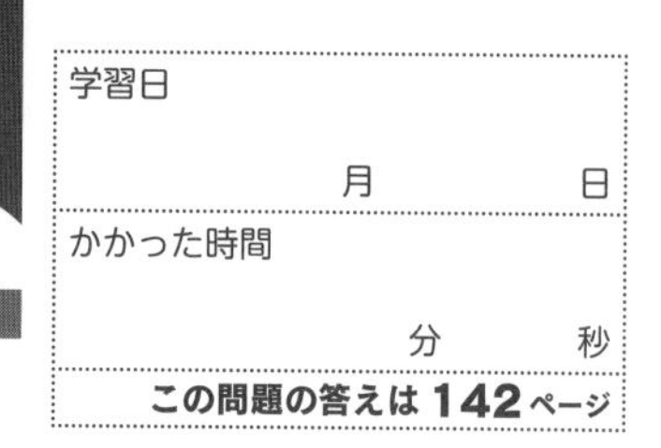

リストから熟語を選んで、読みのしりとりを完成させましょう。

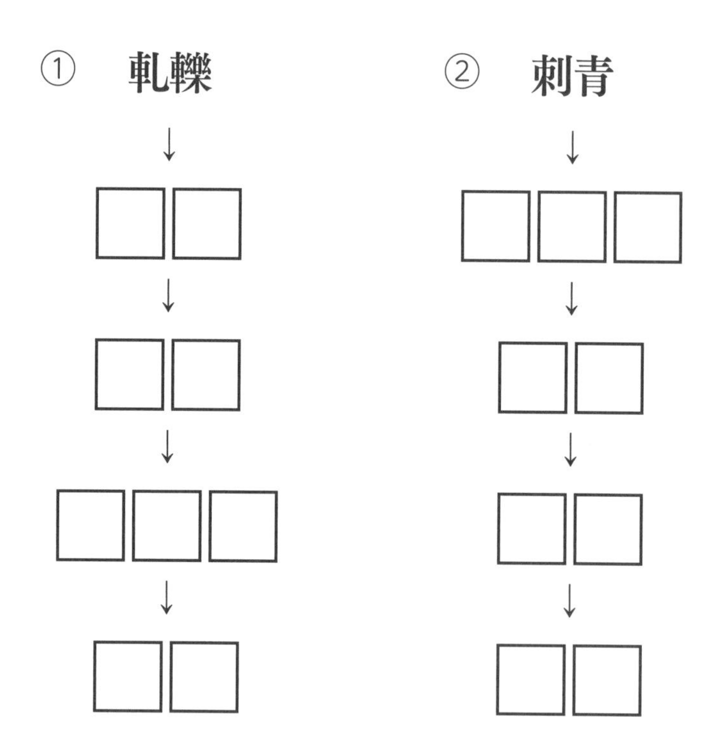

リスト　駱駝　胡瓜　林檎　木乃伊
旋毛　心太　蛇蝎　御法度

138ページの答え　①神社　②放牧　③焦点　④船舶　⑤狼狽

回転四文字熟語

130 日目

活性化される脳の部位
前頭葉、頭頂葉
強化される能力
空間認知力

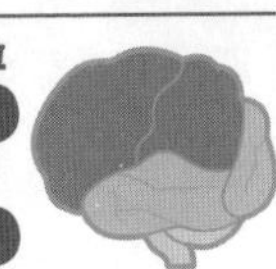

目標
6分 00秒

学習日	
月	日
かかった時間	
分	秒

この問題の答えは 143 ページ

四文字熟語をぐにゃ～と回転させてみました。元の四文字熟語を推理しましょう。

①

□□□□

②

□□□□

③

□□□□

④

□□□□

三文字熟語作り

131
日目

活性化される脳の部位
前頭葉、側頭葉
強化される能力
想像力

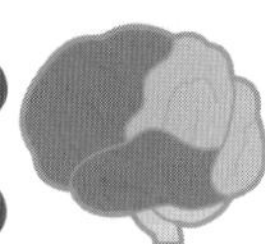

目標
5分 30秒

学習日
月 日
かかった時間
分 秒
この問題の答えは 144 ページ

上下の漢字をうまく組み合わせて、3文字の熟語が4つできるように、真ん中の空欄に漢字を1つ入れましょう。空欄に入れた漢字を順に読むと、四字熟語になります。

①

前	最	戦	明
日	派	賞	屁

②

人	学	私	一
証	活	涯	観

③

青	東	長	老
息	将	国	生

④

検	当	火	理
長	場	者	正

140ページの答え
①軋轢(あつれき)→胡瓜(きゅうり)→林檎(りんご)→御法度(ごはっと)→心太(ところてん)
②刺青(いれずみ)→木乃伊(ミイラ)→駱駝(らくだ)→蛇蝎(だかつ)→旋毛(つむじ)

難読漢字を読もう

132日目

活性化される脳の部位
前頭葉、側頭葉
強化される能力
語彙力

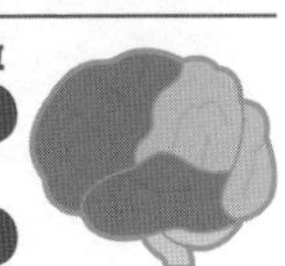

目標
7分 00秒

学習日
月　日
かかった時間
分　秒

この問題の答えは145ページ

次の難読漢字を読みましょう。すべて古代からの歴史に登場する人物です。

① **天照大神**（皇室の祖神）

□□□□□□□□□□

② **卑弥呼**（邪馬台国の女王）

□□□

③ **中大兄皇子**（後の天智天皇）

□□□□□□□□□□

④ **大伴家持**（『万葉集』編纂者の一人といわれる）

□□□□□□□□□

⑤ **在原業平**（平安のプレイボーイ）

□□□□□□□□□

⑥ **菅原道真**（学問の神様）

□□□□□□□□□

141ページの答え　①以心伝心　②民間伝承　③夫唱婦随　④螺旋階段

ことわざメイキング

133 日目

活性化される脳の部位
前頭葉、側頭葉
強化される能力
語彙力

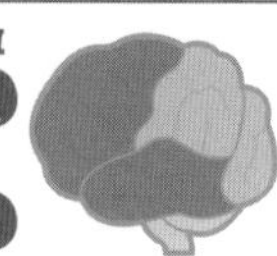

目標
8分 00秒

学習日
月 日
かかった時間
分 秒
この問題の答えは 146 ページ

□の中に、リストの漢字を入れ、ことわざを完成させてください。

① □めば□

② □がば□れ

③ □てば□□

④ □すれば□する

⑤ □□あれば□□

⑥ □んずれば□を□す

⑦ □も□けば□に□たる

リスト

回 官 急
魚 軍 犬
住 勝 心
心 人 水
制 先 都
当 鈍 貧
歩 棒

142ページの答え ①後 ②生 ③大 ④事 → 後生大事

四文字熟語シーク

134 日目

活性化される脳の部位
前頭葉、側頭葉
強化される能力
語彙力

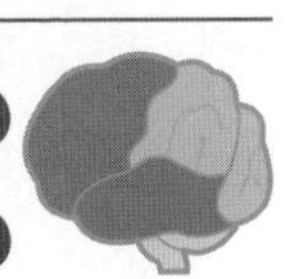

目標
8分 30秒

学習日
月 日
かかった時間
分 秒

この問題の答えは 147 & 380 ページ

「会者定離」のように、指定された読みから始まる四文字熟語を、タテ・ヨコ・ナナメの一直線に探しましょう。

一	人	言	安	姉	様	女	房
以	心	伝	定	全	芸	演	総
意	地	同	多	者	運	歌	離
宇	外	応	数	温	浮	歌	定
伝	宙	接	援	世	故	手	者
事	相	遊	草	団	子	知	会
空	中	子	泳	手	長	物	新
絵	一	期	一	族	郎	党	派

ア □□□□
ア □□□□
イ □□□□
イ □□□□
ウ □□□□
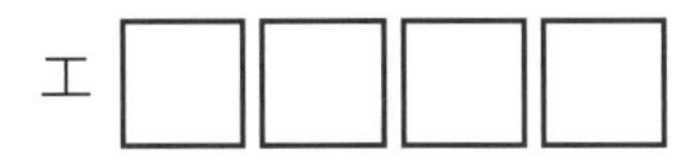
ウ □□□□
エ 会者定離
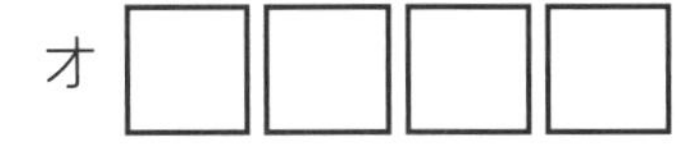
エ □□□□
オ □□□□
オ □□□□

※四文字熟語は、右から左、下から上の方向にも探せます。また、1つの漢字を複数の四文字熟語で使うこともあります。

143ページの答え
①あまてらすおおみかみ　②ひみこ　③なかのおおえのおうじ
④おおとものやかもち　⑤ありわらのなりひら　⑥すがわらのみちざね

穴あき四文字熟語

活性化される脳の部位
前頭葉、側頭葉
強化される能力
語彙力

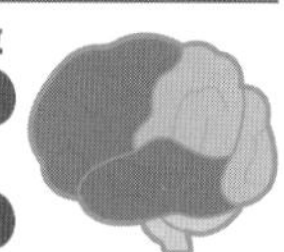

135
日目

目標
7分 30秒

学習日
月 日
かかった時間
分 秒
この問題の答えは 148ページ

リストから漢字を選んで□に入れ、四文字熟語を完成させてください。

① 気□□□
リスト 支 管 炎

② 気□□□
□気□□
リスト 大 才 煥 壮 宇 発

③ 気□□□
□気□□
□□気□
リスト 分 分 職 人 転 解 換 質 電

④ 気□□□
□気□□
□□気□
□□□気
リスト 一 人 上 区 分 昇 景 番 向 候 流 動

144ページの答え
①住めば都 ②急がば回れ ③勝てば官軍 ④貧すれば鈍する ⑤魚心あれば水心
⑥先んずれば人を制す ⑦犬も歩けば棒に当たる

漢字の足し算

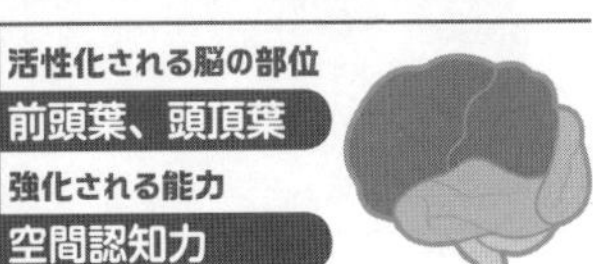

136 日目

目標 7分 00秒

学習日 　月　日

かかった時間 　分　秒

この問題の答えは 149 ページ

（　）ごとに漢字のパーツを組み合わせて、それぞれ熟語を作りましょう。

① （青＋米）＋（ネ＋申）＝ □□

② （云＋車）＋（女＋家）＝ □□

③ （土＋里）＋（殳＋言）＝ □□

④ （朝＋口）＋（夭＋竹）＝ □□

⑤ （鬼＋麻）＋（介＋田）＝ □□

⑥ （北＋月）＋（日＋老＋魚）＝ □□

⑦ （其＋鹿）＋（舛＋米＋鹿）＝ □□

⑧ （又＋月＋臣）＋（月＋蔵）＝ □□

145 ページの答え
ア 姉様女房　ア 安定多数　イ 一族郎党　イ 一子相伝　ウ 浮世草子
ウ 宇宙遊泳　エ 演歌歌手　オ 応援団長　オ 温故知新

四字熟語間違い探し

137 日目

活性化される脳の部位
前頭葉、頭頂葉
強化される能力
注意力

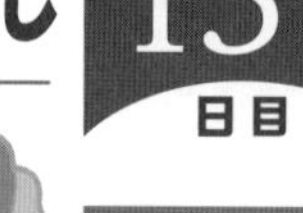

目標
7分 00秒

学習日
月　日
かかった時間
分　秒
この問題の答えは 150 ページ

次の四字熟語に使われている漢字は１文字だけ間違っています。リストから漢字を選び、正しい四字熟語にしましょう。

① 異憾千万 → □□□□

② 一身同体 → □□□□

③ 金貨玉条 → □□□□

④ 互生大事 → □□□□

⑤ 尽海戦術 → □□□□

⑥ 単純明解 → □□□□

⑦ 風光明美 → □□□□

⑧ 孟母三選 → □□□□

リスト
遺　科
快　後
心　人
遷　媚

146ページの答え
①気管支炎　②気宇壮大／才気煥発　③気分転換／電気分解／職人気質
④気候区分／景気動向／上昇気流／一番人気

熟語しりとり迷路

活性化される脳の部位
前頭葉、側頭葉
強化される能力
ワーキングメモリカ

目標
6分 30秒

学習日　　月　　日
かかった時間　　分　　秒
この問題の答えは 151 ページ

左上の「子供」から右下の「大人」まで、熟語の読み方でしりとりしながら進んでください。進めるのはタテ・ヨコで、どの熟語も１度ずつしか通れません。また、すべての熟語を通る必要はありません。

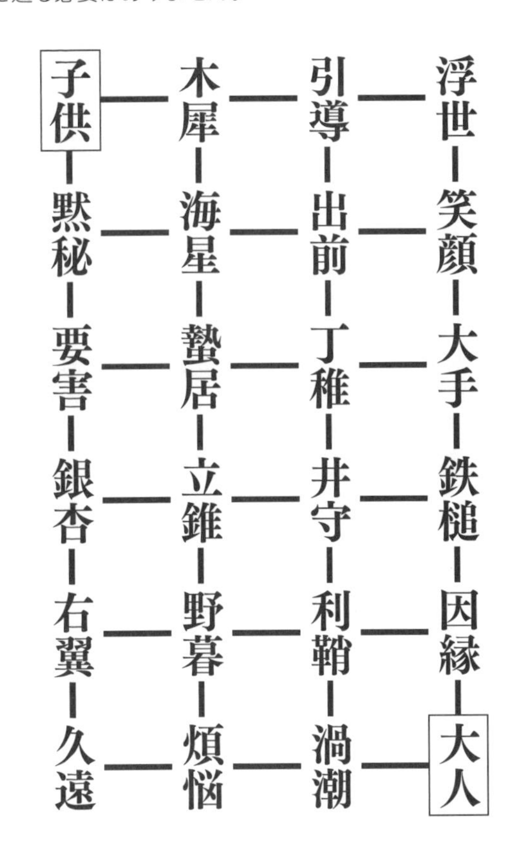

147ページの答え　①精神　②転嫁　③埋設　④嘲笑　⑤魔界　⑥背鰭　⑦麒麟　⑧腎臓

双子で熟語

139 日目

活性化される脳の部位
前頭葉、頭頂葉
強化される能力
空間認知力

目標
7分 00秒

学習日
月 日
かかった時間
分 秒

この問題の答えは 152 ページ

□を埋めて、意味のある熟語を完成させましょう。

① 禾□禾□をむさぼる悪代官

② 月□月□を落として減量

③ 恵まれた□貝□貝を羨む

④ 今こそ□隹□隹を決する時

⑤ 新郎新婦を参列者が礻□礻□

148ページの答え
①遺憾千万 ②一心同体 ③金科玉条 ④後生大事 ⑤人海戦術 ⑥単純明快
⑦風光明媚 ⑧孟母三遷

同音異義語シーク

活性化される脳の部位
前頭葉、頭頂葉
強化される能力
注意力

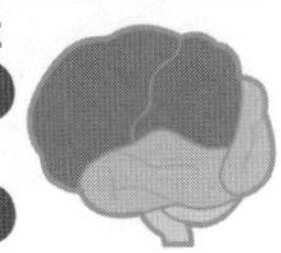

140 日目

目標 8分 00秒

学習日 月 日
かかった時間 分 秒
この問題の答えは 380 ページ

「容易」「用意」のような同音異義語の関係にある2文字の熟語を、ペアにして探しましょう。探す方向は、上→下と左→右の2つです。ナナメはありません。また、すべての漢字を1度ずつ使います。

農	夫	通	失	薬	師	技	梨
医	再	関	言	果	報	師	園
院	建	容	易	外	器	官	海
行	進	義	前	注	委	員	星
人	出	士	身	上	債	金	将
情	訳	歌	詞	官	権	不	可
感	詩	負	僅	更	新	離	縁
湿	用	荷	少	工	痛	感	家
原	意	納	全	房	期	間	宝
攻	防	付	身	害	虫	菓	子

149ページの答え

子供(こども)→黙秘(もくひ)→海星(ひとで)→出前(でまえ)→笑顔(えがお)→大手(おおて)→鉄槌(てっつい)→井守(いもり)→利鞘(りざや)→野暮(やぼ)→煩悩(ぼんのう)→渦潮(うずしお)→大人(おとな)

難読熟語しりとり

活性化される脳の部位
前頭葉、側頭葉
強化される能力
語彙力

目標
8分 00秒

学習日
月 日
かかった時間
分 秒

この問題の答えは154ページ

リストから熟語を選んで、読みのしりとりを完成させましょう。

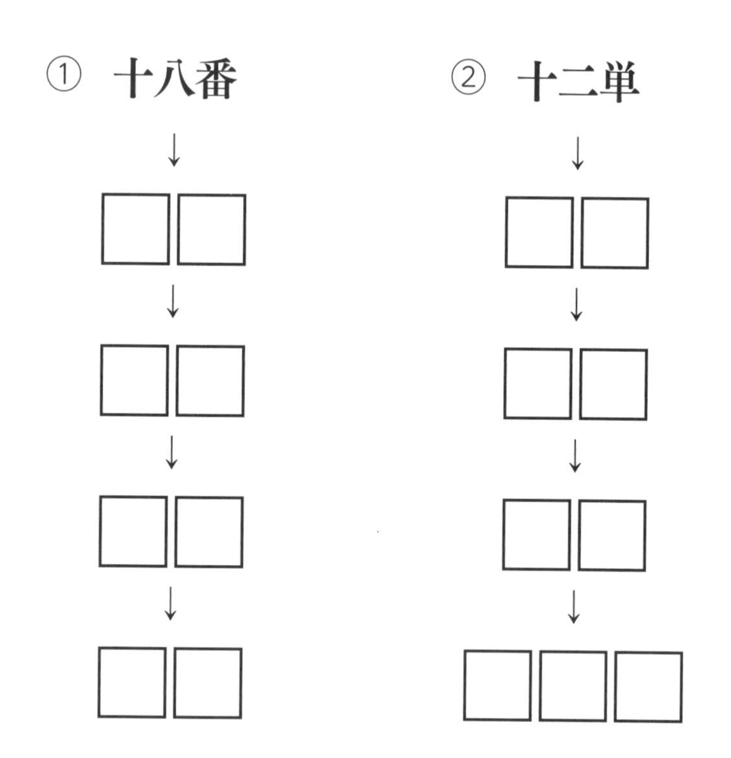

リスト 饅頭 干支 軍鶏 杜撰 百舌 外様 格子 烏龍茶

150ページの答え ①私利 ②脂肪 ③資質 ④雌雄 ⑤祝福

回転四文字熟語

142 日目

活性化される脳の部位
前頭葉、頭頂葉
強化される能力
空間認知力

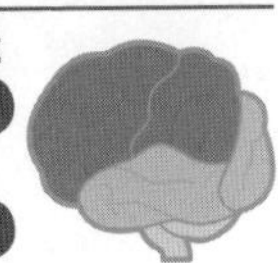

目標
6分 00秒

学習日	月 日
かかった時間	分 秒

この問題の答えは 155 ページ

四文字熟語をぐにゃ〜と回転させてみました。元の四文字熟語を推理しましょう。

①

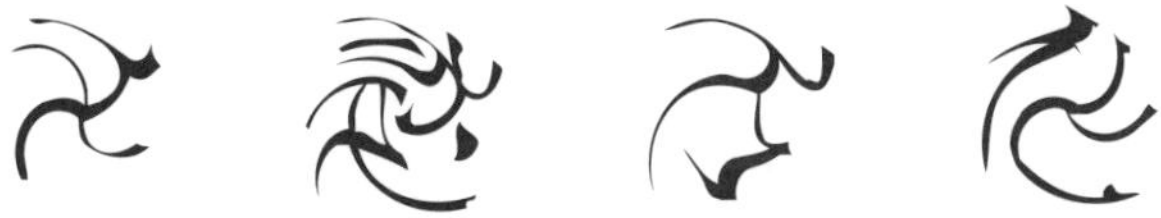

□□□□

②

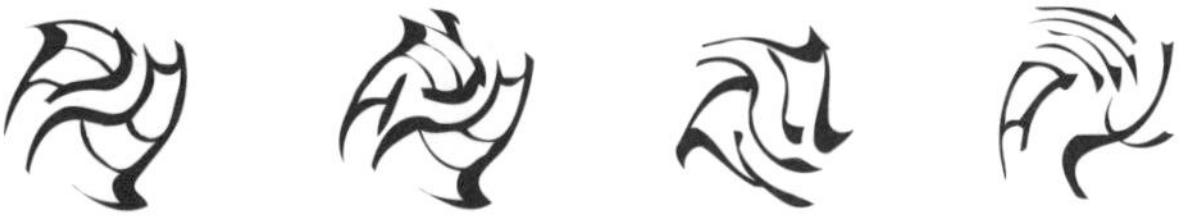

□□□□

③

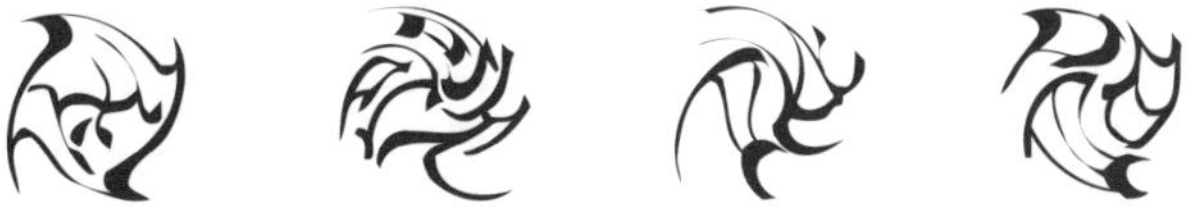

□□□□

④

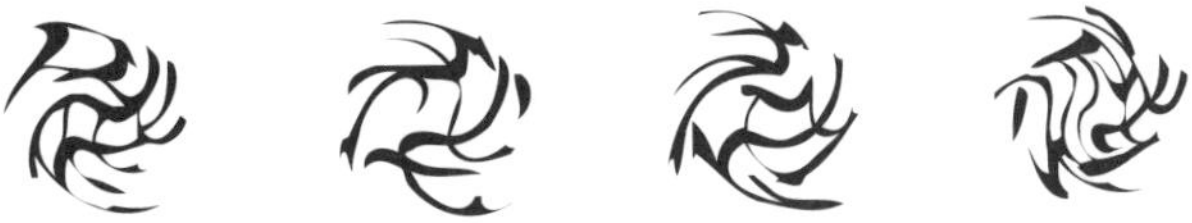

□□□□

三文字熟語作り

143 日目

活性化される脳の部位
前頭葉、側頭葉
強化される能力
想像力

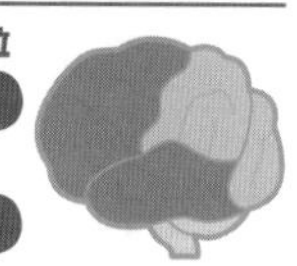

目標
5分 30秒

学習日 月 日
かかった時間 分 秒

この問題の答えは156ページ

上下の漢字をうまく組み合わせて、3文字の熟語が4つできるように、真ん中の空欄に漢字を1つ入れましょう。空欄に入れた漢字を順に読むと、四字熟語になります。

①

親	旅	当	百
券	紅	家	記

②

勧	先	行	快
国	撃	帳	曲

③

観	渡	二	五
堂	会	雨	橋

④

散	遊	初	独
高	道	的	道

152ページの答え
①十八番(おはこ)→格子(こうし)→軍鶏(シャモ)→百舌(もず)→杜撰(ずさん)
②十二単(じゅうにひとえ)→干支(えと)→外様(とざま)→饅頭(まんじゅう)→烏龍茶(ウーロンちゃ)

難読漢字を読もう

144 日目

活性化される脳の部位
前頭葉、側頭葉
強化される能力
語彙力

目標
7分 00秒

学習日	月 日
かかった時間	分 秒

この問題の答えは 157 ページ

次の難読漢字を読みましょう。すべて歴史に登場するものです。

① **防人**（九州に派遣された兵士）

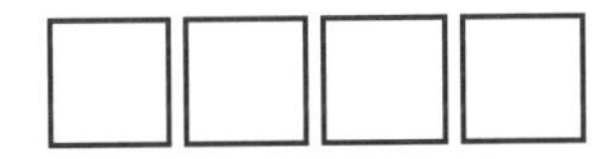

② **校倉造**（東大寺正倉院を代表とする建築様式）

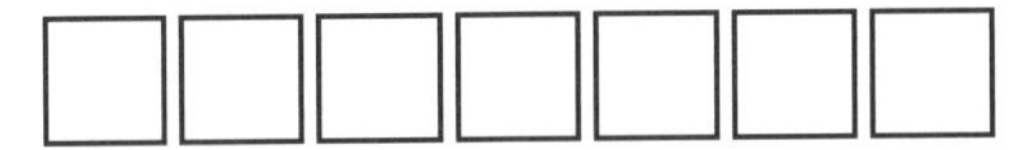

③ **陰陽師**（加持祈祷を行う）

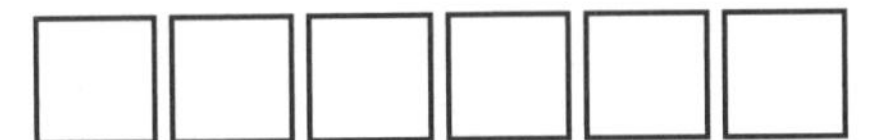

④ **起請文**（誓いの言葉を書いた紙）

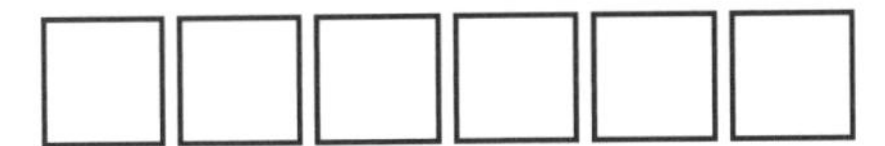

⑤ **犬公方**（徳川綱吉のあだ名）

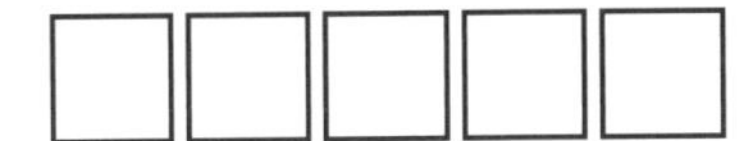

⑥ **側用人**（将軍の側近）

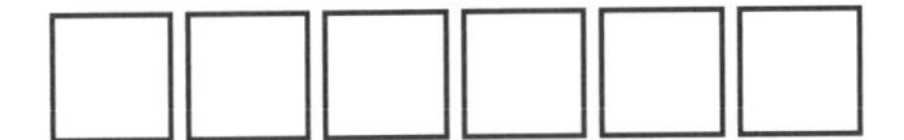

153ページの答え ①千変万化 ②明朗会計 ③国歌斉唱 ④唯我独尊

ことわざメイキング

145日目

活性化される脳の部位
前頭葉、側頭葉
強化される能力
語彙力

目標
8分 00秒

学習日
月 日
かかった時間
分 秒

この問題の答えは 158ページ

□の中に、リストの漢字を入れ、ことわざを完成させてください。

① □に□

② □の□は□

③ □から□た□

④ □きっ□に□

⑤ □りかかった□

⑥ □□きは□□の□

⑦ □□の□にも□□の□

リスト

一	蛙	蛙
起	泣	五
糠	魂	錆
三	子	出
乗	身	寸
船	早	虫
釘	徳	分
文	蜂	面

154ページの答え ①日 ②進 ③月 ④歩 → 日進月歩

四文字熟語シーク

146 日目

活性化される脳の部位
前頭葉、側頭葉
強化される能力
語彙力

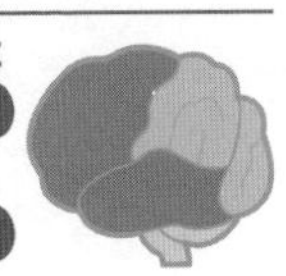

目標
8分 30秒

学習日
月　日
かかった時間
分　秒

この問題の答えは 159 & 380 ページ

「学生食堂」のように、指定された読みから始まる四文字熟語を、タテ・ヨコ・ナナメの一直線に探しましょう。

交	戦	国	黒	大	事	軍	日
石	通	交	学	生	食	堂	下
金	疑	整	気	空	回	四	氷
群	集	心	理	中	転	死	仁
株	健	空	暗	留	木	球	起
式	論	康	書	鬼	馬	車	馬
外	議	金	保	言	語	道	断
車	現	地	時	険	補	災	火

カ □□□□
キ □□□□
ク □□□□
ケ □□□□
コ □□□□
ガ 学生食堂

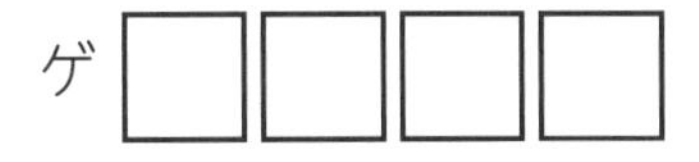

ギ □□□□
グ □□□□
ゲ □□□□
ゴ □□□□

※四文字熟語は、右から左、下から上の方向にも探せます。また、1つの漢字を複数の四文字熟語で使うこともあります。

155ページの答え　①さきもり　②あぜくらづくり　③おんみょうじ　④きしょうもん　⑤いぬくぼう　⑥そばようにん

穴あき四文字熟語

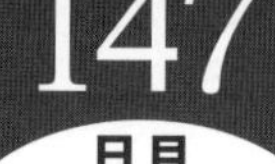

147
日目

活性化される脳の部位
前頭葉、側頭葉
強化される能力
語彙力

目標
7分 30秒

学習日
月 日
かかった時間
分 秒
この問題の答えは 160 ページ

リストから漢字を選んで□に入れ、四文字熟語を完成させてください。

① 空□□□
リスト 特 性 力

② 空□□□
□空□□
リスト 車 前 後 駐 絶 青

③ 空□□□
□空□□
□□空□
リスト 犯 空 楼 論 領 侵 中 理 閣

④ 空□□□
□空□□
□□空□
□□□空
リスト 手 手 道 即 場 滞 拳 色 時 徒 間 是

156ページの答え
①糠に釘 ②蛙の子は蛙 ③身から出た錆 ④泣きっ面に蜂 ⑤乗りかかった船
⑥早起きは三文の徳 ⑦一寸の虫にも五分の魂

漢字の足し算

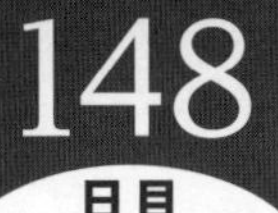

活性化される脳の部位
前頭葉、頭頂葉
強化される能力
空間認知力

目標
7分 00秒

学習日
月 日
かかった時間
分 秒

この問題の答えは 161 ページ

（　）ごとに漢字のパーツを組み合わせて、それぞれ熟語を作りましょう。

① (貝＋工) ＋ (犬＋南) ＝ □□

② (イ＋半) ＋ (呂＋イ) ＝ □□

③ (糸＋吉) ＋ (内＋糸) ＝ □□

④ (竹＋合) ＋ (木＋安) ＝ □□

⑤ (寺＋牛) ＋ (午＋言) ＝ □□

⑥ (失＋金) ＋ (力＋竹＋月) ＝ □□

⑦ (メ＋布) ＋ (月＋王＋亡) ＝ □□

⑧ (山＋隹＋イ) ＋ (イ＋足) ＝ □□

157ページの答え
カ 回転木馬　キ 起死回生　ク 空理空論　ケ 健康保険　コ 交通整理
ギ 疑心暗鬼　グ 群集心理　ゲ 現金書留　ゴ 言語道断

四字熟語間違い探し

149 日目

活性化される脳の部位
前頭葉、頭頂葉
強化される能力
注意力

目標
7分 00秒

学習日 月 日
かかった時間 分 秒
この問題の答えは 162 ページ

次の四字熟語に使われている漢字は１文字だけ間違っています。リストから漢字を選び、正しい四字熟語にしましょう。

① 周将狼狽 → □□□□
② 当意即明 → □□□□
③ 一様来復 → □□□□
④ 欣喜惹躍 → □□□□
⑤ 才職兼備 → □□□□
⑥ 地外法権 → □□□□
⑦ 衆人監視 → □□□□
⑧ 人石未踏 → □□□□

リスト
環　章
色　雀
跡　治
妙　陽

158ページの答え
①空力特性　②空前絶後／青空駐車　③空中楼閣／領空侵犯／空理空論
④空手道場／滞空時間／徒手空拳／色即是空

熟語しりとり迷路

150 日目

活性化される脳の部位
前頭葉、側頭葉
強化される能力
ワーキングメモリ力

目標
6分 30秒

学習日
月 日
かかった時間
分 秒

この問題の答えは 163 ページ

左上の「入学」から右下の「卒業」まで、熟語の読み方でしりとりしながら進んでください。進めるのはタテ・ヨコで、どの熟語も１度ずつしか通れません。また、すべての熟語を通る必要はありません。

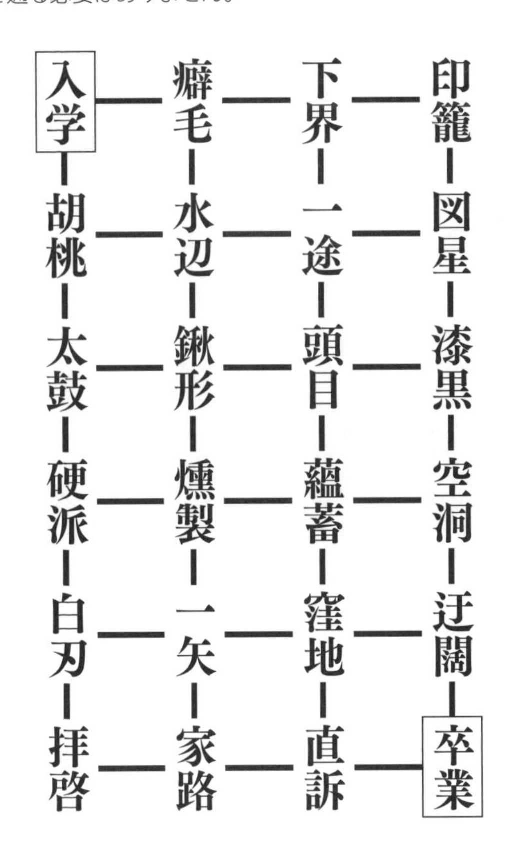

159ページの答え ①貢献 ②伴侶 ③結納 ④答案 ⑤特許 ⑥鉄筋 ⑦希望 ⑧催促

双子で熟語

活性化される脳の部位
前頭葉、頭頂葉
強化される能力
空間認知力

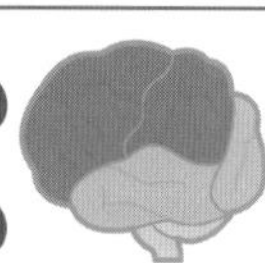

目標
7分 00秒

学習日
月 日
かかった時間
分 秒

この問題の答えは164ページ

□を埋めて、意味のある熟語を完成させましょう。

① 旅で命の氵□氵□をする

② 友と忄□忄□な時間を過ごした

③ 宀□宀□の壺を鑑定してもらおう

④ 善悪の□刂□刂は難しい

⑤ 条約が糸□糸□された

160ページの答え
①周章狼狽 ②当意即妙 ③一陽来復 ④欣喜雀躍 ⑤才色兼備 ⑥治外法権 ⑦衆人環視 ⑧人跡未踏

同音異義語シーク

152 日目

活性化される脳の部位
前頭葉、頭頂葉
強化される能力
注意力

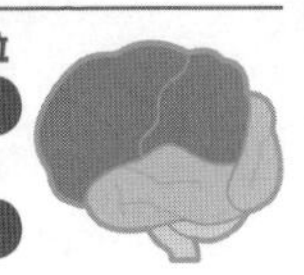

目標
8分 00秒

学習日
月　日
かかった時間
分　秒

この問題の答えは380ページ

「連歌」「煉瓦」のような同音異義語の関係にある2文字の熟語を、ペアにして探しましょう。探す方向は、上→下と左→右の2つです。ナナメはありません。また、すべての漢字を1度ずつ使います。

桔	梗	紅	葉	地	濃	相	性
決	昇	天	点	所	厚	伯	医
闘	難	解	滴	連	歌	仲	師
大	腸	令	嬢	白	優	良	家
農	紀	元	帰	票	台	帳	相
耕	白	血	郷	勅	公	愛	称
天	昼	統	仮	撰	用	辞	南
敵	用	商	装	薄	氷	書	海
直	事	店	煉	礼	幼	児	期
線	有	料	瓦	状	意	志	限

161ページの答え
入学(にゅうがく)→癖毛(くせげ)→下界(げかい)→一途(いちず)→図星(ずぼし)→漆黒(しっこく)→空洞(くうどう)→蘊蓄(うんちく)→燻製(くんせい)→一矢(いっし)→白刃(しらは)→拝啓(はいけい)→家路(いえじ)→直訴(じきそ)→卒業(そつぎょう)

難読熟語しりとり

活性化される脳の部位
前頭葉、側頭葉
強化される能力
語彙力

目標
8分 00秒

学習日
月 日
かかった時間
分 秒

この問題の答えは 166 ページ

リストから熟語を選んで、読みのしりとりを完成させましょう。

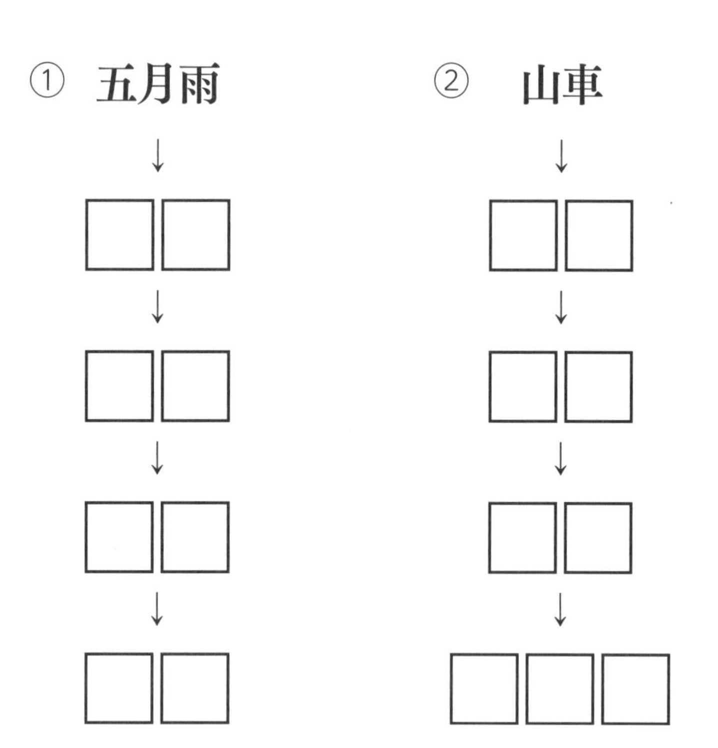

リスト　蓮華　下戸　竹刀　手水
河馬　烏賊　東風　棒棒鶏

162ページの答え ①洗濯　②愉快　③家宝　④判別　⑤締結

回転四文字熟語

154 日目

活性化される脳の部位
前頭葉、頭頂葉
強化される能力
空間認知力

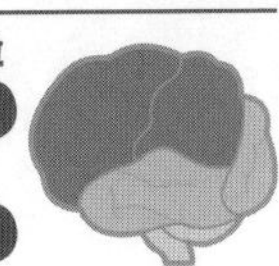

目標
6分 00秒

学習日
月　日
かかった時間
分　秒
この問題の答えは 167 ページ

四文字熟語をぐにゃ～と回転させてみました。元の四文字熟語を推理しましょう。

①

□□□□

②

□□□□

③

□□□□

④

□□□□

三文字熟語作り

155
日目

活性化される脳の部位
前頭葉、側頭葉
強化される能力
想像力

目標
5分 30秒

学習日
月 日
かかった時間
分 秒

この問題の答えは 168 ページ

上下の漢字をうまく組み合わせて、3文字の熟語が4つできるように、真ん中の空欄に漢字を1つ入れましょう。空欄に入れた漢字を順に読むと、四字熟語になります。

①
中	不	安	苦
談	線	得	感

②
農	上	有	新
軸	物	具	嫌

③
紙	力	紅	春
点	番	重	杯

④
移	運	回	逆
軸	劇	先	席

164ページの答え
①五月雨(さみだれ)→蓮華(れんげ)→下戸(げこ)→東風(こち)→手水(ちょうず)
②山車(だし)→竹刀(しない)→烏賊(いか)→河馬(かば)→棒棒鶏(バンバンジー)

難読漢字を読もう

156日目

活性化される脳の部位
前頭葉、側頭葉
強化される能力
語彙力

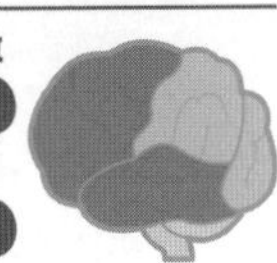

目標
7分 00秒

学習日　　月　　日
かかった時間　　分　　秒
この問題の答えは169ページ

次の難読漢字を読みましょう。すべて中世の歴史に登場する人物です。

① **源実朝**（鎌倉幕府第三代将軍）

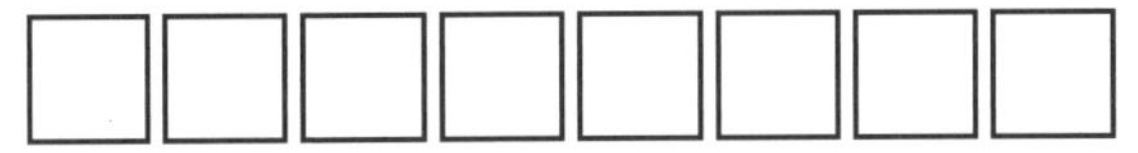

② **冷泉為相**（鎌倉後期の歌人）

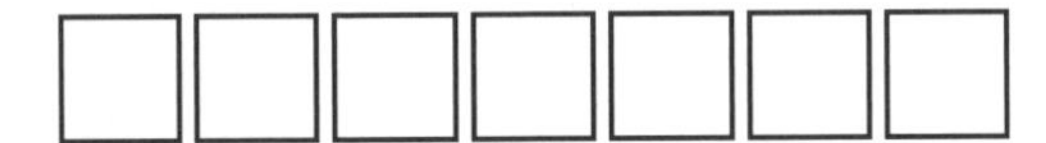

③ **高師直**（楠木正行を討った武将）

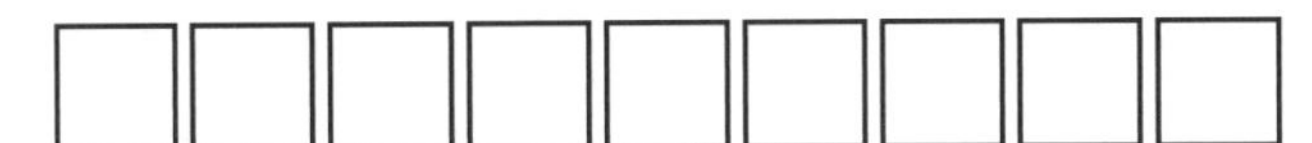

④ **足利義詮**（室町幕府第二代将軍）

⑤ **宗祇**（連歌師・古典学者）

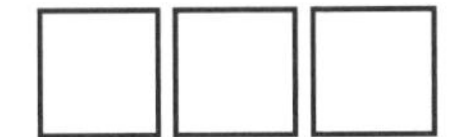

⑥ **毛利元就**（3本の矢で有名な武将）

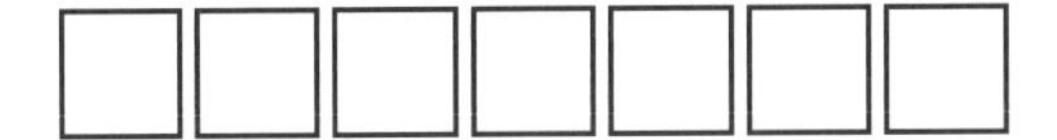

165ページの答え ①岡目八目　②訪問販売　③誇大妄想　④満身創痍

ことわざメイキング

157日目

活性化される脳の部位
前頭葉、側頭葉
強化される能力
語彙力

目標
8分 00秒

学習日
月 日
かかった時間
分 秒
この問題の答えは170ページ

□の中に、リストの漢字を入れ、ことわざを完成させてください。

① □の□

② □□の□□き

③ □の□ち□れ

④ □□りの□や□

⑤ □の□も□□から

⑥ □は□□の□り□

⑦ □きこそ□の□□なれ

リスト

鰯 横 下
下 回 寄
金 好 好
持 手 手
上 信 心
水 雀 天
頭 年 腐
物 物 宝
涙 冷

166ページの答え
①心 ②機 ③一 ④転 → 心機一転

四文字熟語シーク

活性化される脳の部位
前頭葉、側頭葉
強化される能力
語彙力

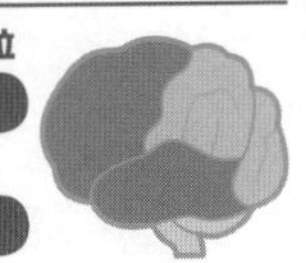

目標
8分 30秒

学習日
月 日
かかった時間
分 秒

この問題の答えは171 & 380ページ

「残業手当」のように、指定された読みから始まる四文字熟語を、タテ・ヨコ・ナナメの一直線に探しましょう。

草	直	地	山	聞	空	是	即
優	虎	紫	雨	師	未	日	産
勝	水	豪	謝	恩	完	代	当
明	中	山	礼	売	山	手	前
集	植	林	随	生	業	走	後
生	物	時	計	残	急	行	不
悪	献	己	自	家	用	車	格
垂	直	尾	翼	花	香	線	合

サ □□□□
シ □□□□
ス □□□□
ス □□□□
セ □□□□
ソ □□□□
ソ □□□□
ザ 残業手当
ジ □□□□
ゼ □□□□

※四文字熟語は、右から左、下から上の方向にも探せます。また、1つの漢字を複数の四文字熟語で使うこともあります。

167ページの答え
①みなもとのさねとも ②れいぜいためすけ ③こうのもろなお
④あしかがよしあきら ⑤そうぎ ⑥もうりもとなり

穴あき四文字熟語

159 日目

活性化される脳の部位
前頭葉、側頭葉
強化される能力
語彙力

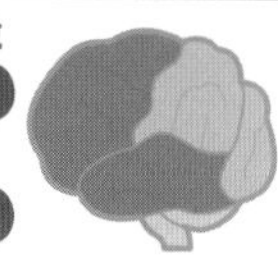

目標
7分 30秒

学習日
月 日
かかった時間
分 秒

この問題の答えは172ページ

リストから漢字を選んで□に入れ、四文字熟語を完成させてください。

① 出□□□

リスト 進 処 退

② 出□□□
□出□□

リスト 神 刃 没 丁 鬼 包

③ 出□□□
□出□□
□□出□

リスト 張 大 差 席 番 時 号 勤 関

④ 出□□□
□出□□
□□出□
□□□出

リスト 不 発 行 演 果 門 任 進 効 意 外 頭

168ページの答え
①雀の涙 ②下手の横好き ③宝の持ち腐れ ④年寄りの冷や水
⑤鰯の頭も信心から ⑥金は天下の回り物 ⑦好きこそ物の上手なれ

漢字の足し算

活性化される脳の部位
前頭葉、頭頂葉
強化される能力
空間認知力

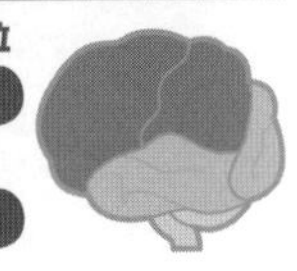

160 日目

目標
7分 00秒

学習日	
月	日
かかった時間	
分	秒

この問題の答えは173ページ

(　)ごとに漢字のパーツを組み合わせて、それぞれ熟語を作りましょう。

① (大＋可) ＋ (少＋女) ＝ □□

② (月＋古) ＋ (木＋兆) ＝ □□

③ (力＋田) ＋ (イ＋憂) ＝ □□

④ (攵＋貝) ＋ (口＋大) ＝ □□

⑤ (心＋門) ＋ (色＋糸) ＝ □□

⑥ (力＋免) ＋ (ム＋虫＋弓) ＝ □□

⑦ (甘＋糸) ＋ (石＋白＋王) ＝ □□

⑧ (口＋心＋戌) ＋ (名＋金) ＝ □□

169ページの答え
サ 山紫水明　シ 集中豪雨　ス 水中植物　ス 垂直尾翼　セ 生物時計
ソ 走行車線　ソ 即日完売　ジ 自家用車　ゼ 前代未聞

四字熟語間違い探し

161 日目

活性化される脳の部位
前頭葉、頭頂葉
強化される能力
注意力

目標
7分 00秒

学習日
月 日
かかった時間
分 秒
この問題の答えは 174 ページ

次の四字熟語に使われている漢字は１文字だけ間違っています。リストから漢字を選び、正しい四字熟語にしましょう。

① 意気昇天 → □□□□

② 感慨無料 → □□□□

③ 山姿水明 → □□□□

④ 順風満飯 → □□□□

⑤ 聖人君士 → □□□□

⑥ 天蓋孤独 → □□□□

⑦ 白砂青湘 → □□□□

⑧ 文明開花 → □□□□

リスト
衝 量
紫 帆
子 涯
松 化

170 ページの答え
①出処進退 ②出刃包丁／神出鬼没 ③出席番号／張出大関／時差出勤
④出発進行／演出効果／任意出頭／門外不出

熟語しりとり迷路

活性化される脳の部位
前頭葉、側頭葉
強化される能力
ワーキングメモリカ

162 日目

目標 6分 30秒

学習日 月 日
かかった時間 分 秒
この問題の答えは 175 ページ

左上の「森羅」から右下の「万象」まで、熟語の読み方でしりとりしながら進んでください。進めるのはタテ・ヨコで、どの熟語も1度ずつしか通れません。また、すべての熟語を通る必要はありません。

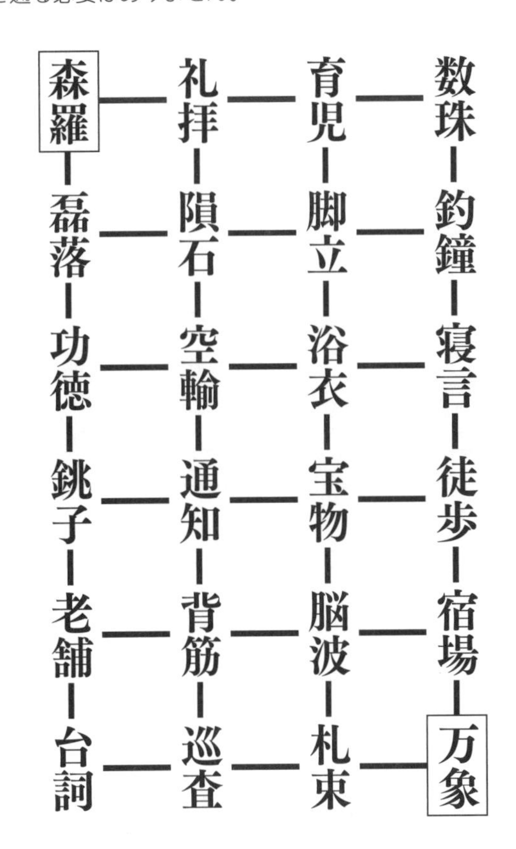

171 ページの答え ①奇妙 ②胡桃 ③男優 ④敗因 ⑤悶絶 ⑥勉強 ⑦紺碧 ⑧感銘

双子で熟語

活性化される脳の部位
前頭葉、頭頂葉
強化される能力
空間認知力

163
日目

目標
7分 00秒

学習日
月 日
かかった時間
分 秒
この問題の答えは176ページ

□を埋めて、意味のある熟語を完成させましょう。

① 計画は途中で扌□扌□した

② 南海の王□王□が死滅の危機に

③ □心□心に満ちた表情の仏像

④ 金□金□の信念で禁煙

⑤ 阝□阝□なく続く人の波

172ページの答え ①意気衝天 ②感慨無量 ③山紫水明 ④順風満帆 ⑤聖人君子 ⑥天涯孤独 ⑦白砂青松 ⑧文明開化

同音異義語シーク

活性化される脳の部位
前頭葉、頭頂葉
強化される能力
注意力

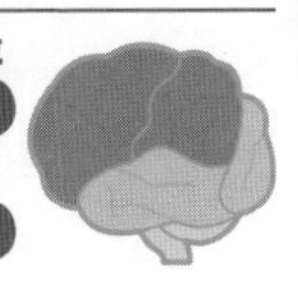

164日目

目標
8分 00秒

学習日
月 日
かかった時間
分 秒
この問題の答えは 380 ページ

「東大」「灯台」のような同音異義語の関係にある２文字の熟語を、ペアにして探しましょう。探す方向は、上→下と左→右の２つです。ナナメはありません。また、すべての漢字を１度ずつ使います。

豌	豆	感	漢	詩	才	色	迷
勇	誇	情	水	深	冷	害	彩
士	示	校	冬	至	東	推	進
火	星	医	破	門	大	布	陣
当	時	例	外	勘	定	奉	年
産	燃	焼	菜	見	加	仕	少
婦	沿	波	食	当	勢	散	布
異	道	紋	灯	監	雄	故	事
色	夫	人	台	視	姿	衣	拳
法	師	明	細	好	意	食	闘

173ページの答え
森羅（しんら）→礼拝（らいはい）→隕石（いんせき）→脚立（きゃたつ）→釣鐘（つりがね）→寝言（ねごと）→徒歩（とほ）→宝物（ほうもつ）→通知（つうち）→銚子（ちょうし）→老舗（しにせ）→背筋（せすじ）→巡査（じゅんさ）→札束（さつたば）→万象（ばんしょう）

難読熟語しりとり

165 日目

活性化される脳の部位
前頭葉、側頭葉
強化される能力
語彙力

目標
8分 00秒

学習日　　月　　日
かかった時間　　分　　秒
この問題の答えは 178 ページ

リストから熟語を選んで、読みのしりとりを完成させましょう。

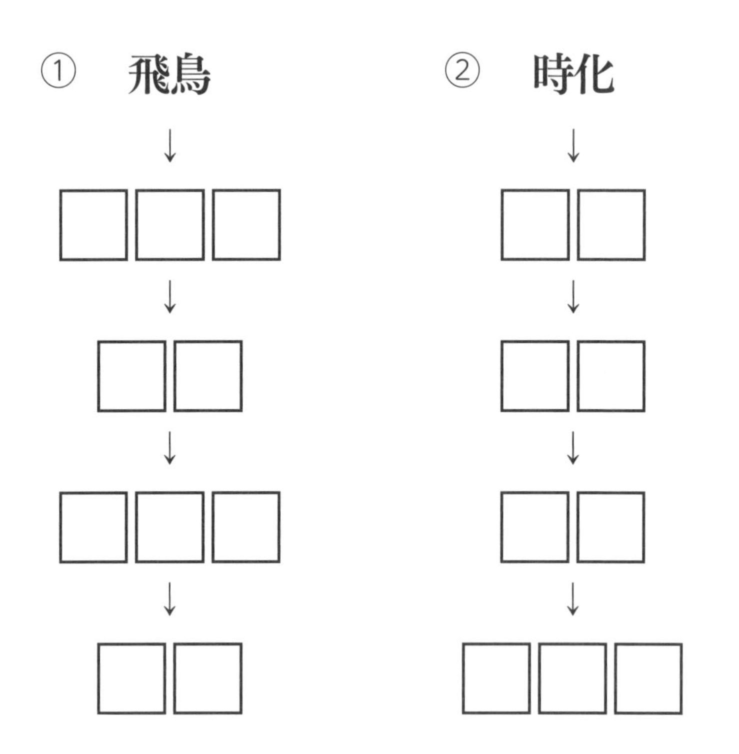

リスト　市井　栗鼠　水母　防人　袈裟
素寒貧　無花果　案山子

174ページの答え　①挫折　②珊瑚　③慈悲　④鋼鉄　⑤際限

回転四文字熟語

166 日目

活性化される脳の部位
前頭葉、頭頂葉
強化される能力
空間認知力

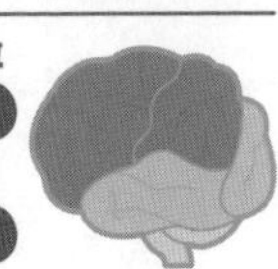

目標
6分 00秒

学習日
月 日
かかった時間
分 秒

この問題の答えは **179** ページ

四文字熟語をぐにゃ〜と回転させてみました。元の四文字熟語を推理しましょう。

①

②

③

④

三文字熟語作り

167 日目

活性化される脳の部位
前頭葉、側頭葉
強化される能力
想像力

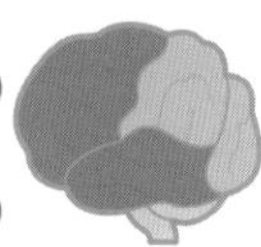

目標
5分 30秒

学習日
月　日
かかった時間
分　秒

この問題の答えは 180 ページ

上下の漢字をうまく組み合わせて、3 文字の熟語が 4 つできるように、真ん中の空欄に漢字を 1 つ入れましょう。空欄に入れた漢字を順に読むと、四文字熟語になります。

①

編	総	蒐	密
編	地	家	長

②

左	布	草	地
袋	駄	扇	子

③

銀	平	単	発
本	人	員	線

④

地	大	不	運
産	説	場	脈

176ページの答え
①飛鳥(あすか)→案山子(かかし)→市井(しせい)→無花果(いちじく)→水母(くらげ)
②時化(しけ)→袈裟(けさ)→防人(さきもり)→栗鼠(りす)→素寒貧(すかんぴん)

難読漢字を読もう

168
日目

活性化される脳の部位
前頭葉、側頭葉
強化される能力
語彙力

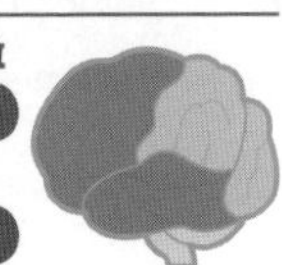

目標
7分 00秒

学習日
月　日
かかった時間
分　秒
この問題の答えは181ページ

次の難読漢字を読みましょう。すべて茶道に関する言葉です。

① **野点**（野外で行う茶の湯）

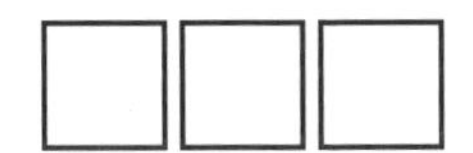

② **棗**（抹茶入れ）

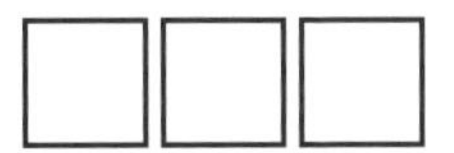

③ **茶筅**（茶をまぜる道具）

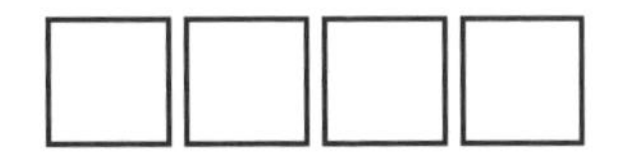

④ **蹲踞**（茶室の庭の手水鉢）

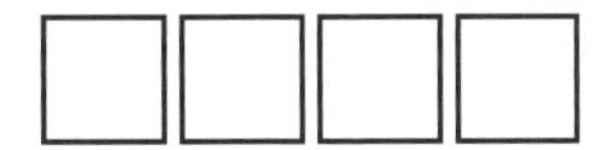

⑤ **躙口**（茶室の入口）

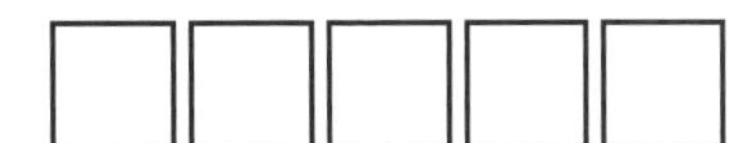

⑥ **曲建水**（お湯を捨てる道具の一種）

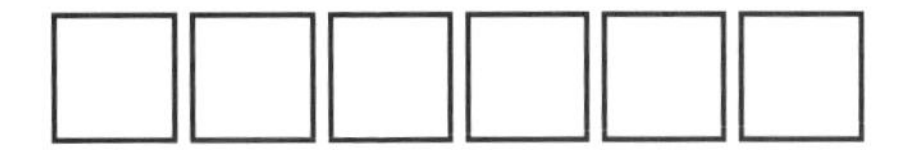

177ページの答え　①門外不出　②心機一転　③滅私奉公　④猪突猛進

ことわざメイキング

169
日目

活性化される脳の部位
前頭葉、側頭葉
強化される能力
語彙力

目標
8分 00秒

学習日
月 日
かかった時間
分 秒
この問題の答えは 182 ページ

□の中に、リストの漢字を入れ、ことわざを完成させてください。

① □は□げ

② □は□から

③ □□□は□

④ □は□を□ぶ

⑤ □□は□に□し

⑥ □□に□□はない

⑦ □は□□れ□は□け

リスト

闇	一	気
急	苦	言
呼	口	士
情	寸	世
先	善	道
二	病	武
薬	友	旅
良	類	連

178ページの答え ①集 ②団 ③行 ④動 → 集団行動

四文字熟語シーク

170 日目

活性化される脳の部位
前頭葉、側頭葉
強化される能力
語彙力

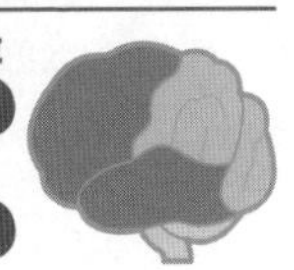

目標
8分 30秒

学習日
月　日
かかった時間
分　秒

この問題の答えは183 & 380ページ

「地方自治」のように、指定された読みから始まる四文字熟語を、タテ・ヨコ・ナナメの一直線に探しましょう。

天	気	図	地	路	道	伝	地
人	大	方	画	中	統	屋	質
通	自	神	手	工	地	理	記
治	信	団	芸	天	策	石	日
津	体	販	体	上	下	吉	佐
波	力	観	売	行	安	中	土
警	測	点	殊	大	動	公	務
報	博	半	丁	丁	発	止	事

タ □□□□
チ 地方自治
チ □□□□
ツ □□□□
ツ □□□□
テ □□□□
ト □□□□

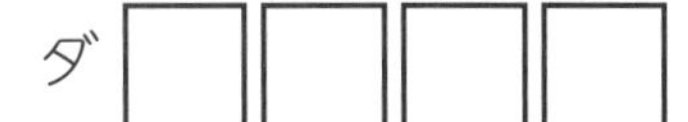

ダ □□□□

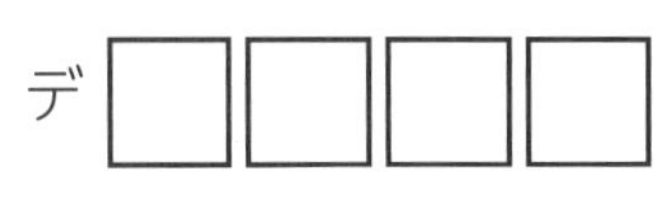

デ □□□□

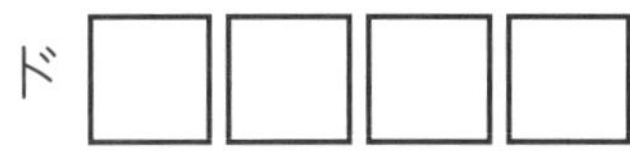

ド □□□□

※四文字熟語は、右から左、下から上の方向にも探せます。また、1つの漢字を複数の四文字熟語で使うこともあります。

179ページの答え ①のだて ②なつめ ③ちゃせん ④つくばい ⑤にじりぐち ⑥まげけんすい

穴あき四文字熟語

活性化される脳の部位
前頭葉、側頭葉
強化される能力
語彙力

171 日目

目標 7分 30秒

学習日 月 日
かかった時間 分 秒
この問題の答えは 184 ページ

リストから漢字を選んで□に入れ、四文字熟語を完成させてください。

① 家□□□

リスト 度 制 元

② 家□□□
□家□□

リスト 国 訪 算 問 予 庭

③ 家□□□
□家□□
□□家□

リスト 具 礼 宅 婚 索 屋 捜 敷 武

④ 家□□□
□家□□
□□家□
□□□家

リスト 百 業 道 族 農 具 扶 財 兼 争 鳴 養

180ページの答え
①善は急げ ②病は気から ③一寸先は闇 ④類は友を呼ぶ ⑤良薬は口に苦し ⑥武士に二言はない ⑦旅は道連れ世は情け

漢字の足し算

活性化される脳の部位
前頭葉、頭頂葉
強化される能力
空間認知力

172
日目

目標
7分 00秒

学習日
月　日
かかった時間
分　秒

この問題の答えは185ページ

（　）ごとに漢字のパーツを組み合わせて、それぞれ熟語を作りましょう。

① （糸＋子）＋（良＋女）＝□□

② （口＋禾）＋（氏＋糸）＝□□

③ （酉＋告）＋（平＋言）＝□□

④ （木＋黄）＋（頁＋令）＝□□

⑤ （宗＋山）＋（攵＋苟）＝□□

⑥ （虫＋亦）＋（マ＋力＋田）＝□□

⑦ （十＋具）＋（一＋日＋尺）＝□□

⑧ （日＋水＋足）＋（会＋糸）＝□□

181ページの答え
タ 大安吉日　チ 丁丁発止　ツ 通信販売　ツ 津波警報
テ 天体観測　ト 土佐日記　ダ 団体行動　デ 伝統工芸　ド 道路地図

四字熟語間違い探し

173 日目

活性化される脳の部位
前頭葉、頭頂葉
強化される能力
注意力

目標
7分 00秒

学習日
月　日
かかった時間
分　秒

この問題の答えは 186 ページ

次の四字熟語に使われている漢字は1文字だけ間違っています。リストから漢字を選び、正しい四字熟語にしましょう。

① 一頭両断 → □□□□

② 群雄割居 → □□□□

③ 斎改沐浴 → □□□□

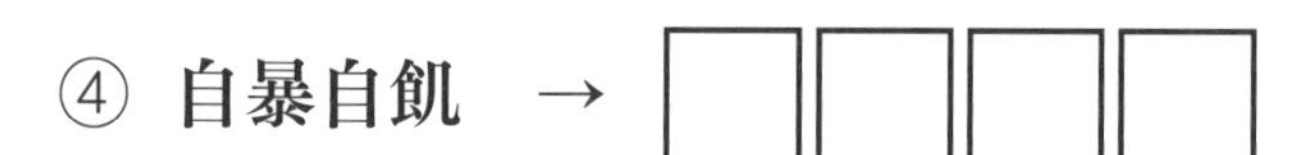

④ 自暴自飢 → □□□□

⑤ 森羅万相 → □□□□

⑥ 天心爛漫 → □□□□

⑦ 馬耳冬風 → □□□□

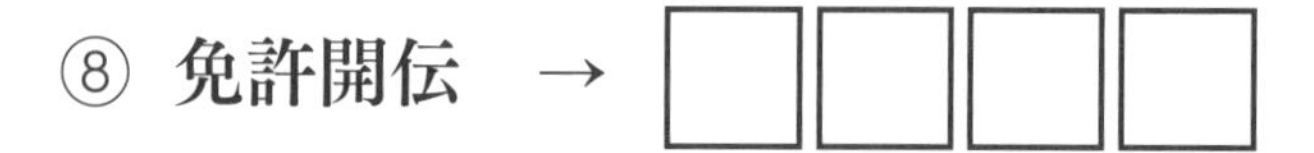

⑧ 免許開伝 → □□□□

リスト

戒　皆
棄　拠
象　真
刀　東

182ページの答え
①家元制度　②家庭訪問／国家予算　③家宅捜索／武家屋敷／婚礼家具
④家財道具／百家争鳴／扶養家族／兼業農家

熟語しりとり迷路

活性化される脳の部位
前頭葉、側頭葉
強化される能力
ワーキングメモリカ

目標
6分 30秒

学習日
月 日
かかった時間
分 秒
この問題の答えは 187 ページ

左上の「天才」から右下の「努力」まで、熟語の読み方でしりとりしながら進んでください。進めるのはタテ・ヨコで、どの熟語も１度ずつしか通れません。また、すべての熟語を通る必要はありません。

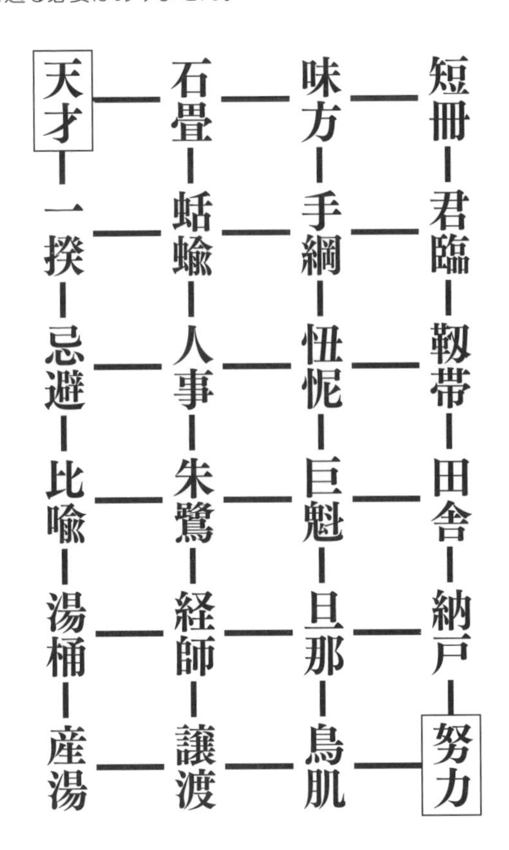

183ページの答え ①孫娘 ②和紙 ③酷評 ④横領 ⑤崇敬 ⑥蛮勇 ⑦真昼 ⑧踏絵

双子で熟語

活性化される脳の部位
前頭葉、頭頂葉
強化される能力
空間認知力

175 日目

目標
7分 00秒

学習日
月 日
かかった時間
分 秒
この問題の答えは 188 ページ

□を埋めて、意味のある熟語を完成させましょう。

① 木□木□な態度を取る

② 罪状を口□口□するお奉行

③ 上司の命□命□に背く

④ 食品を冫□冫□で保存

⑤ 女□女□は両性の合意で成立

184ページの答え
①一刀両断 ②群雄割拠 ③斎戒沐浴 ④自暴自棄 ⑤森羅万象 ⑥天真爛漫 ⑦馬耳東風 ⑧免許皆伝

同音異義語シーク

176 日目

活性化される脳の部位
前頭葉、頭頂葉
強化される能力
注意力

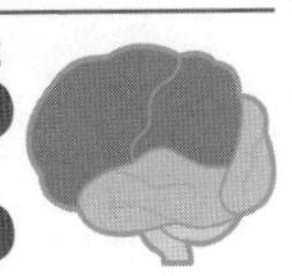

目標
8分 00秒

学習日
月 日
かかった時間
分 秒

この問題の答えは380ページ

「全集」「禅宗」のような同音異義語の関係にある２文字の熟語を、ペアにして探しましょう。探す方向は、上→下と左→右の２つです。ナナメはありません。また、すべての漢字を１度ずつ使います。

水	完	勝	海	採	集	引	参
仙	意	求	上	電	線	用	上
最	地	婚	過	労	名	器	任
終	戦	火	推	薦	帽	子	地
電	動	了	見	会	維	持	副
利	発	伝	否	場	専	科	詞
惨	鑑	染	決	理	全	陰	陽
状	賞	家	老	髪	集	殿	堂
球	禅	宗	明	福	認	知	秘
根	猟	犬	記	祉	防	止	訣

185ページの答え
天才（てんさい）→一揆（いっき）→忌避（きひ）→人事（ひとごと）→朱鷺（とき）→経師（きょうじ）→譲渡（じょうと）→鳥肌（とりはだ）→旦那（だんな）→納戸（なんど）→努力（どりょく）

難読熟語しりとり

177 日目

活性化される脳の部位
前頭葉、側頭葉
強化される能力
語彙力

目標
8分 00秒

学習日
月　日
かかった時間
分　秒
この問題の答えは 190 ページ

リストから熟語を選んで、読みのしりとりを完成させましょう。

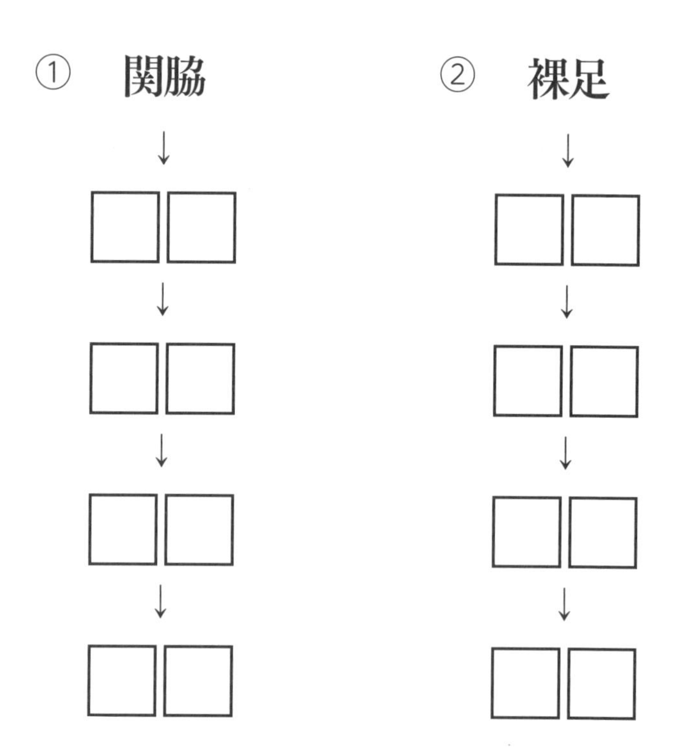

リスト　雪崩　土筆　境内　東雲
　　　　檸檬　冥途　岩魚　独逸

186ページの答え
①横柄　②吟味　③命令　④冷凍　⑤婚姻

回転四文字熟語

178 日目

活性化される脳の部位
前頭葉、頭頂葉
強化される能力
空間認知力

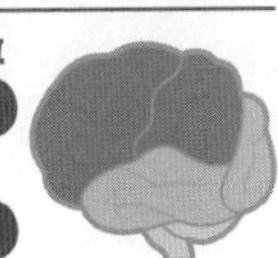

目標
6分 00秒

学習日
月 日
かかった時間
分 秒

この問題の答えは 191 ページ

四文字熟語をぐにゃ〜と回転させてみました。元の四文字熟語を推理しましょう。

①

□□□□

②

□□□□

③

□□□□

④

□□□□

三文字熟語作り

活性化される脳の部位
前頭葉、側頭葉
強化される能力
想像力

目標
5分 30秒

学習日
月 日
かかった時間
分 秒

この問題の答えは192ページ

上下の漢字をうまく組み合わせて、3文字の熟語が4つできるように、真ん中の空欄に漢字を1つ入れましょう。空欄に入れた漢字を順に読むと、四字熟語になります。

①

朝	扇	夏	通
孔	邪	機	呂

②

花	営	森	姫
署	浴	檎	糖

③

引	防	放	鉄
犯	丼	点	塀

④

高	枯	中	火
道	病	灰	水

188ページの答え
①関脇(せきわけ)→境内(けいだい)→岩魚(いわな)→雪崩(なだれ)→檸檬(れもん)
②裸足(はだし)→東雲(しののめ)→冥途(めいど)→独逸(どいつ)→土筆(つくし)

難読漢字を読もう

180 日目

活性化される脳の部位
前頭葉、側頭葉
強化される能力
語彙力

目標
7分 00秒

学習日
月　日
かかった時間
分　秒
この問題の答えは 193 ページ

次の難読漢字を読みましょう。すべて日本の山です。

① **有珠山**（北海道）

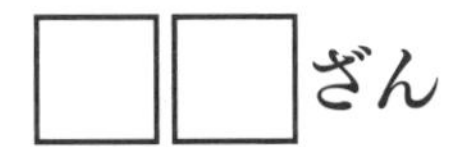
ざん

② **早池峰山**（岩手県）

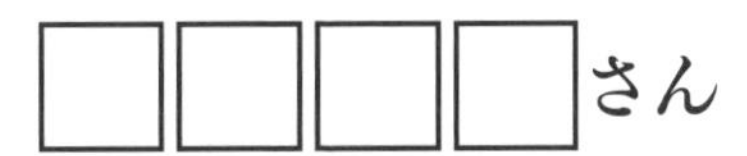
さん

③ **御嶽山**（長野県・岐阜県）

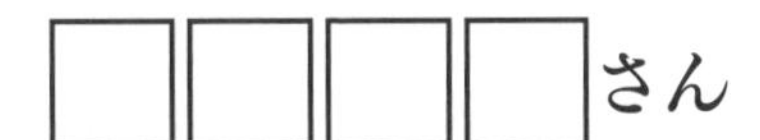
さん

④ **生駒山**（大阪府・奈良県）

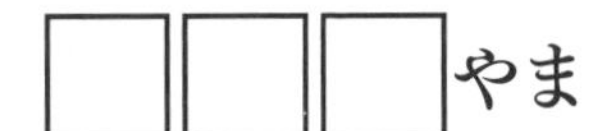
やま

⑤ **笠置山**（京都府）

□□□やま

⑥ **鷲羽山**（岡山県）

□□□□ざん

189 ページの答え　①五目炒飯　②有為転変　③臨機応変　④事実無根

ことわざメイキング

181 日目

活性化される脳の部位
前頭葉、側頭葉
強化される能力
語彙力

目標
8分 00秒

学習日
月 日
かかった時間
分 秒

この問題の答えは 194 ページ

□の中に、リストの漢字を入れ、ことわざを完成させてください。

① □を□で□す

② □を□に□つ

③ □□は□□す

④ □□れ□を□つ

⑤ □□□□を□つ

⑥ □を□じて□となす

⑦ □をもって□を□す

リスト

雨	恩	禍
快	仇	君
虎	子	垂
制	石	穿
断	転	刀
毒	毒	豹
福	変	返
放	麻	野
乱		

190ページの答え ①風 ②林 ③火 ④山 → 風林火山

四文字熟語シーク

182 日目

活性化される脳の部位
前頭葉、側頭葉
強化される能力
語彙力

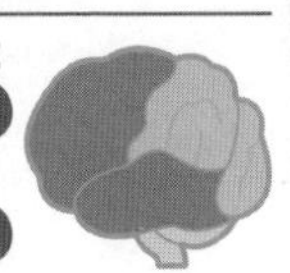

目標
8分 30秒

学習日
月　日
かかった時間
分　秒

この問題の答えは195 & 380ページ

「抜足差足」のように、指定された読みから始まる四文字熟語を、タテ・ヨコ・ナナメの一直線に探しましょう。

抜	態	錠	禁	軟	落	肉	脳
足	二	重	粘	不	体	下	頭
差	人	土	攻	労	水	動	農
足	細	難	働	意	任	耕	物
工	政	内	戦	抜	民	主	野
手	大	商	語	族	打	良	党
金	末	曜	本	常	仕	解	難
年	中	月	日	事	実	離	散

ナ □□□□
ナ □□□□
ニ □□□□
ニ □□□□
ヌ 抜足差足
ヌ □□□□
ネ □□□□
ネ □□□□
ノ □□□□
ノ □□□□

※四文字熟語は、右から左、下から上の方向にも探せます。また、1つの漢字を複数の四文字熟語で使うこともあります。

191ページの答え　①うすざん　②はやちねさん　③おんたけさん　④いこまやま　⑤かさぎやま　⑥わしゅうざん

穴あき四文字熟語

183 日目

活性化される脳の部位
前頭葉、側頭葉
強化される能力
語彙力

目標
7分 30秒

学習日
月 日
かかった時間
分 秒

この問題の答えは 196 ページ

リストから漢字を選んで□に入れ、四文字熟語を完成させてください。

① 意□□□

リスト　剰　識　過

② 意□□□
□意□□

リスト　一　心　思　専　示　表

③ 意□□□
□意□□
□□意□

リスト　小　心　得　満　馬　面　生　猿　気

④ 意□□□
□意□□
□□意□
□□□意

リスト　上　気　工　夫　見　注　創　硬　揚　揚　強　頭

192ページの答え　①恩を仇で返す　②虎を野に放つ　③君子は豹変す　④雨垂れ石を穿つ　⑤快刀乱麻を断つ　⑥禍を転じて福となす　⑦毒をもって毒を制す

漢字の足し算

活性化される脳の部位
前頭葉、頭頂葉
強化される能力
空間認知力

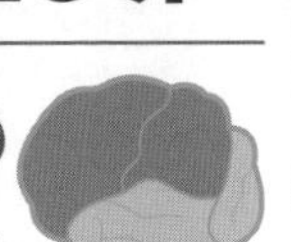

184 日目

目標 7分 00秒

学習日	月 日
かかった時間	分 秒

この問題の答えは 197 ページ

（　）ごとに漢字のパーツを組み合わせて、それぞれ熟語を作りましょう。

① (日＋生) ＋ (云＋雨) ＝ □□

② (呉＋言) ＋ (言＋忍) ＝ □□

③ (糸＋田) ＋ (禾＋責) ＝ □□

④ (日＋央) ＋ (イ＋象) ＝ □□

⑤ (ム＋禾) ＋ (土＋丸＋享) ＝ □□

⑥ (文＋糸) ＋ (十＋日＋立) ＝ □□

⑦ (工＋穴) ＋ (東＋木＋門) ＝ □□

⑧ (隹＋木＋九) ＋ (火＋欠) ＝ □□

193 ページの答え
ナ 難攻不落　ナ 軟体動物　ニ 日曜大工　ニ 肉体労働
ヌ 抜打解散　ネ 粘土細工　ネ 年末商戦　ノ 農耕民族　ノ 野良仕事

四字熟語間違い探し

185
日目

活性化される脳の部位
前頭葉、頭頂葉
強化される能力
注意力

目標
7分 00秒

学習日
月 日
かかった時間
分 秒
この問題の答えは 198ページ

次の四字熟語に使われている漢字は1文字だけ間違っています。リストから漢字を選び、正しい四字熟語にしましょう。

① 徒手空剣 → □□□□

② 閑和休題 → □□□□

③ 自作自援 → □□□□

④ 笑子千万 → □□□□

⑤ 前後不確 → □□□□

⑥ 独断先行 → □□□□

⑦ 百花繚蘭 → □□□□

⑧ 無病即災 → □□□□

リスト
演 覚
拳 止
専 息
乱 話

194ページの答え
①意識過剰 ②意思表示／一意専心 ③意馬心猿／得意満面／小生意気
④意気揚揚／創意工夫／強硬意見／頭上注意

熟語しりとり迷路

活性化される脳の部位
前頭葉、側頭葉
強化される能力
ワーキングメモリカ

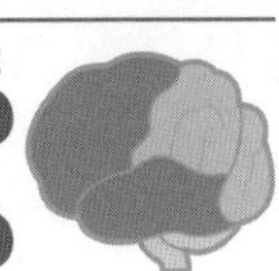

186 日目

目標
6分 30秒

学習日	
月	日
かかった時間	
分	秒

この問題の答えは 199 ページ

左上の「正月」から右下の「年末」まで、熟語の読み方でしりとりしながら進んでください。進めるのはタテ・ヨコで、どの熟語も１度ずつしか通れません。また、すべての熟語を通る必要はありません。

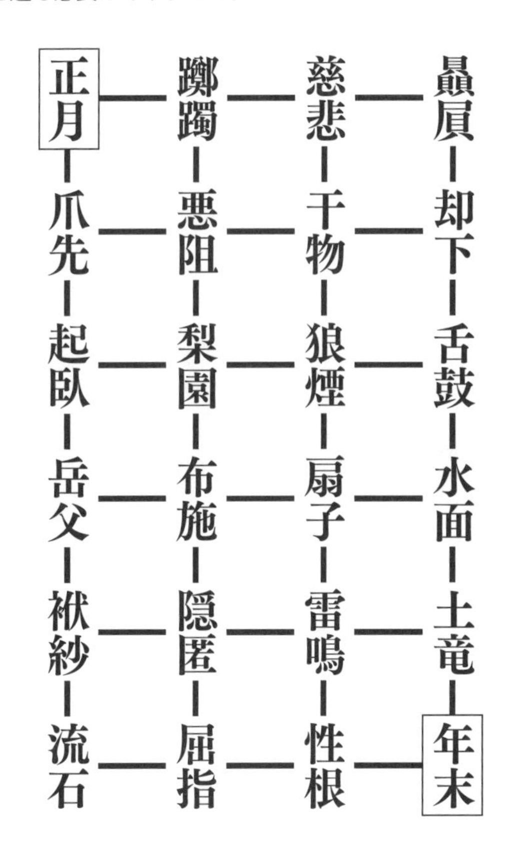

195ページの答え ①星雲 ②誤認 ③累積 ④映像 ⑤私塾 ⑥紋章 ⑦空欄 ⑧雑炊

双子で熟語

187 日目

活性化される脳の部位
前頭葉、頭頂葉
強化される能力
空間認知力

目標
7分 00秒

学習日	月 日
かかった時間	分 秒

この問題の答えは200ページ

□を埋めて、意味のある熟語を完成させましょう。

① 中止するか糸□糸□するか、判断に迷う

② 彳□彳□で切符を買えば割安だ

③ 鳥が庭で⺍□⺍□している

④ 熱い扌□扌□を交わした

⑤ 二人の実力は亻□亻□している

196ページの答え ①徒手空拳 ②閑話休題 ③自作自演 ④笑止千万 ⑤前後不覚 ⑥独断専行 ⑦百花繚乱 ⑧無病息災

逆読みシーク

活性化される脳の部位
前頭葉、頭頂葉
強化される能力
注意力

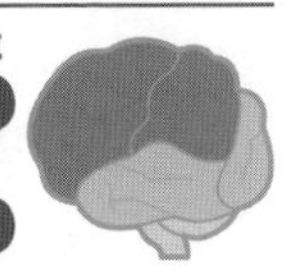

188 日目

目標
8分 00秒

学習日
月 日
かかった時間
分 秒
この問題の答えは 381 ページ

「年季」「記念」のように読みが逆の関係にある2文字の熟語を、ペアにして探しましょう。探す方向は、上→下と左→右の2つです。ナナメはありません。また、すべての漢字を1度ずつ使います。

反	対	深	夜	囲	賠	償	資
公	超	過	年	碁	線	香	金
害	牡	蠣	季	天	使	機	軽
可	能	廊	信	任	大	転	快
放	商	下	現	状	半	茶	道
浪	売	語	彙	朗	多	事	幾
鉱	泉	野	課	報	外	交	何
会	計	心	長	禁	止	支	上
妊	動	作	自	記	念	店	限
娠	家	老	他	天	気	農	家

197ページの答え
正月(しょうがつ)→躑躅(つつじ)→慈悲(じひ)→干物(ひもの)→狼煙(のろし)→舌鼓(したつづみ)→水面(みなも)→土竜(もぐら)→雷鳴(らいめい)→隠匿(いんとく)→屈指(くっし)→性根(しょうね)→年末(ねんまつ)

難読熟語しりとり

189日目

活性化される脳の部位
前頭葉、側頭葉
強化される能力
語彙力

目標
8分 00秒

学習日	月 日
かかった時間	分 秒

この問題の答えは202ページ

リストから熟語を選んで、読みのしりとりを完成させましょう。

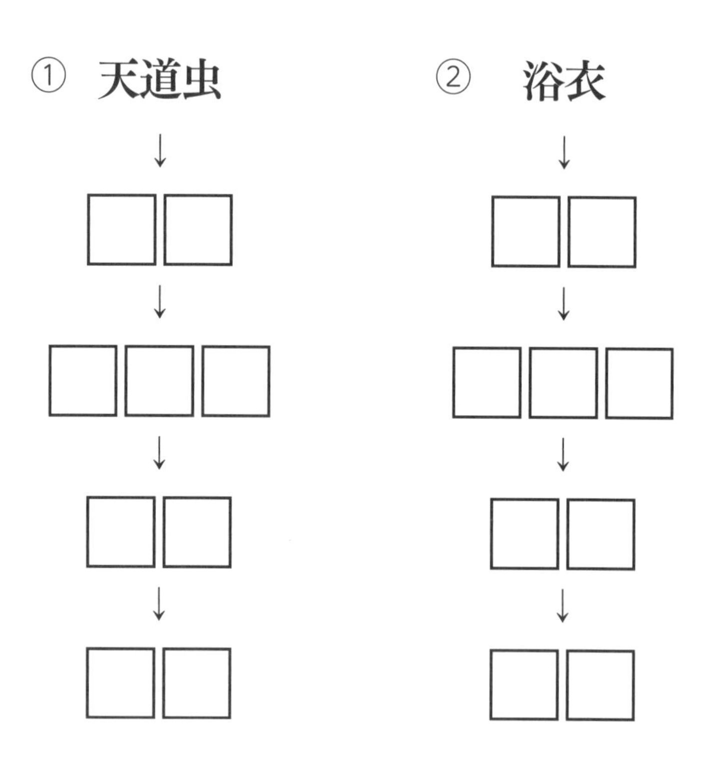

リスト　急須　汁粉　高尉　西瓜
団栗　火傷　好々爺　啄木鳥

回転四文字熟語

190
日目

活性化される脳の部位
前頭葉、頭頂葉
強化される能力
空間認知力

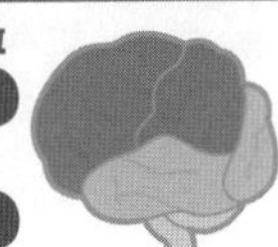

目標
6分 00秒

学習日
月　日
かかった時間
分　秒

この問題の答えは203ページ

四文字熟語をぐにゃ～と回転させてみました。元の四文字熟語を推理しましょう。

①

②

③

④

三文字熟語作り

活性化される脳の部位
前頭葉、側頭葉
強化される能力
想像力

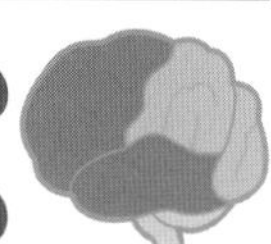

目標
5分 30秒

学習日
月 日
かかった時間
分 秒
この問題の答えは204ページ

上下の漢字をうまく組み合わせて、3文字の熟語が4つできるように、真ん中の空欄に漢字を1つ入れましょう。空欄に入れた漢字を順に読むと、四字熟語になります。

①

青	鳥	悪	楽
候	家	井	狗

②

門	落	土	城
傘	生	町	座

③

超	刻	好	金
封	対	流	刻

④

商	物	納	高
質	書	税	券

200ページの答え
①天道虫(てんとうむし)→汁粉(しるこ)→好々爺(こうこうや)→火傷(やけど)→団栗(どんぐり)
②浴衣(ゆかた)→高鼾(たかいびき)→啄木鳥(きつつき)→急須(きゅうす)→西瓜(すいか)

難読漢字を読もう

192 日目

活性化される脳の部位
前頭葉、側頭葉
強化される能力
語彙力

目標
7分 00秒

学習日	月　日
かかった時間	分　秒

この問題の答えは205ページ

次の難読漢字を読みましょう。すべて日本の川です。

① **奥入瀬川**（青森県）

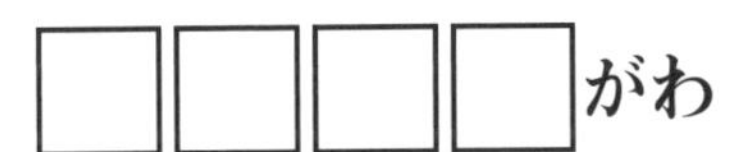

② **鬼怒川**（栃木県・茨城県）

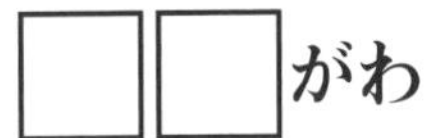

③ **千曲川**（長野県）

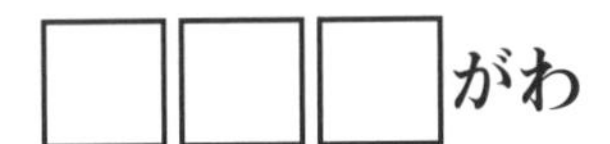

④ **九頭竜川**（福井県）

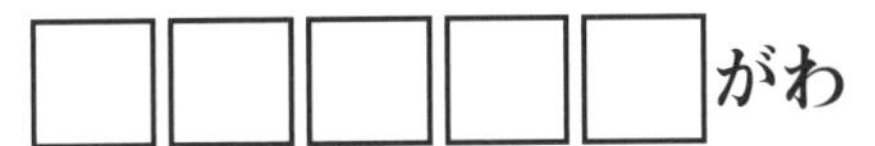

⑤ **五十鈴川**（三重県）

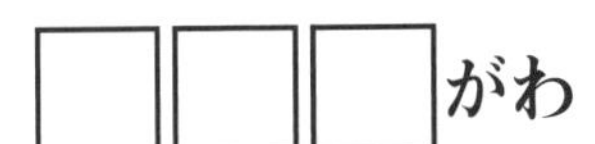

⑥ **四万十川**（高知県）

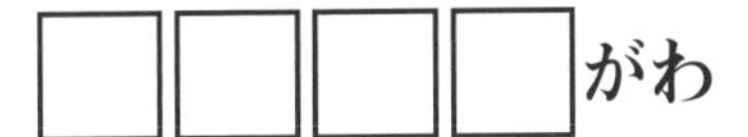

201ページの答え　①茫然自失　②食欲旺盛　③率先垂範　④厚顔無恥

ことわざメイキング

193日目

活性化される脳の部位
前頭葉、側頭葉
強化される能力
語彙力

目標
8分 00秒

学習日
月　日
かかった時間
分　秒

この問題の答えは206ページ

□の中に、リストの漢字を入れ、ことわざを完成させてください。

① □の□□い

② □□□□し

③ □けるが□ち

④ □□の□わり

⑤ □□□の□し

⑥ □の□の□□い

⑦ □の□は□□□とし

リスト

磯	陰	横
蟹	魚	交
光	好	思
事	秋	勝
水	多	釣
日	如	這
瓶	負	片
魔	矢	落
鮑		

202ページの答え
①天　②下　③一　④品　→　天下一品

四文字熟語シーク

194
日目

活性化される脳の部位
前頭葉、側頭葉
強化される能力
語彙力

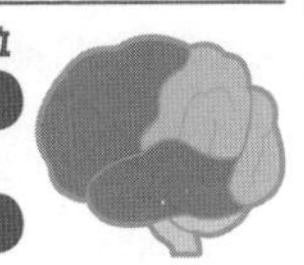

目標
8分 30秒

学習日
月 日
かかった時間
分 秒

この問題の答えは207&381ページ

「別件逮捕」のように、指定された読みから始まる四文字熟語を、タテ・ヨコ・ナナメの一直線に探しましょう。

夫	法	風	文	美	辞	麗	句
唱	答	治	万	武	大	丈	夫
付	回	際	国	貴	両	婦	丈
随	紙	男	共	家	円	道	美
事	白	人	通	満	品	人	別
不	無	暴	力	行	為	件	動
老	風	穏	方	手	逮	費	隊
不	公	正	平	捕	食	活	働

※四文字熟語は、右から左、下から上の方向にも探せます。また、1つの漢字を複数の四文字熟語で使うこともあります。

ハ □□□□
ヒ □□□□
フ □□□□
ヘ □□□□
ホ □□□□
バ □□□□
ビ □□□□
ブ □□□□
ベ 別件逮捕
ボ □□□□

203ページの答え ①おいらせがわ ②きぬがわ ③ちくまがわ ④くずりゅうがわ ⑤いすずがわ ⑥しまんとがわ

穴あき四文字熟語

活性化される脳の部位
前頭葉、側頭葉
強化される能力
語彙力

目標
7分 30秒

学習日
月 日
かかった時間
分 秒

この問題の答えは208ページ

リストから漢字を選んで□に入れ、四文字熟語を完成させてください。

① 天□□□

リスト 無 衣 縫

② 天□□□
□天□□

リスト 無 地 地 動 用 驚

③ 天□□□
□天□□
□□天□

リスト 雨 否 延 面 順 運 覿 罰 賦

④ 天□□□
□天□□
□□天□
□□□天

リスト 外 気 体 奇 衝 観 露 想 測 呂 意 風

204ページの答え
①蟹の横這い ②好事魔多し ③負けるが勝ち ④水魚の交わり ⑤光陰矢の如し
⑥磯の鮑の片思い ⑦秋の日は釣瓶落とし

漢字の足し算

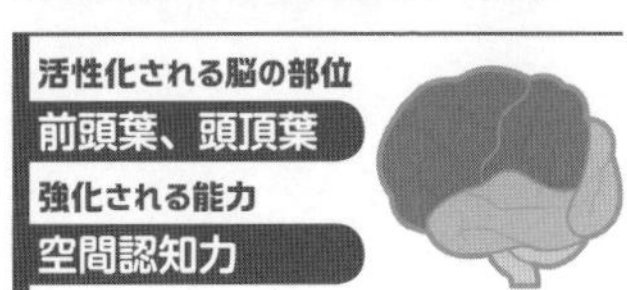

196 日目

目標 7分 00秒

学習日 月 日

かかった時間 分 秒

この問題の答えは 209 ページ

(　　) ごとに漢字のパーツを組み合わせて、それぞれ熟語を作りましょう。

① (土＋也) ＋ (辰＋雨) ＝ □□

② (鬼＋酉) ＋ (耳＋門) ＝ □□

③ (金＋真) ＋ (鬼＋云) ＝ □□

④ (少＋禾) ＋ (十＋金) ＝ □□

⑤ (糸＋売) ＋ (一＋木＋内) ＝ □□

⑥ (口＋及) ＋ (皿＋殳＋舟) ＝ □□

⑦ (立＋羽) ＋ (十＋月＋早) ＝ □□

⑧ (大＋田＋隹) ＋ (己＋走) ＝ □□

205ページの答え

ハ 白紙回答　ヒ 品行方正　フ 夫婦円満　ヘ 平穏無事　ホ 法治国家

バ 万国共通　ビ 美辞麗句　ブ 文武両道　ボ 暴力行為

四字熟語間違い探し

197 日目

活性化される脳の部位
前頭葉、頭頂葉
強化される能力
注意力

目標
7分 00秒

学習日
月　日
かかった時間
分　秒

この問題の答えは 210 ページ

次の四字熟語に使われている漢字は1文字だけ間違っています。リストから漢字を選び、正しい四字熟語にしましょう。

① 一目瞭全 → □□□□

② 幹骨奪胎 → 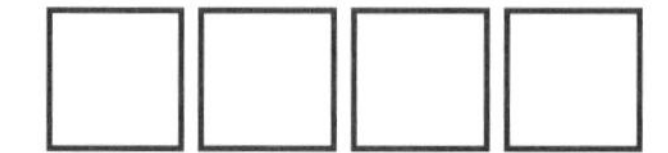

③ 彩気煥発 → 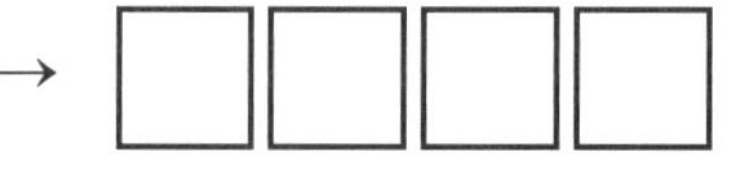

④ 時代錯互 → 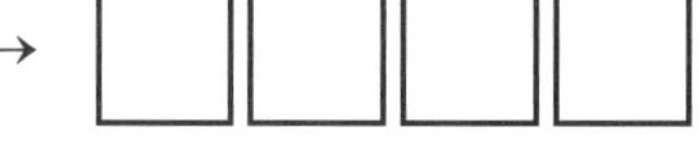

⑤ 正統防衛 → 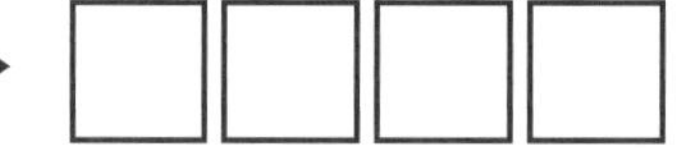

⑥ 千変万過 → 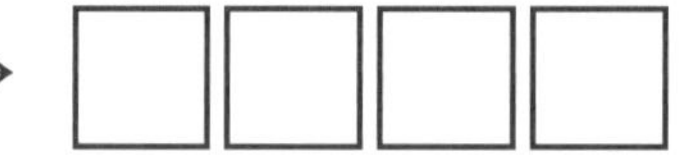

⑦ 天下無壮 → 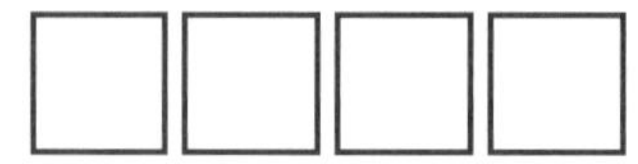

⑧ 破顔一唱 → □□□□

リスト

化　換
誤　才
笑　然
双　当

206 ページの答え
①天衣無縫　②天地無用／驚天動地　③天罰覿面／雨天順延／運否天賦
④天体観測／露天風呂／奇想天外／意気衝天

熟語しりとり迷路

198
日目

活性化される脳の部位
前頭葉、側頭葉
強化される能力
ワーキングメモリカ

目標
6分 30秒

学習日
月 日
かかった時間
分 秒
この問題の答えは211ページ

左上の「反対」から右下の「賛成」まで、熟語の読み方でしりとりしながら進んでください。進めるのはタテ・ヨコで、どの熟語も1度ずつしか通れません。また、すべての熟語を通る必要はありません。

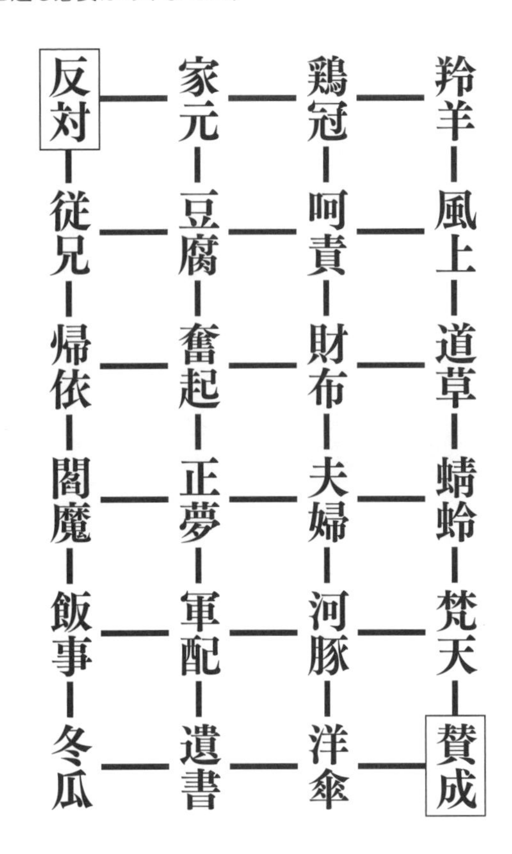

207ページの答え ①地震 ②醜聞 ③鎮魂 ④秒針 ⑤続柄 ⑥吸盤 ⑦翌朝 ⑧奮起

双子で熟語

活性化される脳の部位
前頭葉、頭頂葉
強化される能力
空間認知力

目標
7分 00秒

学習日
月 日
かかった時間
分 秒
この問題の答えは212ページ

□を埋めて、意味のある熟語を完成させましょう。

① 刑法で定められた□斗□斗

② 誤りを扌□扌□され赤面

③ 会社の先行きを□心□心する

④ 銃を担いで犭□犭□に出た

⑤ 奴のやり口は阝□阝□だ

208ページの答え
①一目瞭然 ②換骨奪胎 ③才気煥発 ④時代錯誤 ⑤正当防衛 ⑥千変万化 ⑦天下無双 ⑧破顔一笑

逆読みシーク

200日目

活性化される脳の部位
前頭葉、頭頂葉
強化される能力
注意力

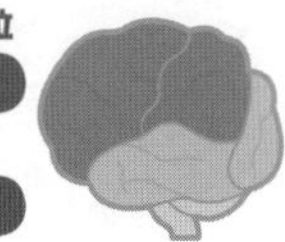

目標
8分 00秒

学習日
月 日
かかった時間
分 秒
この問題の答えは **381** ページ

「抵抗」「皇帝」のように読みが逆の関係にある２文字の熟語を、ペアにして探しましょう。探す方向は、上→下と左→右の２つです。ナナメはありません。また、すべての漢字を１度ずつ使います。

首	英	語	時	価	急	温	床
位	抵	対	処	愛	行	陽	気
転	抗	賀	正	撫	学	生	世
換	夫	妻	消	意	趣	護	紀
印	紙	器	音	効	果	衛	辞
入	生	用	宣	伝	観	衆	典
居	姜	帰	省	書	家	歩	合
点	字	皇	帝	体	事	子	電
習	財	布	声	寒	天	音	線
慣	河	口	楽	巨	乳	硬	球

209ページの答え
反対(はんたい)→家元(いえもと)→鶏冠(とさか)→羚羊(かもしか)→風上(かざかみ)→道草(みちくさ)→財布(さいふ)→夫婦(ふうふ)→河豚(ふぐ)→軍配(ぐんばい)→遺書(いしょ)→洋傘(ようがさ)→賛成(さんせい)

難読熟語しりとり

活性化される脳の部位
前頭葉、側頭葉
強化される能力
語彙力

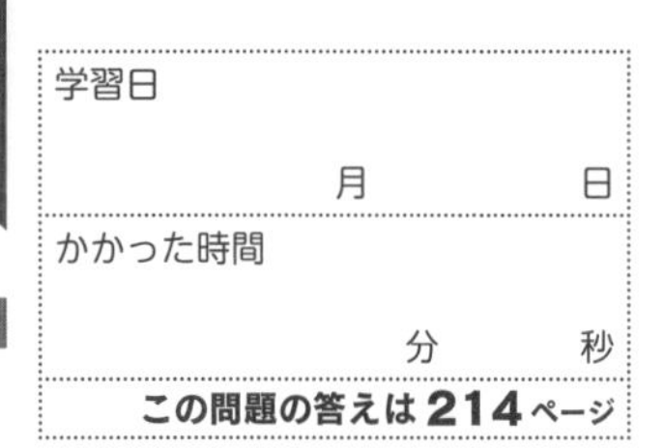

リストから熟語を選んで、読みのしりとりを完成させましょう。

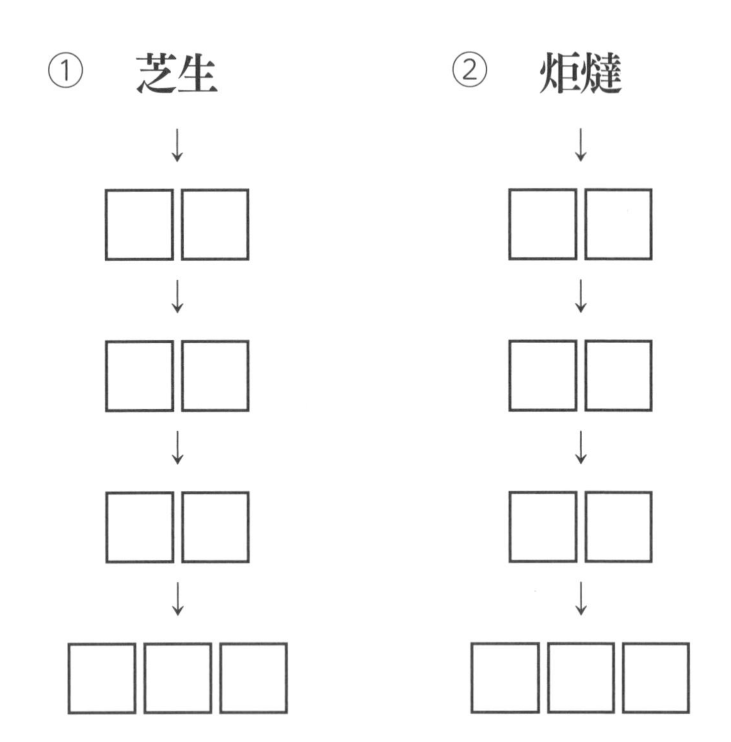

リスト　曲者　百合　布帛　氷柱
辣油　長閑　閑古鳥　吝嗇家

回転四文字熟語

活性化される脳の部位
前頭葉、頭頂葉
強化される能力
空間認知力

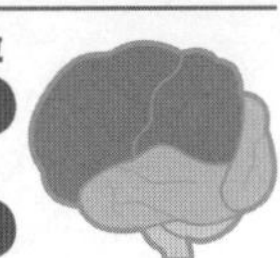

202
日目

目標
6分 00秒

学習日
　　月　　日
かかった時間
　　分　　秒
この問題の答えは 215 ページ

四文字熟語をぐにゃ～と回転させてみました。元の四文字熟語を推理しましょう。

①

②

③

④

三文字熟語作り

活性化される脳の部位
前頭葉、側頭葉
強化される能力
想像力

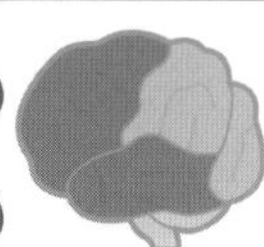

目標
5分 30秒

学習日
月 日
かかった時間
分 秒
この問題の答えは216ページ

上下の漢字をうまく組み合わせて、3文字の熟語が4つできるように、真ん中の空欄に漢字を1つ入れましょう。空欄に入れた漢字を順に読むと、四文字熟語になります。

①

有	記	知	代
度	詞	式	人

②

職	一	無	美
島	画	芸	旅

③

地	雪	大	向
心	段	車	波

④

選	下	大	投
人	権	戦	門

212ページの答え
①芝生(しばふ)→布帛(ふはく)→曲者(くせもの)→長閑(のどか)→閑古鳥(かんこどり)
②炬燵(こたつ)→氷柱(つらら)→辣油(ラーユ)→百合(ゆり)→吝嗇家(りんしょくか)

難読漢字を読もう

204
日目

活性化される脳の部位
前頭葉、側頭葉
強化される能力
語彙力

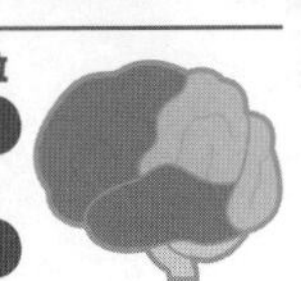

目標
7分 00秒

学習日	
月	日
かかった時間	
分	秒

この問題の答えは217ページ

次の難読漢字を読みましょう。すべて仏教に関する言葉です。

① **涅槃**（究極の理想の境地）

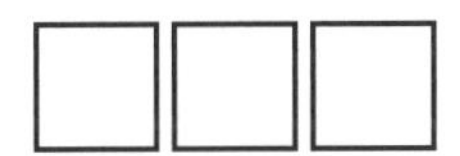

② **回向**（死者の成仏を祈る）

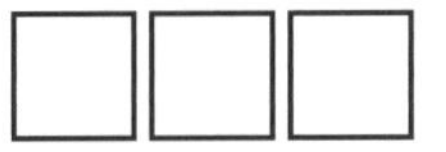

③ **解脱**（悟りの境地）

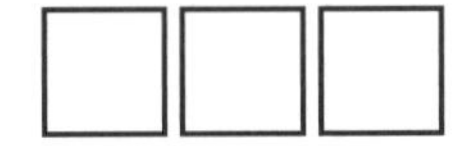

④ **業苦**（現世で受ける苦しみ）

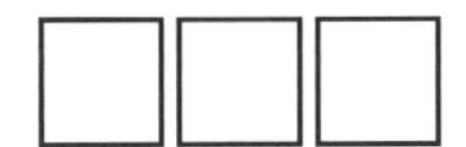

⑤ **還俗**（僧が再び俗人にかえる）

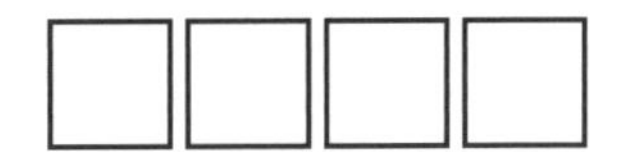

⑥ **永劫**（きわめて長い年月）

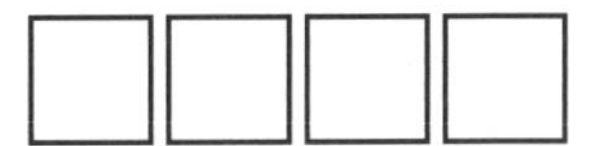

213ページの答え　①夜行列車　②流言飛語　③容姿端麗　④貿易摩擦

ことわざメイキング

205 日目

活性化される脳の部位
前頭葉、側頭葉
強化される能力
語彙力

目標
8分 00秒

学習日
月　日
かかった時間
分　秒
この問題の答えは218ページ

□の中に、リストの漢字を入れ、ことわざを完成させてください。

① □も□□

② □に□□

③ □の□□

④ □より□□

⑤ □□から□□

⑥ □い□ったが□□

⑦ □いて□□□て□□

リスト

一　嘘　階
楽　鬼　吉
拠　極　金
見　獄　思
証　声　地
鶴　二　日
聞　便　方
棒　目　薬
立　論

214ページの答え
①名　②人　③上　④手　→　名人上手

四文字熟語シーク

活性化される脳の部位
前頭葉、側頭葉
強化される能力
語彙力

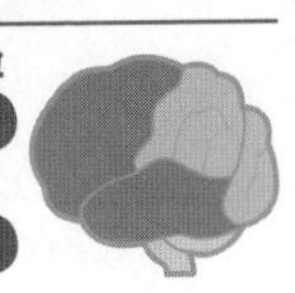

206 日目

目標 8分 30秒

学習日
月 日
かかった時間
分 秒

この問題の答えは219&381ページ

「面会時間」のように、指定された読みから始まる四文字熟語を、タテ・ヨコ・ナナメの一直線に探しましょう。

大	門	識	意	的	目	面	子
間	外	戸	本	議	会	芸	民
題	不	民	開	時	分	時	丸
蜜	難	法	間	放	明	太	子
柑	月	理	野	外	小	換	満
畑	満	旅	無	屋	交	員	身
武	者	修	行	刺	電	明	創
室	町	時	名	車	外	想	意

マ □□□□
マ □□□□
ミ □□□□
ミ □□□□
ム □□□□
ム □□□□
メ 面会時間
メ □□□□
モ □□□□
モ □□□□

※四文字熟語は、右から左、下から上の方向にも探せます。また、1つの漢字を複数の四文字熟語で使うこともあります。

215ページの答え ①ねはん ②えこう ③げだつ ④ごうく ⑤げんぞく ⑥えいごう

穴あき四文字熟語

207 日目

活性化される脳の部位
前頭葉、側頭葉
強化される能力
語彙力

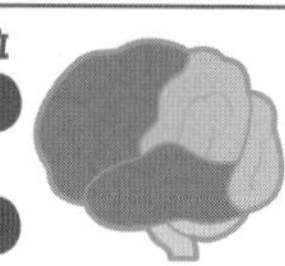

目標
7分 30秒

学習日　月　日
かかった時間　分　秒
この問題の答えは220ページ

リストから漢字を選んで□に入れ、四文字熟語を完成させてください。

① 物□□□

リスト　拠　証　的

② 物□□□
□物□□

リスト　取　指　先　引　数　価

③ 物□□□
□物□□
□□物□

リスト　源　山　見　氏　利　遊　用　語　廃

④ 物□□□
□物□□
□□物□
□□□物

リスト　水　生　食　作　化　連　抗　戦　質　量　炭　鎖

216ページの答え
①嘘も方便　②鬼に金棒　③鶴の一声　④論より証拠　⑤二階から目薬
⑥思い立ったが吉日　⑦聞いて極楽見て地獄

漢字の足し算

208
日目

活性化される脳の部位
前頭葉、頭頂葉
強化される能力
空間認知力

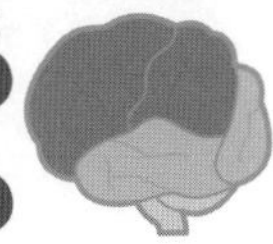

目標
7分 00秒

学習日
月　日
かかった時間
分　秒
この問題の答えは 221 ページ

(　) ごとに漢字のパーツを組み合わせて、それぞれ熟語を作りましょう。

① (言＋川) ＋ (辛＋舌) ＝ □□

② (羊＋君) ＋ (木＋隹) ＝ □□

③ (単＋戈) ＋ (玉＋口) ＝ □□

④ (比＋日) ＋ (巾＋ナ) ＝ □□

⑤ (衣＋龍) ＋ (手＋車＋殳) ＝ □□

⑥ (口＋力) ＋ (日＋皿＋月) ＝ □□

⑦ (言＋者) ＋ (イ＋矢＋ユ) ＝ □□

⑧ (十＋又＋山) ＋ (各＋足) ＝ □□

217 ページの答え
マ 丸太小屋　マ 満員電車　ミ 蜜月旅行　ミ 民間外交　ム 武者修行
ム 無理難題　メ 名刺交換　モ 目的意識　モ 門戸開放

四字熟語間違い探し

209 日目

活性化される脳の部位
前頭葉、頭頂葉
強化される能力
注意力

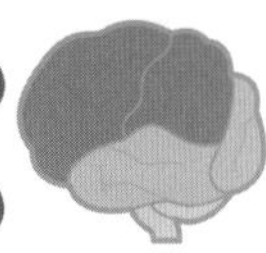

目標
7分 00秒

学習日
月 日
かかった時間
分 秒
この問題の答えは 222 ページ

次の四字熟語に使われている漢字は１文字だけ間違っています。リストから漢字を選び、正しい四字熟語にしましょう。

① 意気軒高 → □□□□

② 孤視眈々 → □□□□

③ 始葉末節 → □□□□

④ 諸行無情 → □□□□

⑤ 切肢扼腕 → □□□□

⑥ 多姿済々 → □□□□

⑦ 東奔西送 → □□□□

⑧ 不倶戴典 → □□□□

リスト

虎 昂
士 枝
歯 常
走 天

218ページの答え
①物的証拠 ②物価指数／先物取引 ③物見遊山／廃物利用／源氏物語
④物量作戦／食物連鎖／抗生物質／炭水化物

熟語しりとり迷路

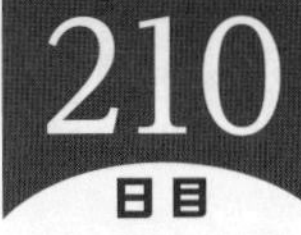

活性化される脳の部位
前頭葉、側頭葉
強化される能力
ワーキングメモリカ

目標
6分 30秒

学習日
月 日
かかった時間
分 秒
この問題の答えは223ページ

左上の「一石」から右下の「二鳥」まで、熟語の読み方でしりとりしながら進んでください。進めるのはタテ・ヨコで、どの熟語も１度ずつしか通れません。また、すべての熟語を通る必要はありません。

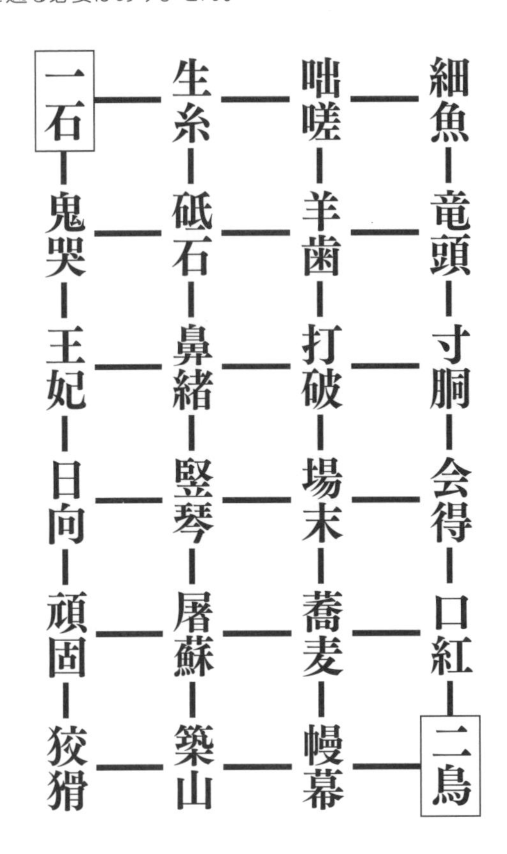

219ページの答え ①訓辞 ②群集 ③戦国 ④昆布 ⑤襲撃 ⑥加盟 ⑦諸侯 ⑧岐路

双子で熟語

211日目

活性化される脳の部位
前頭葉、頭頂葉
強化される能力
空間認知力

目標
7分 00秒

学習日
月 日
かかった時間
分 秒

この問題の答えは224ページ

□を埋めて、意味のある熟語を完成させましょう。

① 彼とは久しく糸□糸□の状態だ

② 才能あふれる友人に女□女□する

③ 住まいは□貝□貝の住宅です

④ 氵□氵□した船を引き揚げる

⑤ 日々の金□金□の成果を示す

220ページの答え
①意気軒昂 ②虎視眈々 ③枝葉末節 ④諸行無常 ⑤切歯扼腕 ⑥多士済々
⑦東奔西走 ⑧不倶戴天

逆読みシーク

212
日目

活性化される脳の部位
前頭葉、頭頂葉
強化される能力
注意力

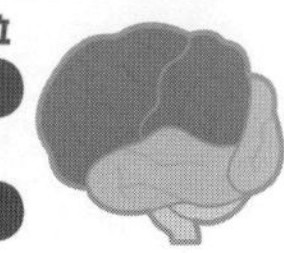

目標
8分 00秒

学習日
月 日
かかった時間
分 秒
この問題の答えは 381 ページ

「開運」「雲海」のように読みが逆の関係にある２文字の熟語を、ペアにして探しましょう。探す方向は、上→下と左→右の２つです。ナナメはありません。また、すべての漢字を１度ずつ使います。

門	東	経	鮮	魚	受	観	光
下	条	開	運	賛	信	官	堅
陣	例	冷	気	成	無	邸	持
痛	交	固	音	程	能	資	源
漁	換	体	放	屁	家	紋	綺
船	濃	霧	家	通	人	雲	麗
五	輪	鶏	庭	芥	子	海	低
生	時	頭	原	始	真	珠	温
産	化	事	件	林	定	太	鼓
秘	宝	礼	状	檎	款	定	価

221ページの答え
一石（いっせき）→生糸（きいと）→砥石（といし）→羊歯（しだ）→打破（だは）→鼻緒（はなお）→王妃（おうひ）→日向（ひなた）→竪琴（たてごと）→屠蘇（とそ）→蕎麦（そば）→場末（ばすえ）→会得（えとく）→口紅（くちべに）→二鳥（にちょう）

難読熟語しりとり

213
日目

活性化される脳の部位
前頭葉、側頭葉
強化される能力
語彙力

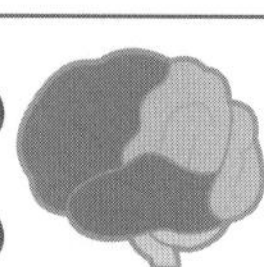

目標
8分 00秒

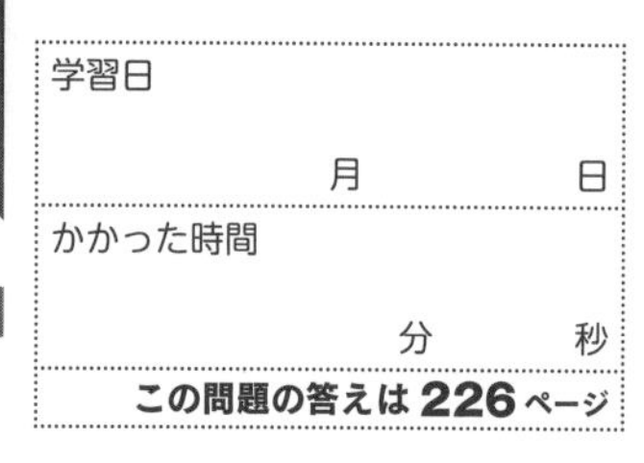

この問題の答えは226ページ

リストから熟語を選んで、読みのしりとりを完成させましょう。

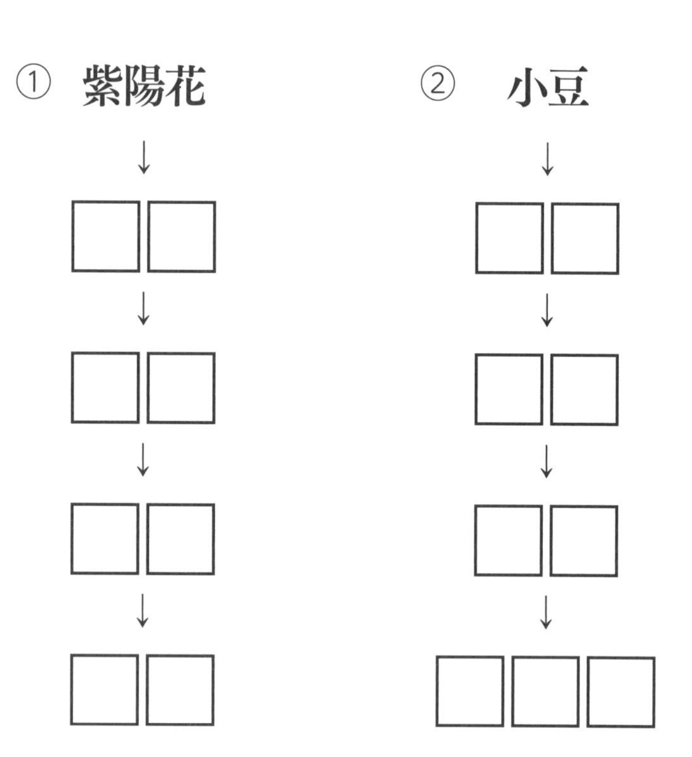

リスト　剃刀　雑魚　涅槃　海豚
気障　秋桜　輪廻　出納帳

222ページの答え　①絶縁　②嫉妬　③賃貸　④沈没　⑤鍛錬

回転四文字熟語

活性化される脳の部位
前頭葉、頭頂葉
強化される能力
空間認知力

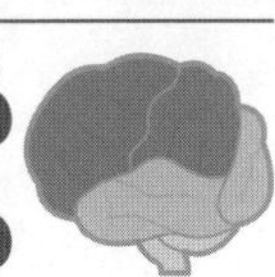

214 日目

目標
6分 00秒

学習日
月 日
かかった時間
分 秒
この問題の答えは **227** ページ

四文字熟語をぐにゃ〜と回転させてみました。元の四文字熟語を推理しましょう。

①

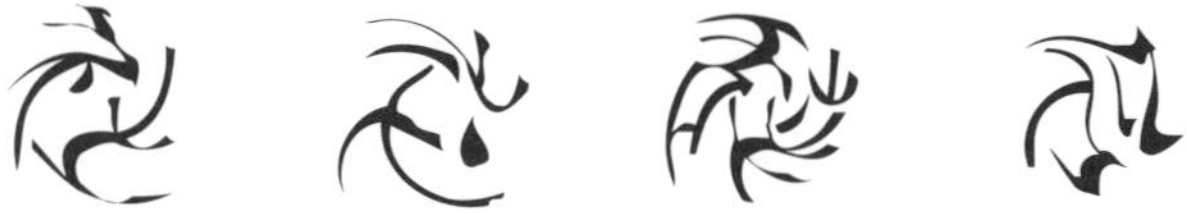

□□□□

②

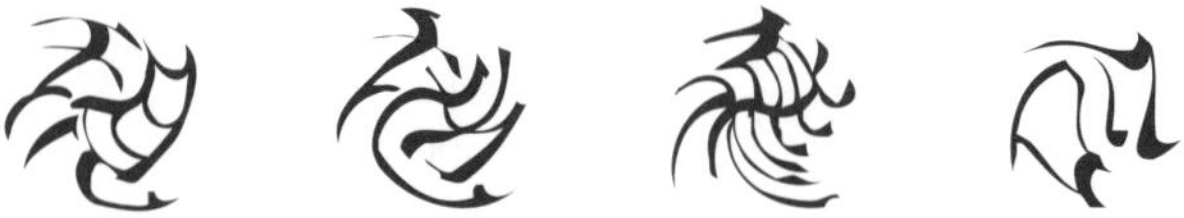

□□□□

③

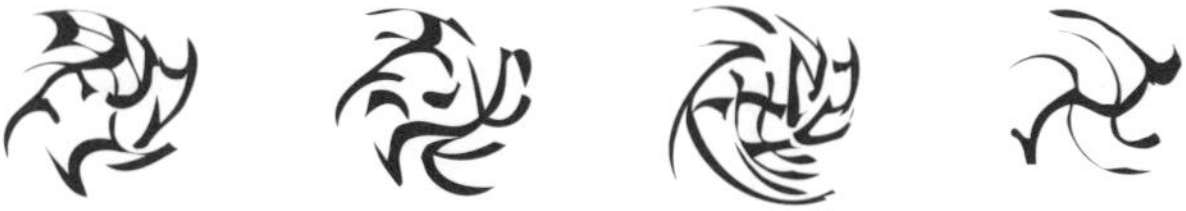

□□□□

④

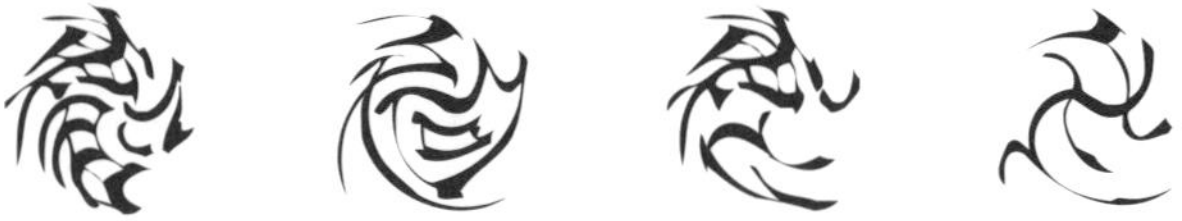

□□□□

三文字熟語作り

215 日目

活性化される脳の部位
前頭葉、側頭葉
強化される能力
想像力

目標
5分 30秒

学習日
月　日
かかった時間
分　秒

この問題の答えは 228 ページ

上下の漢字をうまく組み合わせて、3 文字の熟語が 4 つできるように、真ん中の空欄に漢字を 1 つ入れましょう。空欄に入れた漢字を順に読むと、四文字熟語になります。

①
天	頭	英	公
字	学	書	科

②
変	進	光	酸
鉄	学	論	球

③
外	全	万	三
志	旗	区	人

④
自	御	一	平
蟹	言	用	人

224 ページの答え
①紫陽花(あじさい)→海豚(いるか)→剃刀(かみそり)→輪廻(りんね)→涅槃(ねはん)
②小豆(あずき)→気障(きざ)→雑魚(ざこ)→秋桜(コスモス)→出納帳(すいとうちょう)

難読漢字を読もう

216 日目

活性化される脳の部位
前頭葉、側頭葉
強化される能力
語彙力

目標
7分 00秒

学習日 月 日
かかった時間 分 秒
この問題の答えは229ページ

次の難読漢字を読みましょう。すべて近世・近代の歴史に登場する人物です。

① **菱川師宣**（「見返り美人図」を制作した浮世絵師）

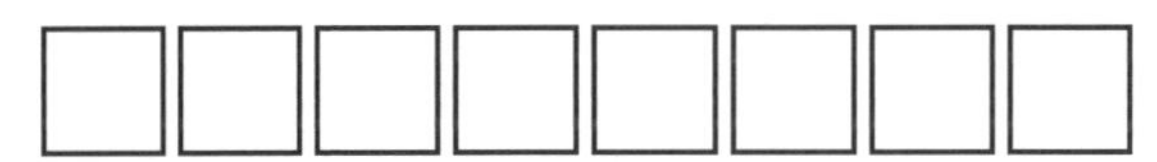

② **本居宣長**（『玉勝間』を著した国学者）

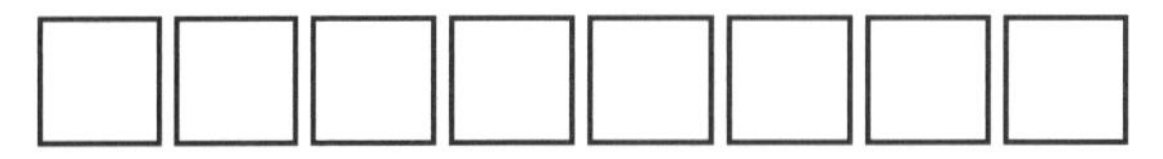

③ **十返舎一九**（『東海道中膝栗毛』の著者）

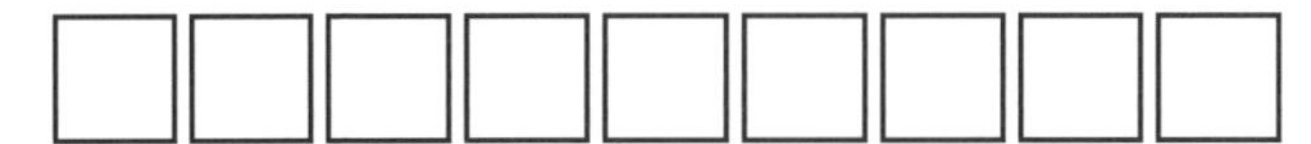

④ **松平容保**（公武合体に尽力した幕末の会津藩主）

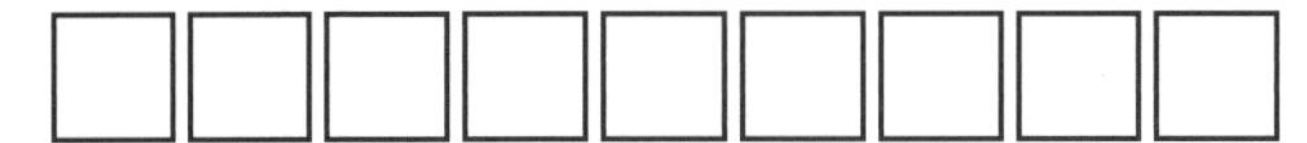

⑤ **岩倉具視**（維新後、政府の中枢を担う）

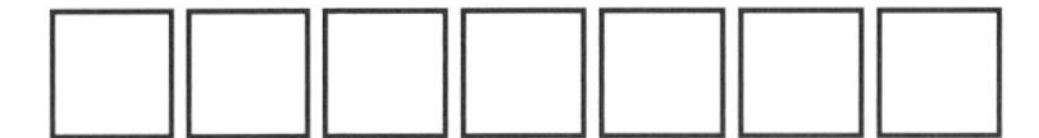

⑥ **西園寺公望**（2度の首相経験者で、最後の元老）

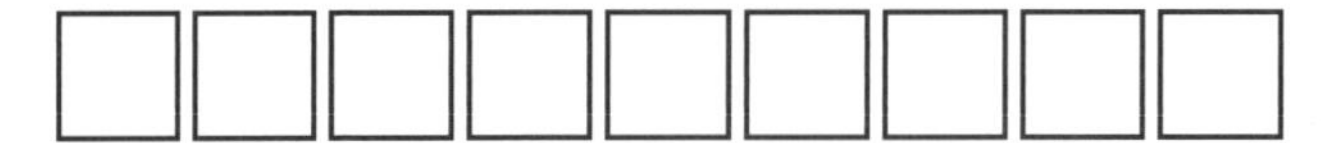

225ページの答え ①社交辞令 ②現地集合 ③野球選手 ④輪廻転生

ことわざメイキング 217日目

活性化される脳の部位
前頭葉、側頭葉
強化される能力
語彙力

目標
8分 00秒

学習日 月 日
かかった時間 分 秒
この問題の答えは 230 ページ

□の中に、リストの漢字を入れ、ことわざを完成させてください。

① □□□□を□る

② □かぬ□は□えぬ

③ □う□には□□る

④ □□から□が□る

⑤ □□で□をかける

⑥ □□に□を□める

⑦ □まれっ□□に□る

リスト

悪	活	求
駒	後	砂
子	死	事
蒔	種	出
笑	世	生
千	走	憎
足	箪	中
瓢	福	門
来	里	憚

226ページの答え ①文 ②化 ③国 ④家 → 文化国家

四文字熟語シーク

218日目

活性化される脳の部位
前頭葉、側頭葉
強化される能力
語彙力

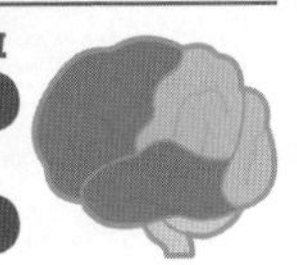

目標
8分 30秒

学習日　月　日
かかった時間　分　秒
この問題の答えは231 & 381ページ

「嫁入道具」のように、指定された読みから始まる四文字熟語を、タテ・ヨコ・ナナメの一直線に探しましょう。

業	農	機	有	用	心	家	嫁
行	林	料	給	務	意	入	姑
要	飛	魚	休	化	道	周	郵
習	定	間	暇	具	変	便	到
約	演	御	夜	尿	局	怪	油
養	束	行	方	不	明	断	妖
育	塗	手	予	約	大	艶	物
料	雛	人	形	敵	無	一	唯

ヤ □□□□
ヤ □□□□
ユ □□□□
ユ □□□□
ユ □□□□
ユ □□□□
ヨ 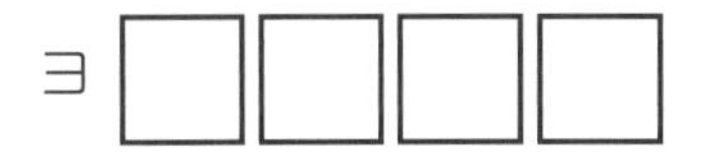

ヨ □□□□
ヨ □□□□
ヨ □□□□

※四文字熟語は、右から左、下から上の方向にも探せます。また、1つの漢字を複数の四文字熟語で使うこともあります。

227ページの答え
①ひしかわもろのぶ　②もとおりのりなが　③じっぺんしゃいっく
④まつだいらかたもり　⑤いわくらともみ　⑥さいおんじきんもち

穴あき四文字熟語

219 日目

活性化される脳の部位
前頭葉、側頭葉
強化される能力
語彙力

目標
7分 30秒

学習日
月　日
かかった時間
分　秒
この問題の答えは232ページ

リストから漢字を選んで□に入れ、四文字熟語を完成させてください。

① 体□□□
リスト　会　系　育

② 体□□□
□体□□
リスト　胴　感　度
陸　温　着

③ 体□□□
□体□□
□□体□
リスト　引　率　団
脂　肪　質
異　割　特

④ 体□□□
□体□□
□□体□
□□□体
リスト　一　定　力
測　準　交
表　裏　差
備　立　操

228ページの答え
①悪事千里を走る　②蒔かぬ種は生えぬ　③笑う門には福来る　④瓢箪から駒が出る　⑤後足で砂をかける　⑥死中に活を求める　⑦憎まれっ子世に憚る

漢字の足し算

220 日目

活性化される脳の部位
前頭葉、頭頂葉
強化される能力
空間認知力

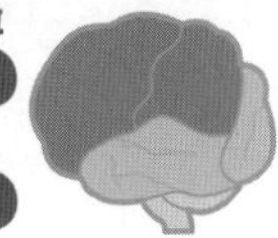

目標
7分 00秒

学習日	月	日
かかった時間	分	秒

この問題の答えは 233 ページ

(　　)ごとに漢字のパーツを組み合わせて、それぞれ熟語を作りましょう。

① (且+糸) + (口+貝) = □□

② (未+鬼) + (心+或) = □□

③ (火+然) + (弗+貝) = □□

④ (米+且) + (目+木) = □□

⑤ (口+宣) + (木+口+品) = □□

⑥ (大+穴) + (山+立+而) = □□

⑦ (又+虫+馬) + (日+立) = □□

⑧ (夕+禾+夕) + (イ+主) = □□

229ページの答え
ヤ 夜間飛行　ヤ 約束手形　ユ 有機農業　ユ 有給休暇　ユ 行方不明
ユ 油断大敵　ヨ 用意周到　ヨ 妖怪変化　ヨ 予行演習

四字熟語間違い探し

221 日目

活性化される脳の部位
前頭葉、頭頂葉
強化される能力
注意力

目標
7分 00秒

学習日
月　日
かかった時間
分　秒
この問題の答えは 234 ページ

次の四字熟語に使われている漢字は1文字だけ間違っています。リストから漢字を選び、正しい四字熟語にしましょう。

① 一騎倒千 → □□□□

② 栄枯勢衰 → □□□□

③ 権棒術数 → □□□□

④ 公平無指 → □□□□

⑤ 尺子定規 → □□□□

⑥ 清蓮潔白 → □□□□

⑦ 装意工夫 → □□□□

⑧ 珍思黙考 → □□□□

リスト
私　杓
盛　創
沈　当
謀　廉

230ページの答え
①体育会系　②体感温度／胴体着陸　③体脂肪率／団体割引／特異体質
④体力測定／立体交差／準備体操／表裏一体

熟語しりとり迷路

222 日目

活性化される脳の部位
前頭葉、側頭葉
強化される能力
ワーキングメモリカ

目標
6分 30秒

学習日
月 日
かかった時間
分 秒
この問題の答えは235ページ

左上の「鷹派」から右下の「鳩派」まで、熟語の読み方でしりとりしながら進んでください。進めるのはタテ・ヨコで、どの熟語も1度ずつしか通れません。また、すべての熟語を通る必要はありません。

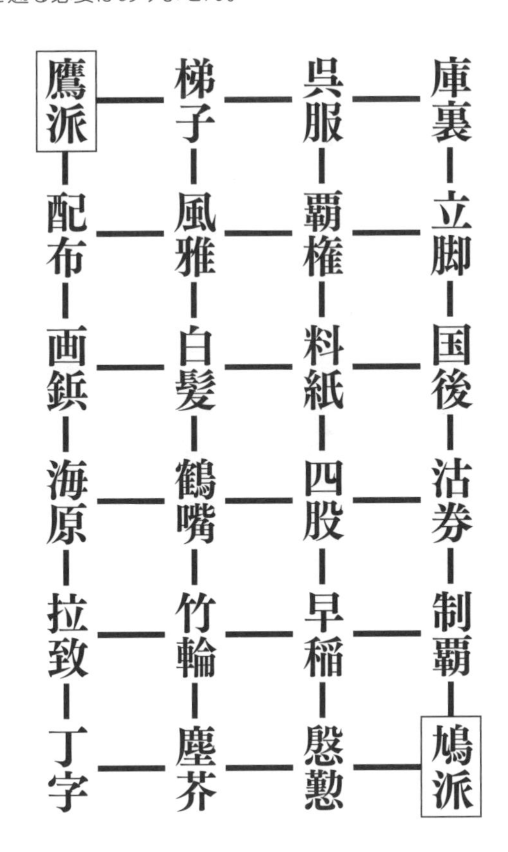

231ページの答え ①組員 ②魅惑 ③燃費 ④粗相 ⑤喧噪 ⑥突端 ⑦騒音 ⑧移住

双子で熟語

活性化される脳の部位
前頭葉、頭頂葉
強化される能力
空間認知力

223
日目

目標
7分 00秒

学習日
月 日
かかった時間
分 秒
この問題の答えは236ページ

□を埋めて、意味のある熟語を完成させましょう。

① 外は荒れ木□木□の天気だ

② 高層ビルの言□言□を担当

③ □心□心が外れ落胆した

④ 幹事の彳□彳□で美人の隣を確保

⑤ 組織の□頁□頁が交代

232ページの答え
①一騎当千 ②栄枯盛衰 ③権謀術数 ④公平無私 ⑤杓子定規 ⑥清廉潔白 ⑦創意工夫 ⑧沈思黙考

逆読みシーク

224 日目

活性化される脳の部位
前頭葉、頭頂葉
強化される能力
注意力

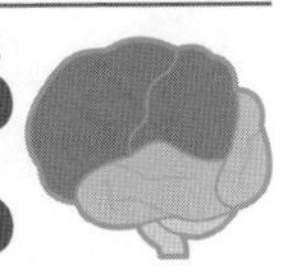

目標
8分 00秒

学習日
月　日
かかった時間
分　秒
この問題の答えは381ページ

「元気」「期限」のように読みが逆の関係にある2文字の熟語を、ペアにして探しましょう。探す方向は、上→下と左→右の2つです。ナナメはありません。また、すべての漢字を1度ずつ使います。

結	互	角	漫	価	値	機	天
合	高	洗	画	備	考	関	才
強	齢	車	迫	害	元	社	交
引	祭	典	視	駱	気	戦	士
台	帳	妥	線	駝	豪	傑	賜
我	慢	協	家	宝	地	下	杯
斜	廃	止	覚	悟	長	人	選
線	外	励	行	校	大	後	尾
千	泊	堕	落	舎	期	限	砲
尋	換	気	強	打	因	業	火

233ページの答え
鷹派(たかは)→梯子(はしご)→呉服(ごふく)→庫裏(くり)→立脚(りっきゃく)→国後(くなしり)→料紙(りょうし)→白髪(しらが)→画鋲(がびょう)→海原(うなばら)→拉致(らち)→竹輪(ちくわ)→早稲(わせ)→制覇(せいは)→鳩派(はとは)

難読熟語しりとり

225日目

活性化される脳の部位
前頭葉、側頭葉
強化される能力
語彙力

目標
8分 00秒

学習日
月　日
かかった時間
分　秒
この問題の答えは238ページ

リストから熟語を選んで、読みのしりとりを完成させましょう。

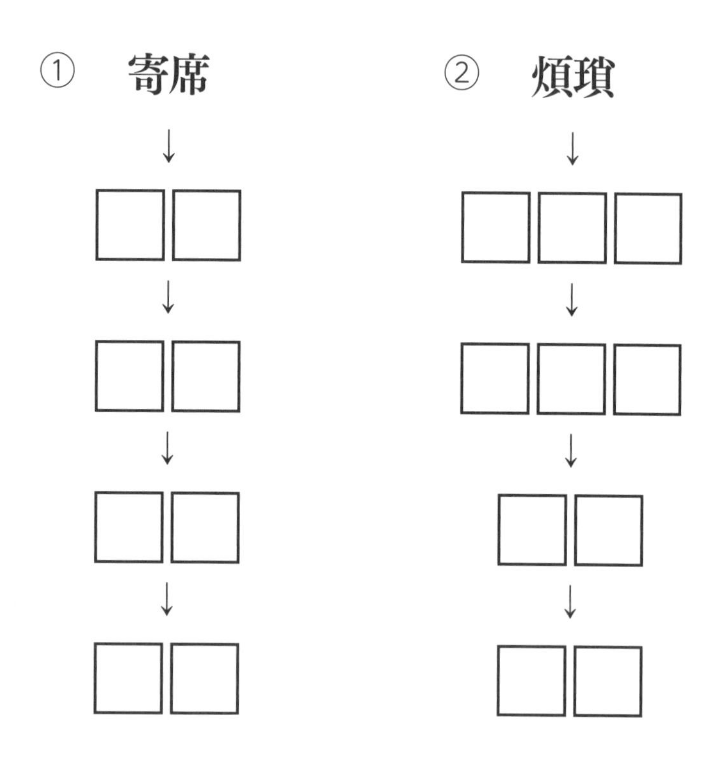

リスト
山葵　足袋　雪駄　読点
枇杷　基督　山茶花　神無月

234ページの答え　①模様　②設計　③思惑　④役得　⑤頭領

回転四文字熟語

226 日目

活性化される脳の部位
前頭葉、頭頂葉
強化される能力
空間認知力

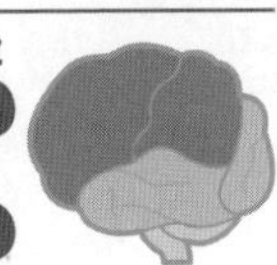

目 標
6分 00秒

学習日
月 日
かかった時間
分 秒
この問題の答えは239ページ

四文字熟語をぐにゃ〜と回転させてみました。元の四文字熟語を推理しましょう。

①

②

③

④

三文字熟語作り

227 日目

活性化される脳の部位
前頭葉、側頭葉
強化される能力
想像力

目標
5分 30秒

学習日
月　日
かかった時間
分　秒
この問題の答えは **240** ページ

上下の漢字をうまく組み合わせて、3文字の熟語が4つできるように、真ん中の空欄に漢字を1つ入れましょう。空欄に入れた漢字を順に読むと、四文字熟語になります。

①

多	万	青	耳
団	増	草	床

②

料	黄	試	貯
虫	所	箱	石

③

往	紅	両	微
類	物	際	差

④

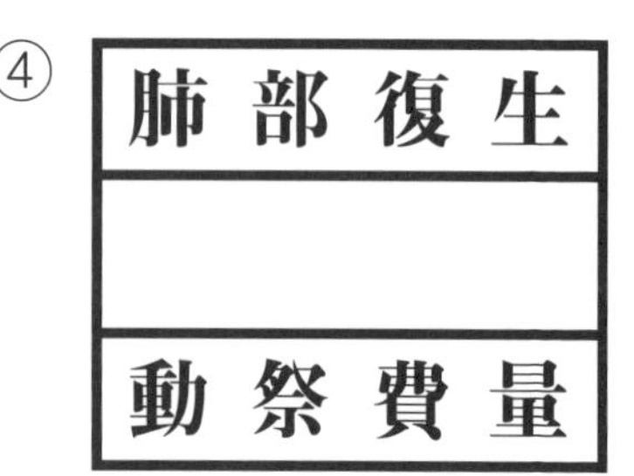

肺	部	復	生
動	祭	費	量

236ページの答え
①寄席(よせ)→雪駄(せった)→足袋(たび)→枇杷(びわ)→山葵(わさび)
②煩瑣(はんさ)→山茶花(さざんか)→神無月(かんなづき)→基督(キリスト)→読点(とうてん)

難読漢字を読もう

228 日目

活性化される脳の部位
前頭葉、側頭葉
強化される能力
語彙力

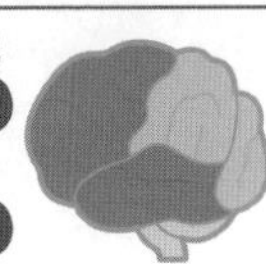

目標
7分 00秒

学習日
月　日
かかった時間
分　秒
この問題の答えは 241 ページ

次の難読漢字を読みましょう。すべて衣服に関連する言葉です。

① 飛白（ところどころかすったような模様）

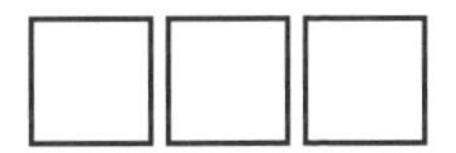

② 烏帽子（元服した男子の冠り物）

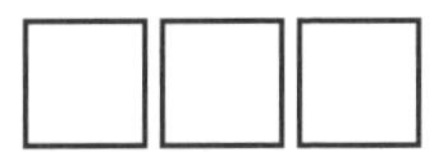

③ 帷子（裏地をつけない衣服）

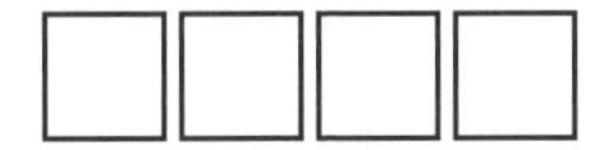

④ 直垂（武家の礼服）

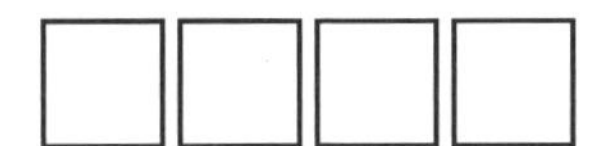

⑤ 唐衣（女官の正装）

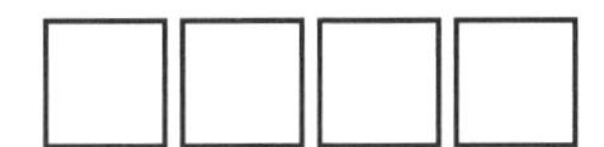

⑥ 十二単（百人一首の女性歌人も着ている）

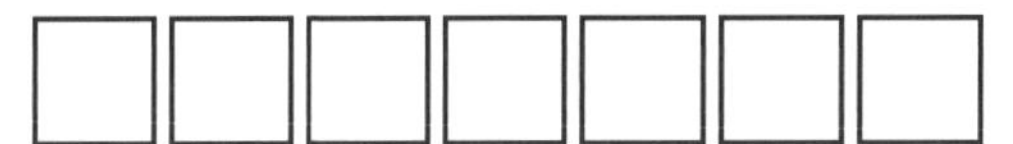

237ページの答え　①紆余曲折　②呉越同舟　③有職故実　④模範解答

ことわざメイキング

229 日目

活性化される脳の部位
前頭葉、側頭葉
強化される能力
語彙力

目標
8分 00秒

学習日
月 日
かかった時間
分 秒
この問題の答えは 242 ページ

□の中に、リストの漢字を入れ、ことわざを完成させてください。

① □すれば□ず

② □の□□□らず

③ □□ち□□せず

④ □□□に□たず

⑤ □□□に□らず

⑥ □けは□の□ならず

⑦ □□□うきに□□らず

リスト

為	嘩	侮
危	寄	窮
近	金	君
喧	後	子
子	持	情
心	親	人
水	先	知
通	覆	返
盆	立	

238ページの答え
①年 ②金 ③生 ④活 → 年金生活

バラバラ熟語

活性化される脳の部位
前頭葉、頭頂葉
強化される能力
空間認知力

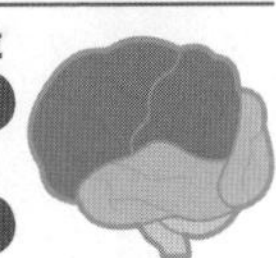

目標
5分 00秒

学習日
月 日
かかった時間
分 秒

この問題の答えは 243 ページ

バラバラになってしまった２文字の熟語をうまく組み立てて、それぞれ職業を表す熟語にしましょう。

①
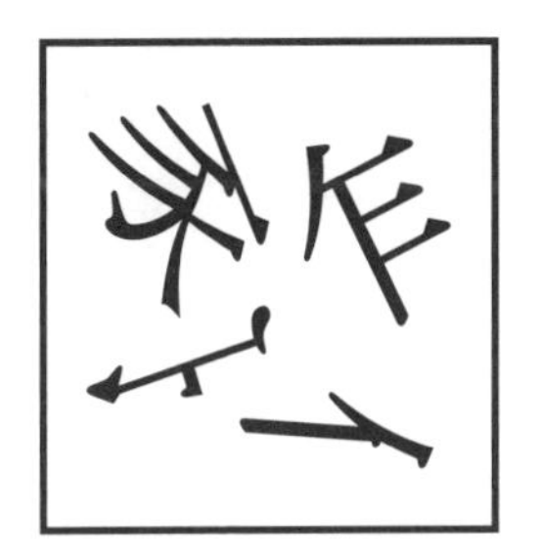

②
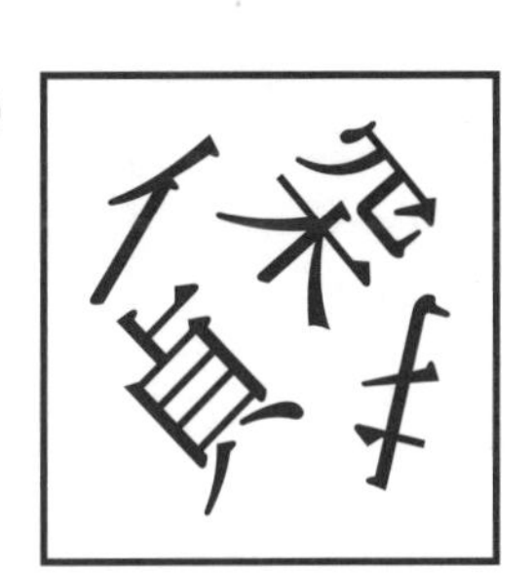

③
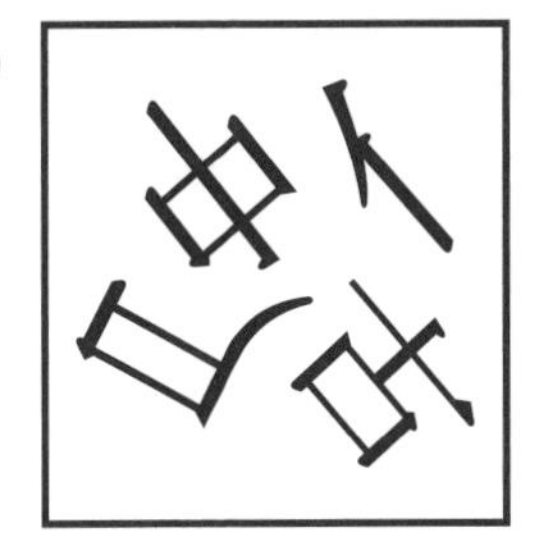

④
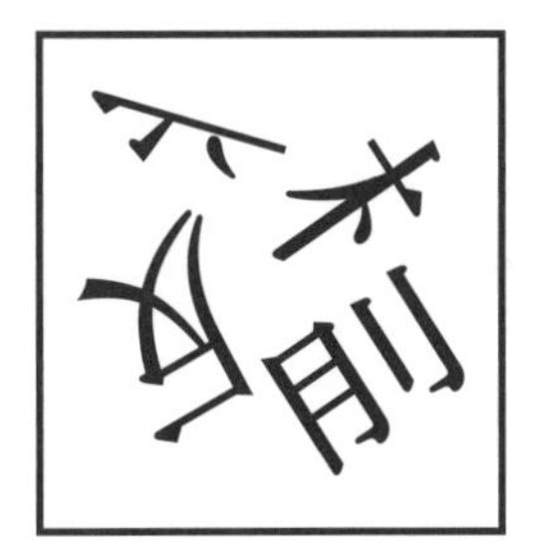

239 ページの答え ①かすり ②えぼし ③かたびら ④ひたたれ ⑤からぎぬ ⑥じゅうにひとえ

三文字熟語リレー 231日目

活性化される脳の部位
前頭葉、側頭葉
強化される能力
語彙力

目標
6分 30秒

学習日
月　日
かかった時間
分　秒
この問題の答えは244ページ

すでに入っている漢字をヒントに、リストの漢字をマスに入れ、熟語を作りましょう。線でつながれたマスには、同じ漢字が入ります。

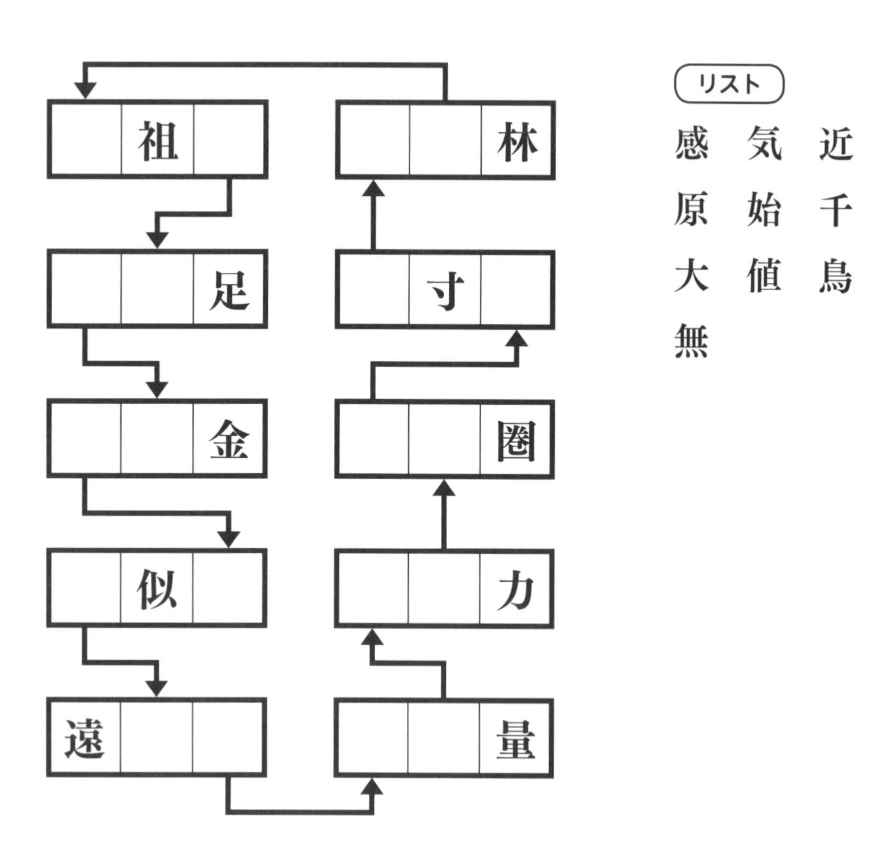

①窮すれば通ず　②親の心子知らず　③金持ち喧嘩せず　④後悔先に立たず
⑤覆水盆に返らず　⑥情けは人の為ならず　⑦君子危うきに近寄らず

四文字熟語シーク

232 日目

活性化される脳の部位
前頭葉、側頭葉
強化される能力
語彙力

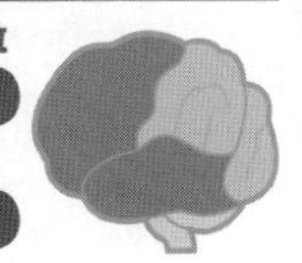

目標
8分 30秒

学習日
月 日
かかった時間
分 秒
この問題の答えは245＆381ページ

「楽天主義」のように、指定された読みから始まる四文字熟語を、タテ・ヨコ・ナナメの一直線に探しましょう。

落	楽	文	連	一	臨	労	臨
花	天	中	金	戦	理	働	時
流	主	呂	態	料	連	組	求
葉	義	勢	風	税	増	勝	業
転	言	和	技	天	課	割	当
運	従	者	長	競	露	進	所
見	兄	貴	若	路	上	天	累
脇	弟	隊	衛	自	塁	陸	停

ラ 楽天主義
リ □□□□
リ □□□□
ル □□□□
レ □□□□
ロ □□□□
ワ 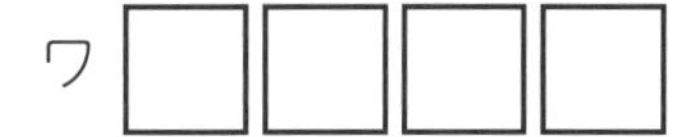
ワ □□□□
ワ □□□□
ワ □□□□

※四文字熟語は、右から左、下から上の方向にも探せます。また、1つの漢字を複数の四文字熟語で使うこともあります。

241ページの答え ①作家 ②探偵 ③仲居 ④板前

穴あき四文字熟語

233 日目

活性化される脳の部位
前頭葉、側頭葉
強化される能力
語彙力

目標
7分 30秒

学習日
月 日
かかった時間
分 秒
この問題の答えは246ページ

リストから漢字を選んで□に入れ、四文字熟語を完成させてください。

① 地□□□
リスト 源 下 資

② 地□□□
□地□□
リスト 下 達 沈 調 現 盤

③ 地□□□
□地□□
□□地□
リスト 土 台 分 方 帯 帳 豪 権 雪

④ 地□□□
□地□□
□□地□
□□□地
リスト 心 天 直 見 送 産 産 場 業 異 変 夢

242ページの答え
（左上から）始祖鳥→千鳥足→値千金→近似値→遠近感→感無量→無気力→大気圏→原寸大→原始林

漢字の足し算

活性化される脳の部位
前頭葉、頭頂葉
強化される能力
空間認知力

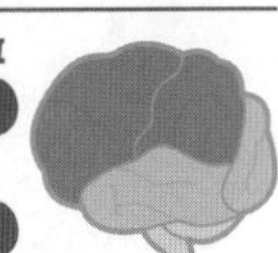

234 日目

目標
7分 00秒

学習日
月 日
かかった時間
分 秒

この問題の答えは 247 ページ

(　　) ごとに漢字のパーツを組み合わせて、それぞれ熟語を作りましょう。

① (貝＋有) ＋ (各＋貝) ＝ □□

② (竹＋官) ＋ (害＋車) ＝ □□

③ (各＋酉) ＋ (辰＋曲) ＝ □□

④ (攵＋方) ＋ (寸＋身) ＝ □□

⑤ (十＋言) ＋ (一＋日＋里) ＝ □□

⑥ (示＋林) ＋ (口＋古＋金) ＝ □□

⑦ (木＋言＋甘) ＋ (義＋言) ＝ □□

⑧ (耳＋又＋走) ＋ (口＋未) ＝ □□

243 ページの答え
リ 陸上競技　リ 臨戦態勢　ル 累進課税　レ 連戦連勝
ロ 露天風呂　ワ 若者言葉　ワ 脇見運転　ワ 和風料理　ワ 割増料金

四字熟語間違い探し

235 日目

活性化される脳の部位
前頭葉、頭頂葉
強化される能力
注意力

目標
7分 00秒

学習日
月 日
かかった時間
分 秒
この問題の答えは 248 ページ

次の四字熟語に使われている漢字は１文字だけ間違っています。リストから漢字を選び、正しい四字熟語にしましょう。

① 危急存乏 → □□□□

② 故時来歴 → □□□□

③ 校紀粛正 → □□□□

④ 質実豪健 → □□□□

⑤ 手尾一貫 → □□□□

⑥ 清心誠意 → □□□□

⑦ 即談即決 → □□□□

⑧ 同省異夢 → □□□□

リスト

綱 剛
首 床
事 誠
断 亡

244ページの答え
①地下資源 ②地盤沈下／現地調達 ③地方分権／土地台帳／豪雪地帯
④地場産業／産地直送／天変地異／夢見心地

熟語しりとり迷路

活性化される脳の部位
前頭葉、側頭葉
強化される能力
ワーキングメモリカ

目標
6分 30秒

学習日
月 日
かかった時間
分 秒
この問題の答えは249ページ

左上の「地球」から右下の「宇宙」まで、熟語の読み方でしりとりしながら進んでください。進めるのはタテ・ヨコで、どの熟語も1度ずつしか通れません。また、すべての熟語を通る必要はありません。

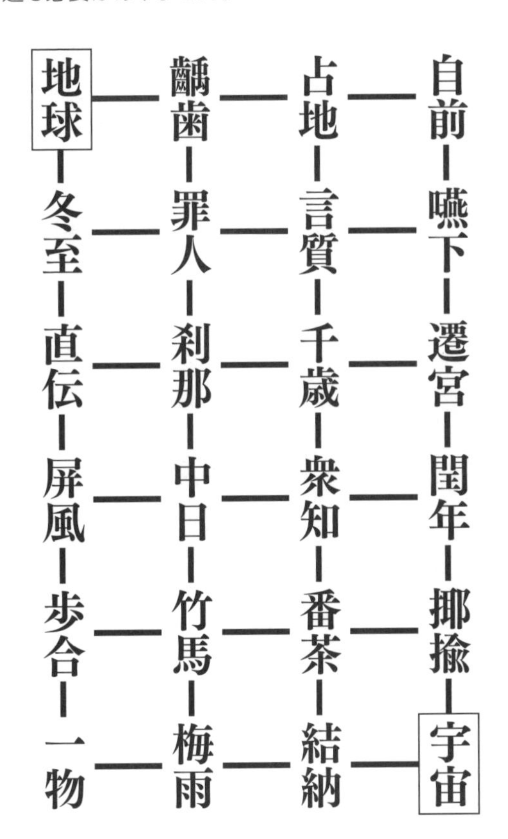

245ページの答え ①賄賂 ②管轄 ③酪農 ④放射 ⑤計量 ⑥禁錮 ⑦謀議 ⑧趣味

双子で熟語

活性化される脳の部位
前頭葉、頭頂葉
強化される能力
空間認知力

237
日目

目標
7分 00秒

学習日
月 日
かかった時間
分 秒
この問題の答えは250ページ

□を埋めて、意味のある熟語を完成させましょう。

① 新人を主役に扌□扌□した

② 雨□雨□の如き軍勢

③ 心理の艹□艹□を描く小説

④ ケガの氵□氵□に温泉に出かけた

⑤ 無我の土□土□に達する

246ページの答え
①危急存亡 ②故事来歴 ③綱紀粛正 ④質実剛健 ⑤首尾一貫 ⑥誠心誠意 ⑦即断即決 ⑧同床異夢

逆読みシーク

活性化される脳の部位
前頭葉、頭頂葉
強化される能力
注意力

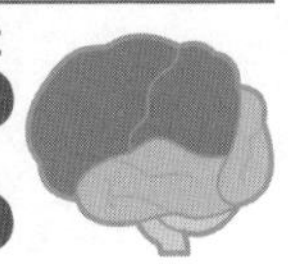

238 日目

目標 8分 00秒

学習日	月	日
かかった時間	分	秒

この問題の答えは 381 ページ

「検診」「真剣」のように読みが逆の関係にある2文字の熟語を、ペアにして探しましょう。探す方向は、上→下と左→右の2つです。ナナメはありません。また、すべての漢字を1度ずつ使います。

健	康	金	軌	道	使	命	騎
司	法	塊	食	朝	刊	夜	虎
周	市	販	事	演	歌	学	補
辺	無	近	眼	武	検	診	強
同	情	根	菜	士	不	常	務
期	古	希	奉	貢	精	辞	職
競	歩	名	仕	献	編	集	世
元	支	刺	楽	屋	官	火	話
金	部	真	剣	半	庁	炎	再
菖	蒲	早	稲	紙	皆	勤	婚

247ページの答え

地球(ちきゅう)→齲歯(うし)→占地(しめじ)→自前(じまえ)→嚥下(えんげ)→言質(げんち)→千歳(ちとせ)→刹那(せつな)→中日(なかび)→屏風(びょうぶ)→歩合(ぶあい)→一物(いちもつ)→梅雨(つゆ)→結納(ゆいのう)→宇宙(うちゅう)

難読熟語しりとり

239日目

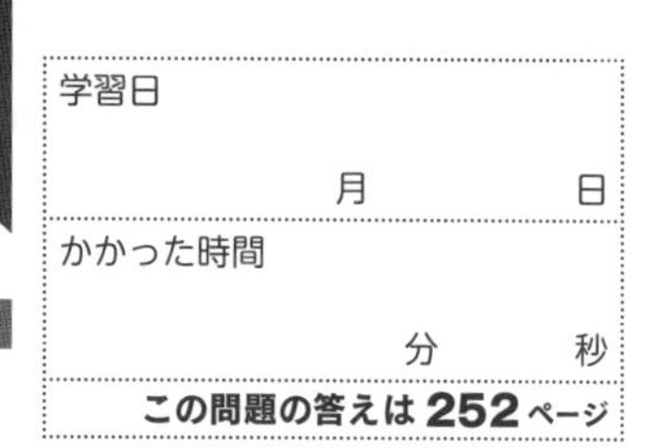

活性化される脳の部位
前頭葉、側頭葉
強化される能力
語彙力

目標
8分 00秒

リストから熟語を選んで、読みのしりとりを完成させましょう。

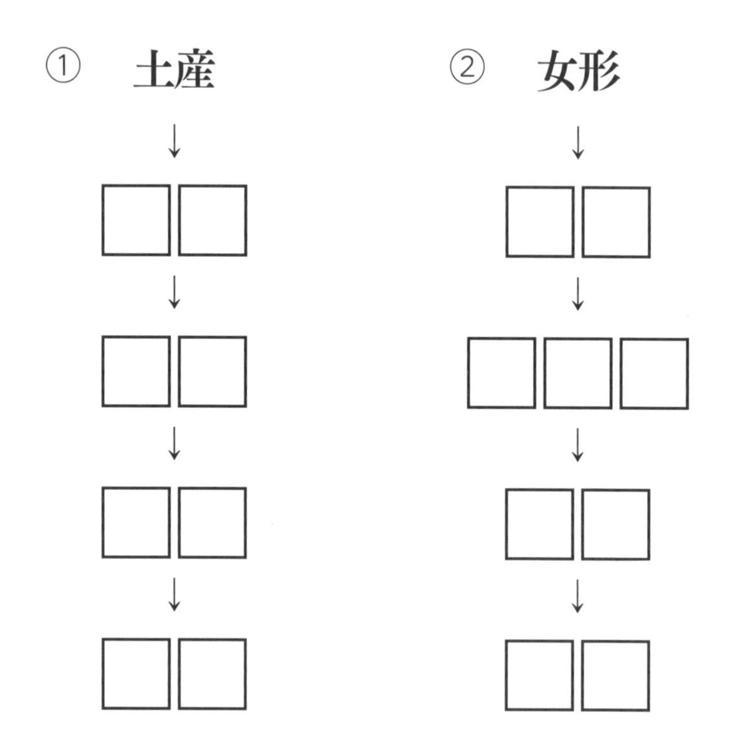

リスト　外道　家鴨　政所　苦汁
海胆　流転　柳眉　露西亜

248ページの答え　①抜擢　②雲霞　③葛藤　④湯治　⑤境地

回転四文字熟語

活性化される脳の部位
前頭葉、頭頂葉
強化される能力
空間認知力

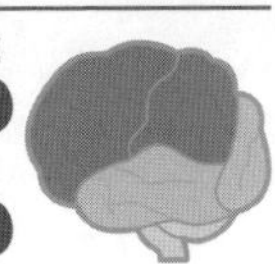

240 日目

目標 6分 00秒

学習日	月 日
かかった時間	分 秒

この問題の答えは 253 ページ

四文字熟語をぐにゃ〜と回転させてみました。元の四文字熟語を推理しましょう。

①

②

③

④

三文字熟語作り

241 日目

活性化される脳の部位
前頭葉、側頭葉
強化される能力
想像力

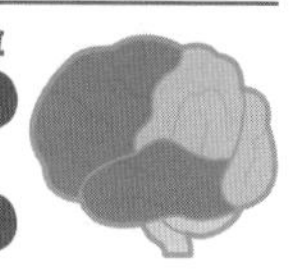

目標
5分 30秒

学習日　　月　　日
かかった時間　　分　　秒

この問題の答えは254ページ

上下の漢字をうまく組み合わせて、3文字の熟語が4つできるように、真ん中の空欄に漢字を1つ入れましょう。空欄に入れた漢字を順に読むと、四文字熟語になります。

①

地	太	金	扁
足	楽	糖	線

②

大	日	中	違
剤	魂	感	見

③

民	天	坊	自
頭	性	化	教

④

不	同	名	律
語	者	理	人

250ページの答え
①土産(みやげ)→外道(げどう)→海胆(うに)→苦汁(にがり)→柳眉(りゅうび)
②女形(おやま)→政所(まんどころ)→露西亜(ロシア)→家鴨(あひる)→流転(るてん)

難読漢字を読もう 242日目

活性化される脳の部位
前頭葉、側頭葉
強化される能力
語彙力

目標
7分 00秒

学習日
月　日
かかった時間
分　秒
この問題の答えは255ページ

次の難読漢字を読みましょう。すべて文学史に欠かせない作品です。

① 更級日記（菅原孝標の女作）

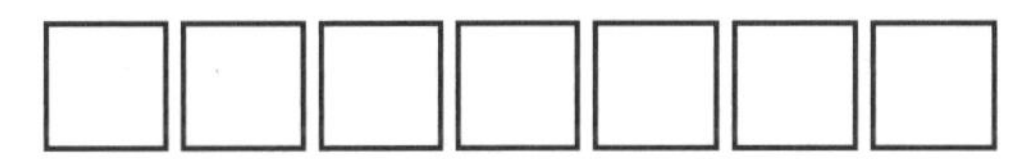

② 十六夜日記（阿仏尼作）

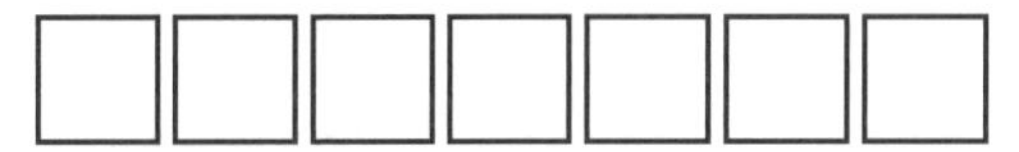

③ 徒然草（吉田兼好作）

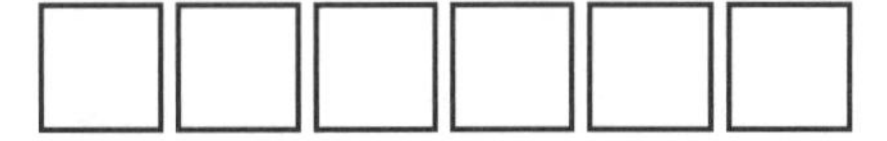

④ 本朝通鑑（林羅山・鵞峯共編の歴史書）

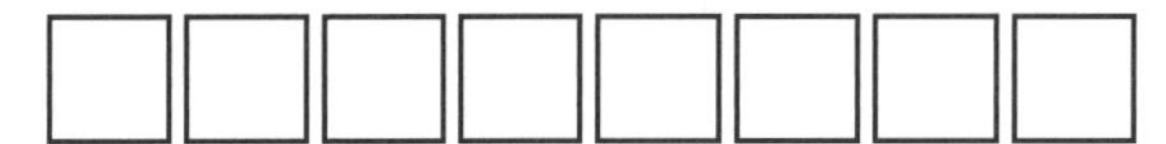

⑤ 高野聖（泉鏡花作）

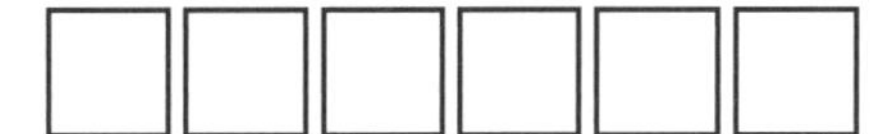

⑥ 細雪（谷崎潤一郎作）

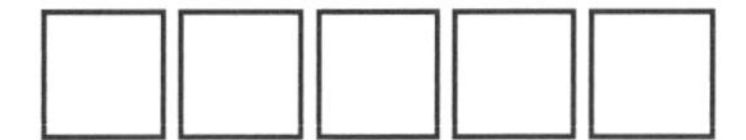

251ページの答え　①和洋折衷　②離合集散　③麻婆豆腐　④曖昧模糊

ことわざメイキング

243 日目

活性化される脳の部位
前頭葉、側頭葉
強化される能力
語彙力

目標
8分 00秒

学習日
月 日
かかった時間
分 秒

この問題の答えは 256 ページ

□の中に、リストの漢字を入れ、ことわざを完成させてください。

① □に□□

② □いては□に□え

③ □には□を□れよ

④ □は□いうちに□て

⑤ □い□には□かれろ

⑥ □り□には□がある

⑦ □んで□に□る□の□

リスト

夏 火 巻
残 子 珠
従 真 打
虫 長 鉄
豚 入 入
熱 念 念
飛 福 物
物 老

252ページの答え
①平 ②和 ③主 ④義 → 平和主義

四文字熟語シーク

244 日目

活性化される脳の部位
前頭葉、側頭葉
強化される能力
語彙力

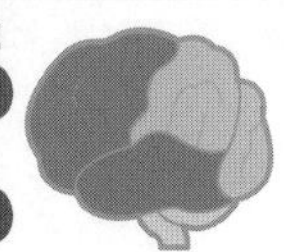

目標
8分 30秒

学習日 月 日
かかった時間 分 秒
この問題の答えは257&381ページ

「二律背反」のように、指定された漢数字から始まる四文字熟語を、タテ・ヨコ・ナナメの一直線に探しましょう。

八	卦	二	律	背	反	一	三
犬	方	二	三	五	五	身	日
出	九	美	里	月	一	厘	天
七	八	夢	人	体	六	九	下
言	中	形	四	法	八	分	倒
絶	十	心	全	面	四	九	十
句	二	書	過	六	楚	里	転
一	心	不	乱	一	八	歌	七

一 □□□□
二 二律背反
三 □□□□
四 □□□□
五 □□□□
六 □□□□
七 □□□□
八 □□□□
九 □□□□
十 □□□□

※四文字熟語は、右から左、下から上の方向にも探せます。また、1つの漢字を複数の四文字熟語で使うこともあります。

253ページの答え ①さらしなにっき ②いざよいにっき ③つれづれぐさ ④ほんちょうつがん ⑤こうやひじり ⑥ささめゆき

穴あき四文字熟語

245 日目

学習日 月 日

かかった時間 分 秒

活性化される脳の部位
前頭葉、側頭葉
強化される能力
語彙力

目標
7分 30秒

この問題の答えは 258 ページ

リストから漢字を選んで□に入れ、四文字熟語を完成させてください。

① 火□□□

リスト 禁 気 厳

② 火□□□
□火□□

リスト 山 作 消 活 動 業

③ 火□□□
□火□□
□□火□

リスト 花 会 山 大 電 発 風 力 林

④ 火□□□
□火□□
□□火□
□□□火

リスト 不 石 知 金 保 険 庫 光 災 耐 電 型

254 ページの答え
①豚に真珠 ②老いては子に従え ③念には念を入れよ ④鉄は熱いうちに打て ⑤長い物には巻かれろ ⑥残り物には福がある ⑦飛んで火に入る夏の虫

漢字の足し算

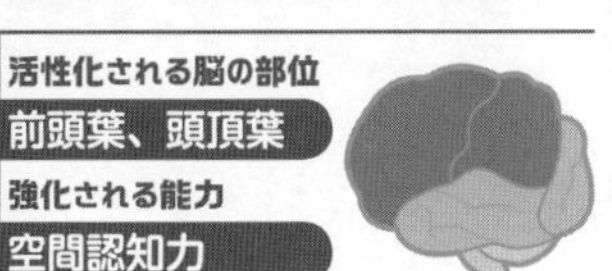

246日目

目標 7分 00秒

学習日	月 日
かかった時間	分 秒

この問題の答えは259ページ

（　）ごとに漢字のパーツを組み合わせて、それぞれ熟語を作りましょう。

① (木＋幾) ＋ (云＋車) ＝ □□

② (口＋今) ＋ (口＋未) ＝ □□

③ (田＋糸) ＋ (月＋包) ＝ □□

④ (イ＋昔) ＋ (京＋日) ＝ □□

⑤ (頁＋川) ＋ (言＋周) ＝ □□

⑥ (言＋成) ＋ (日＋心＋立) ＝ □□

⑦ (イ＋建) ＋ (寸＋豆＋門) ＝ □□

⑧ (ム＋禾) ＋ (口＋五＋言) ＝ □□

255ページの答え
一 一心不乱　三 三日天下　四 四面楚歌　五 五月人形
六 六法全書　七 七言絶句　八 八方美人　九 九分九厘　十 十中八九

四字熟語間違い探し

247 日目

学習日
月　日
かかった時間
分　秒
この問題の答えは 260 ページ

活性化される脳の部位
前頭葉、頭頂葉
強化される能力
注意力

目標
7分 00秒

次の四字熟語に使われている漢字は1文字だけ間違っています。リストから漢字を選び、正しい四字熟語にしましょう。

① 一語一会 → □□□□

② 極楽丈土 → □□□□

③ 豪華絹爛 → □□□□

④ 縦横無人 → □□□□

⑤ 台風一家 → □□□□

⑥ 年高序列 → □□□□

⑦ 本末転踏 → □□□□

⑧ 油断大滴 → □□□□

リスト

過　期
功　絢
浄　尽
敵　倒

256ページの答え
①火気厳禁　②火山活動／消火作業　③火力発電／花火大会／風林火山
④火災保険／耐火金庫／不知火型／電光石火

熟語しりとり迷路

248 日目

活性化される脳の部位
前頭葉、側頭葉
強化される能力
ワーキングメモリカ

目標
6分 30秒

学習日
月 日
かかった時間
分 秒
この問題の答えは **261** ページ

左上の「父親」から右下の「母親」まで、熟語の読み方でしりとりしながら進んでください。進めるのはタテ・ヨコで、どの熟語も１度ずつしか通れません。また、すべての熟語を通る必要はありません。

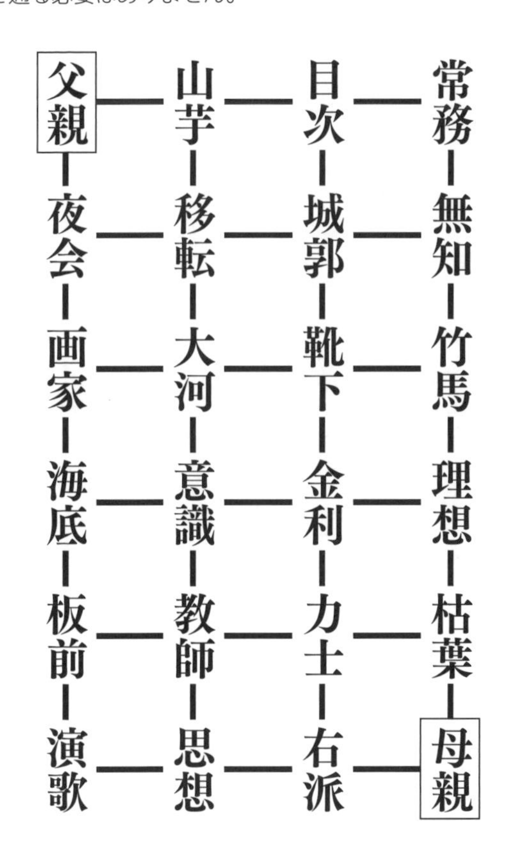

257ページの答え　①機転　②吟味　③細胞　④借景　⑤順調　⑥誠意　⑦健闘　⑧私語

同音異義語書き取り

249 日目

活性化される脳の部位
前頭葉、側頭葉
強化される能力
語彙力

目標
6分 00秒

学習日
月　日
かかった時間
分　秒
この問題の答えは262ページ

同音異義語を□の中に書き入れましょう。

① □□（しんちょう）測定を□□（しんちょう）に行った

② □□（いじ）でも同じ水準を□□（いじ）するぞ

③ □□（かくしん）に迫る意見だと□□（かくしん）した

④ □□（こうかい）に出たことを□□（こうかい）した

⑤ □□（ゆうしゅう）な成績で□□（ゆうしゅう）の美を飾った

258ページの答え
①一期一会　②極楽浄土　③豪華絢爛　④縦横無尽　⑤台風一過　⑥年功序列
⑦本末転倒　⑧油断大敵

逆読みシーク

250 日目

活性化される脳の部位
前頭葉、頭頂葉
強化される能力
注意力

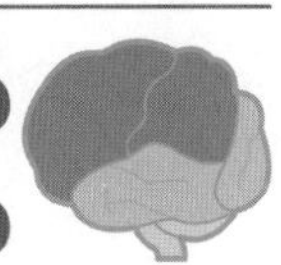

目標
8分 00秒

学習日
月　日
かかった時間
分　秒
この問題の答えは 382 ページ

「東京」「教頭」のように読みが逆の関係にある2文字の熟語を、ペアにして探しましょう。探す方向は、上→下と左→右の2つです。ナナメはありません。また、すべての漢字を1度ずつ使います。

恩	師	修	御	関	与	介	抱
異	郷	繕	大	士	快	勝	紀
仮	休	診	経	星	豪	東	行
眠	公	表	過	紫	華	京	体
紹	介	万	国	苑	標	胸	温
宮	教	頭	妻	崩	高	囲	予
殿	綿	花	子	壊	通	用	感
腰	痛	禅	宗	電	球	司	民
制	進	級	化	工	期	祭	家
度	家	計	合	仮	面	黒	板

259ページの答え
父親(ちちおや)→山芋(やまいも)→目次(もくじ)→城郭(じょうかく)→靴下(くつした)→大河(たいが)→画家(がか)→海底(かいてい)→意識(いしき)→教師(きょうし)→思想(しそう)→右派(うは)→母親(ははおや)

難読熟語しりとり

251日目

活性化される脳の部位
前頭葉、側頭葉
強化される能力
語彙力

目標
8分 00秒

学習日
月　日
かかった時間
分　秒
この問題の答えは264ページ

リストから熟語を選んで、読みのしりとりを完成させましょう。

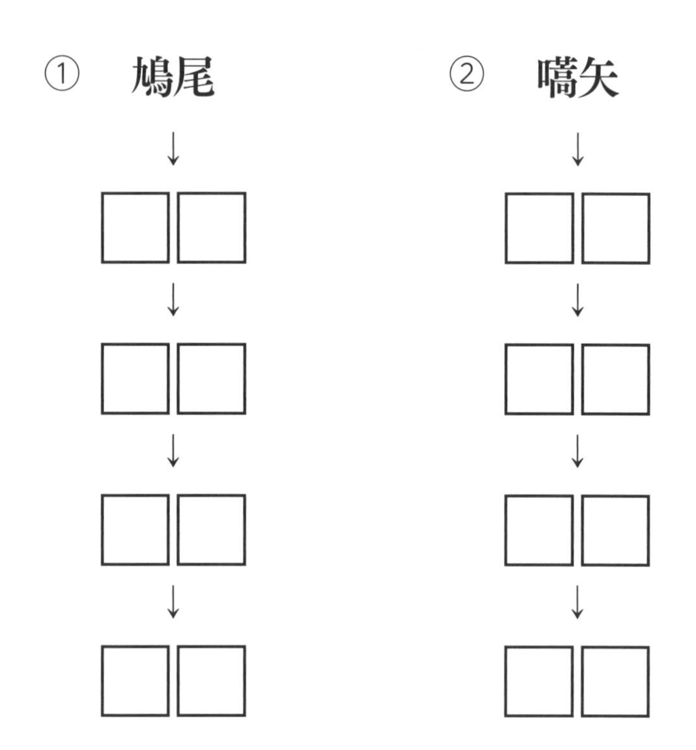

リスト　不躾　印籠　耳朶　柚子
産湯　紙魚　剣呑　蝶番

面白漢字

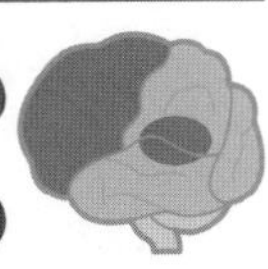

活性化される脳の部位
前頭葉、側頭頭頂接合部
強化される能力
想像力

252
日目

目標
5分 00秒

学習日
月 日
かかった時間
分 秒
この問題の答えは265ページ

ちょっと変わった漢字でできた熟語です。トンチを働かせて、それぞれの熟語が表している、ことわざや慣用句を考えましょう。

① 壁障子

周りにご注意

② 生馬

都会は怖いよ

二文字熟語作り

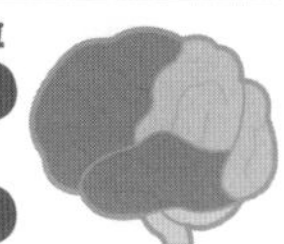

活性化される脳の部位
前頭葉、側頭葉
強化される能力
想像力

253
日目

目標
5分 30秒

学習日
月　日
かかった時間
分　秒
この問題の答えは266ページ

矢印の方向に読むと、周囲にある8つのどの漢字とも2文字の熟語ができるように、中央のマスに漢字を書き込みましょう。マスに書き込んだ4つの漢字を組み合わせると、四字熟語になります。

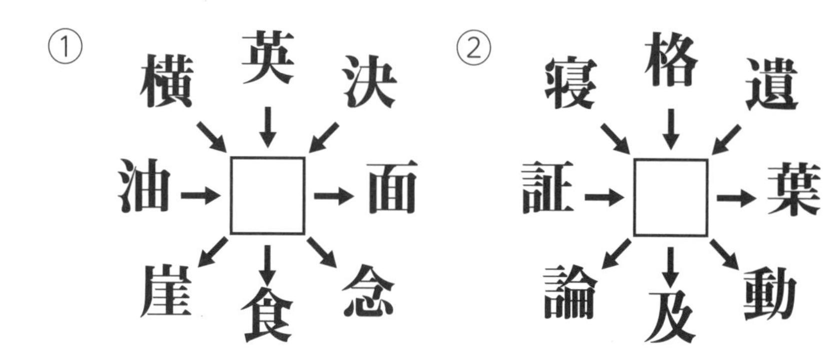

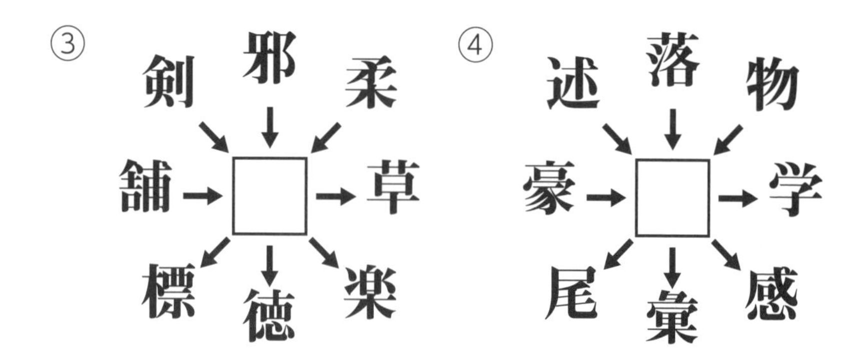

262ページの答え
①鳩尾(みぞおち)→蝶番(ちょうつがい)→印籠(いんろう)→産湯(うぶゆ)→柚子(ゆず)
②嚆矢(こうし)→紙魚(しみ)→耳朶(みみたぶ)→不躾(ぶしつけ)→剣呑(けんのん)

正しく直そう

254
日目

活性化される脳の部位
前頭葉、側頭葉
強化される能力
注意力

目標
6分 30秒

学習日
月 日
かかった時間
分 秒
この問題の答えは 267 ページ

下の文章には、間違った漢字が７個あります。正しい漢字に直しましょう。

呉越同舟とは、検悪な関係の者同志が一つの船に乗った状態をさすように思われているが、その由来は犬縁の仲だった呉と越の国の人が、遇然乗り合わせた船が暴風で遭難しかけた折り、力を合わせて難極を乗り切ったという誇事に基づくもので、仲の悪い者が同じ目的のために一時的に協力する、というのが奔来の意味なのである。

263ページの答え
①壁に耳あり障子に目あり
②生き馬の目を抜く

熟語組み立て

255
日目

活性化される脳の部位
前頭葉、頭頂葉
強化される能力
空間認知力

目標
5分 30秒

学習日
月　日
かかった時間
分　秒
この問題の答えは268ページ

□には①〜⑧に共通する漢字1字を、○には下のリストから1つずつ選んで漢字を入れ、3文字の熟語を完成させましょう。

① 生□○　② 金□○

③ 紅□○　④ 裸□○

⑤ 横□○　⑥ 紙□○

⑦ 春□○　⑧ 間□○

リスト

貫　点　番　重　封　本　線　髪

264ページの答え　①断　②言　③道　④語　→　言語道断

四文字熟語シーク

256
日目

活性化される脳の部位
前頭葉、側頭葉
強化される能力
語彙力

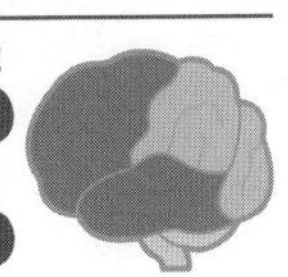

目標
8分 30秒

学習日
月　日
かかった時間
分　秒
この問題の答えは269＆382ページ

「永劫回帰」のように、指定された読みから始まる四文字熟語を、タテ・ヨコ・ナナメの一直線に探しましょう。

一	対	全	体	永	生	中	立
異	句	同	音	舞	劫	人	一
揆	心	伝	身	以	振	回	時
一	悪	有	象	無	象	盤	帰
民	剛	口	功	整	抜	円	大
農	外	二	雑	足	調	型	膨
村	柔	役	差	言	運	末	中
案	内	足	聞	我	是	如	年

※四文字熟語は、右から左、下から上の方向にも探せます。また、1つの漢字を複数の四文字熟語で使うこともあります。

ア □□□□

イ □□□□

ウ □□□□

エ 永劫回帰

オ □□□□

ナ □□□□

ニ □□□□

ヌ □□□□

ネ □□□□

ノ □□□□

265ページの答え
①検悪→険悪　②同志→同士　③犬縁→犬猿　④遇然→偶然　⑤難極→難局
⑥誇事→故事　⑦奔来→本来

穴あき四文字熟語

257 日目

活性化される脳の部位
前頭葉、側頭葉
強化される能力
語彙力

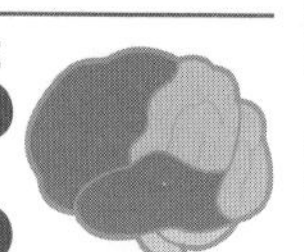

目標
7分 30秒

学習日
月　日
かかった時間
分　秒
この問題の答えは 270 ページ

リストから漢字を選んで□に入れ、四文字熟語を完成させてください。

① 時□□□
リスト　考　代　証

② 時□□□
□時□□
リスト　列　差　車　通　勤　臨

③ 時□□□
□時□□
□□時□
リスト　一　中　問　所　計　事　題　得　懐

④ 時□□□
□時□□
□□時□
□□□時
リスト　宇　同　治　限　金　通　弾　間　訳　眠　爆　睡

266 ページの答え　①生一本　②金一封　③紅一点　④裸一貫　⑤横一線　⑥紙一重　⑦春一番　⑧間一髪

漢字の足し算

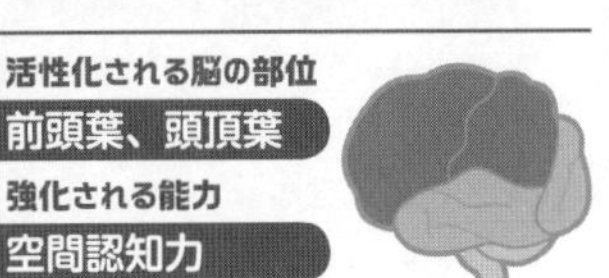

258
日目

目標
7分 00秒

学習日
月　日
かかった時間
分　秒

この問題の答えは271ページ

(　)ごとに漢字のパーツを組み合わせて、それぞれ熟語を作りましょう。

① (予＋里) ＋ (虫＋亦) ＝ □□

② (女＋少) ＋ (令＋歯) ＝ □□

③ (丸＋幸) ＋ (心＋今) ＝ □□

④ (丁＋火) ＋ (竹＋龍) ＝ □□

⑤ (九＋穴) ＋ (日＋月) ＝ □□

⑥ (大＋小) ＋ (山＋立＋而) ＝ □□

⑦ (又＋土＋糸) ＋ (貝＋弗) ＝ □□

⑧ (イ＋口＋木) ＋ (竹＋官) ＝ □□

267ページの答え
ア 悪口雑言　イ 一心同体　ウ 有象無象　オ 大盤振舞
ナ 内柔外剛　ニ 如是我聞　ヌ 抜足差足　ネ 年末調整　ノ 農民一揆

四字熟語間違い探し

259 日目

活性化される脳の部位
前頭葉、頭頂葉
強化される能力
注意力

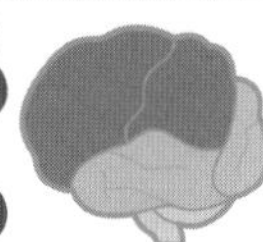

目標
7分 00秒

学習日
月　日
かかった時間
分　秒

この問題の答えは 272 ページ

次の四字熟語に使われている漢字は１文字だけ間違っています。リストから漢字を選び、正しい四字熟語にしましょう。

① 意心伝心 → □□□□

② 仮装敵国 → □□□□

③ 夏炉冬戦 → □□□□

④ 三身一体 → □□□□

⑤ 人生航路 → □□□□

⑥ 放香高吟 → □□□□

⑦ 唯我独損 → □□□□

⑧ 和魂洋祭 → □□□□

リスト
以　位
歌　行
才　扇
想　尊

268 ページの答え
①時代考証　②時差通勤／臨時列車　③時事問題／一時所得／懐中時計
④時限爆弾／同時通訳／睡眠時間／宇治金時

熟語しりとり迷路

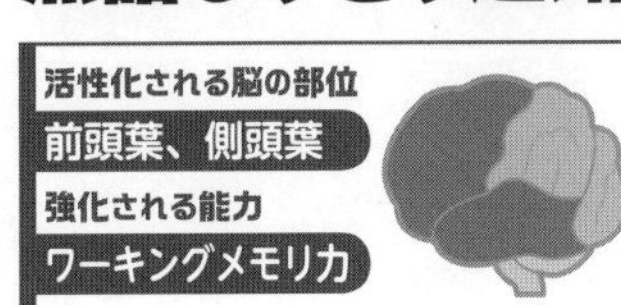

目標
6分 30秒

学習日
月 日
かかった時間
分 秒
この問題の答えは273ページ

左上の「親子」から右下の「兄弟」まで、熟語の読み方でしりとりしながら進んでください。進めるのはタテ・ヨコで、どの熟語も1度ずつしか通れません。また、すべての熟語を通る必要はありません。

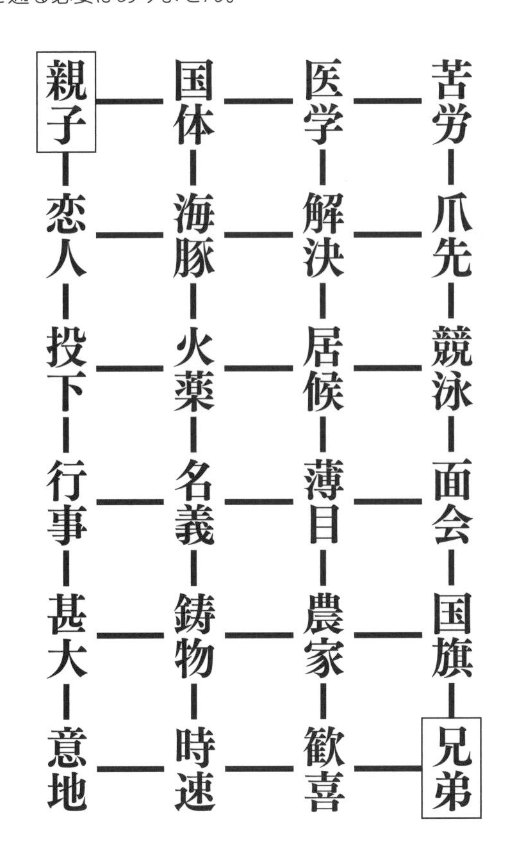

269ページの答え ①野蛮 ②妙齢 ③執念 ④灯籠 ⑤究明 ⑥尖端 ⑦経費 ⑧保管

同音異義語書き取り

261日目

活性化される脳の部位
前頭葉、側頭葉
強化される能力
語彙力

目標
6分 00秒

学習日
月 日
かかった時間
分 秒
この問題の答えは274ページ

同音異義語を□の中に書き入れましょう。

① □□（ちょうはつ）の若者が大人を□□（ちょうはつ）している

② □□（かいぎ）が進むが、□□（かいぎ）的意見が多い

③ □□（へいこう）線をたどる会議に□□（へいこう）した

④ □□（けっしょく）のせいで□□（けっしょく）がさえない児童

⑤ 世界の□□（こくめい）を□□（こくめい）に記した

270ページの答え
①以心伝心　②仮想敵国　③夏炉冬扇　④三位一体　⑤人生行路　⑥放歌高吟
⑦唯我独尊　⑧和魂洋才

逆読みシーク

262 日目

活性化される脳の部位
前頭葉、頭頂葉
強化される能力
注意力

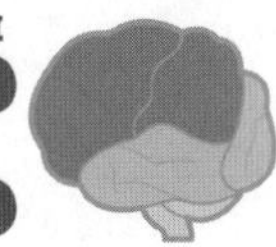

目標
8分 00秒

学習日
月 日
かかった時間
分 秒

この問題の答えは 382 ページ

「沿岸」「岩塩」のように読みが逆の関係にある２文字の熟語を、ペアにして探しましょう。探す方向は、上→下と左→右の２つです。ナナメはありません。また、すべての漢字を１度ずつ使います。

謝	意	近	海	仲	介	還	大
青	沿	岸	革	命	急	元	気
雲	時	報	計	上	所	格	子
共	海	洋	祖	賛	聴	覚	医
感	覚	悟	国	辞	異	店	者
明	確	初	球	岩	性	頭	解
懐	中	運	読	塩	環	境	禁
法	期	勢	点	玄	持	参	情
事	待	思	格	関	互	角	景
妖	怪	考	調	告	訴	誠	意

271ページの答え
親子(おやこ)→国体(こくたい)→海豚(いるか)→解決(かいけつ)→爪先(つまさき)→競泳(きょうえい)→居候(いそうろう)→薄目(うすめ)→名義(めいぎ)→行事(ぎょうじ)→甚大(じんだい)→鋳物(いもの)→農家(のうか)→歓喜(かんき)→兄弟(きょうだい)

難読熟語しりとり

263 日目

活性化される脳の部位
前頭葉、側頭葉
強化される能力
語彙力

目標
8分 00秒

学習日
月　日
かかった時間
分　秒
この問題の答えは276ページ

リストから熟語を選んで、読みのしりとりを完成させましょう。

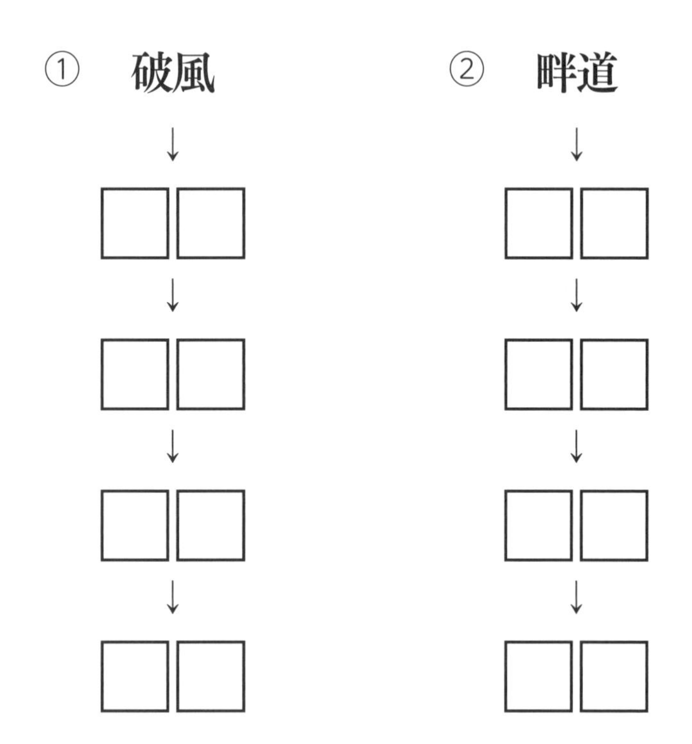

リスト　生簀　迂闊　垂涎　菩提
河豚　悪阻　愚弄　矮鶏

272ページの答え　①長髪／挑発　②会議／懐疑　③平行／閉口　④欠食／血色　⑤国名／克明

面白漢字

活性化される脳の部位
前頭葉、側頭頭頂接合部
強化される能力
想像力

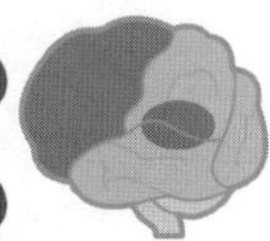

264
日目

目標
5分 00秒

学習日
月 日
かかった時間
分 秒

この問題の答えは277ページ

ちょっと変わった漢字でできた熟語です。トンチを働かせて、それぞれの熟語が表している、ことわざや慣用句を考えましょう。

①

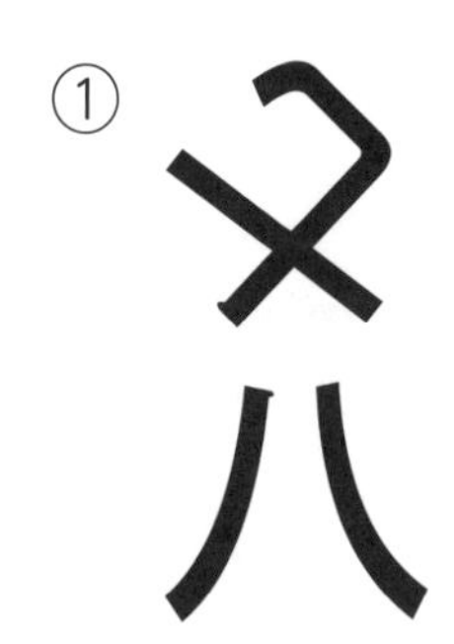

頑張りが大事

②

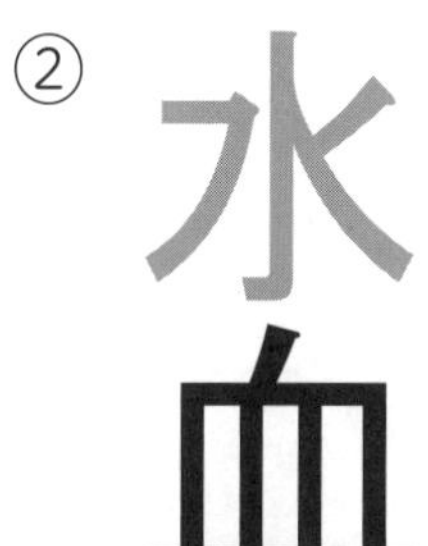

頼りになります

二文字熟語作り

265 日目

活性化される脳の部位
前頭葉、側頭葉
強化される能力
想像力

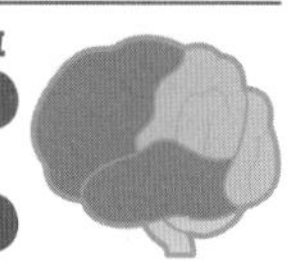

目標
5分 30秒

学習日
月　日
かかった時間
分　秒
この問題の答えは 278ページ

矢印の方向に読むと、周囲にある8つのどの漢字とも2文字の熟語ができるように、中央のマスに漢字を書き込みましょう。マスに書き込んだ4つの漢字を組み合わせると、四字熟語になります。

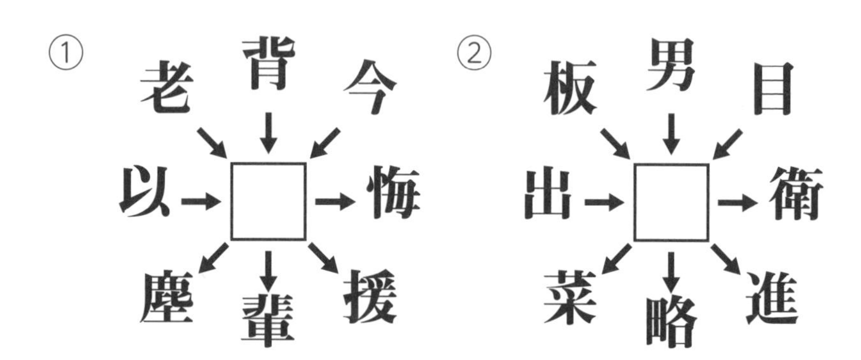

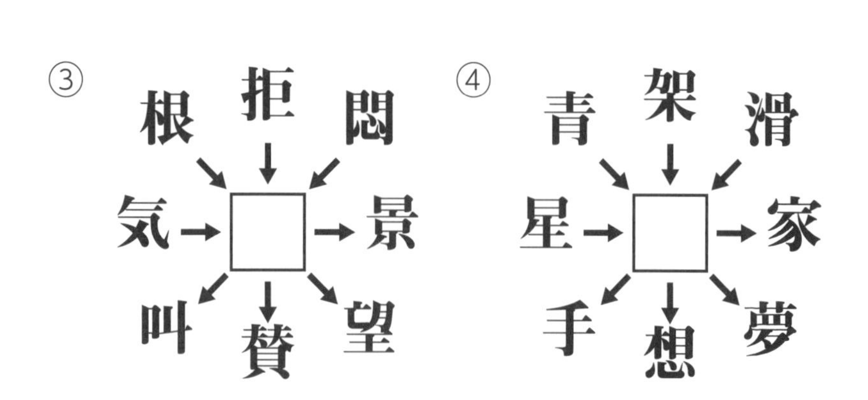

正しく直そう

活性化される脳の部位
前頭葉、側頭葉
強化される能力
注意力

目標
6分 30秒

学習日	
月	日
かかった時間	
分	秒

この問題の答えは279ページ

下の文章には、間違った漢字が7個あります。正しい漢字に直しましょう。

　十二支に猫がいないのは、神様が十二支を決める際に、鼠が猫に意地悪して間違った集号日時を教えたため、猫が線から漏れたのだといわれている。猫が鼠を追い回すのは、その責年の浦みを晴らすためなんだそうだ。虎が代裏で入っているから勘便、とはいかないようだ。ちなみに世界の十二支には、猫が含まれるものも存材するという。

275ページの答え
①七転び八起き
②血は水よりも濃い

熟語組み立て

活性化される脳の部位
前頭葉、頭頂葉
強化される能力
空間認知力

267
日目

目標
5分 30秒

学習日
月 日
かかった時間
分 秒
この問題の答えは280ページ

□には①～⑧に共通する漢字1字を、○には下のリストから1つずつ選んで漢字を入れ、3文字の熟語を完成させましょう。

① 大□○　② 小□○

③ 入□○　④ 水□○

⑤ 天□○　⑥ 歩□○

⑦ 柔□○　⑧ 修□○

リスト

虫　橋　芸　雲　院　具　管　着

276ページの答え
①後　②前　③絶　④空　→　空前絶後

四文字熟語シーク

268 日目

活性化される脳の部位
前頭葉、側頭葉
強化される能力
語彙力

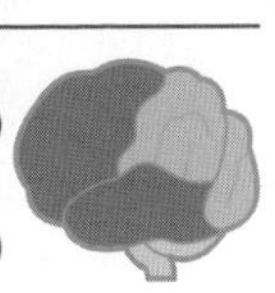

目標
8分 30秒

学習日
月 日
かかった時間
分 秒
この問題の答えは281 & 382ページ

「盧遮那仏」のように、指定された読みから始まる四文字熟語を、タテ・ヨコ・ナナメの一直線に探しましょう。

世	三	衆	浴	場	理	論	藉
出	千	人	才	沐	功	述	狼
身	客	環	漢	行	戒	語	花
立	酔	視	賞	女	旅	斎	落
冷	盧	生	殺	与	奪	業	第
脚	血	遮	夢	範	垂	先	率
期	清	動	那	死	病	苦	生
間	体	生	物	仏	念	空	真

サ □□□□
シ □□□□
ス □□□□
セ □□□□
ソ □□□□
ラ □□□□
リ □□□□
ル 盧遮那仏
レ □□□□
ロ □□□□

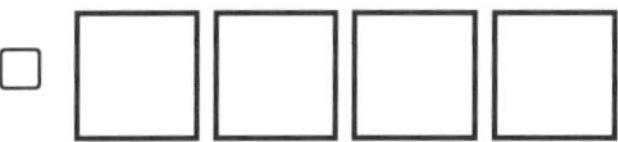

※四文字熟語は、右から左、下から上の方向にも探せます。また、1つの漢字を複数の四文字熟語で使うこともあります。

277ページの答え ①集号→集合 ②線→選 ③責年→積年 ④浦み→恨み ⑤代裏→代理 ⑥勘便→勘弁 ⑦存材→存在

穴あき四文字熟語

活性化される脳の部位
前頭葉、側頭葉
強化される能力
語彙力

269
日目

目標
7分 30秒

学習日
月 日
かかった時間
分 秒
この問題の答えは 282 ページ

リストから漢字を選んで□に入れ、四文字熟語を完成させてください。

① 民□□□
リスト 音 族 楽

② 民□□□
□民□□
リスト 市 主 主 動 運 義

③ 民□□□
□民□□
□□民□
リスト 力 文 由 自 活 制 間 統 権

④ 民□□□
□民□□
□□民□
□□□民
リスト 市 名 住 訟 票 投 事 馬 訴 族 誉 騎

278ページの答え ①大道芸 ②小道具 ③入道雲 ④水道管 ⑤天道虫 ⑥歩道橋 ⑦柔道着 ⑧修道院

漢字の足し算

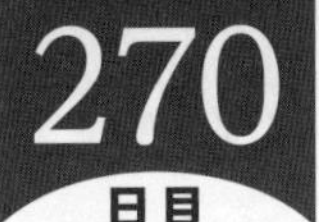

活性化される脳の部位
前頭葉、頭頂葉
強化される能力
空間認知力

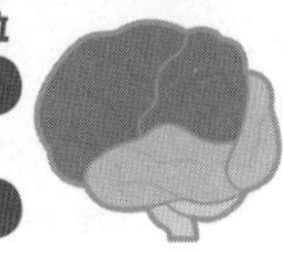

目標
7分 00秒

学習日
月　日
かかった時間
分　秒

この問題の答えは283ページ

(　)ごとに漢字のパーツを組み合わせて、それぞれ熟語を作りましょう。

① (女＋兼) ＋ (心＋亜) ＝ □□

② (田＋共) ＋ (大＋自) ＝ □□

③ (イ＋主) ＋ (斤＋戸) ＝ □□

④ (充＋糸) ＋ (十＋言) ＝ □□

⑤ (田＋雨) ＋ (口＋鳥) ＝ □□

⑥ (日＋立) ＋ (日＋立＋郷) ＝ □□

⑦ (刀＋七) ＋ (イ＋寸＋竹) ＝ □□

⑧ (又＋臣＋糸) ＋ (糸＋宿) ＝ □□

279ページの答え
サ 斎戒沐浴　シ 衆人環視　ス 酔生夢死　セ 生殺与奪　ソ 率先垂範
ラ 落花狼藉　リ 立身出世　レ 冷血動物　ロ 論功行賞

四字熟語間違い探し

271 日目

活性化される脳の部位
前頭葉、頭頂葉
強化される能力
注意力

目標
7分 00秒

学習日
月　日
かかった時間
分　秒
この問題の答えは 284 ページ

次の四字熟語に使われている漢字は１文字だけ間違っています。リストから漢字を選び、正しい四字熟語にしましょう。

① 意気消鎮 → □□□□

② 開交一番 → □□□□

③ 基成事実 → □□□□

④ 故大妄想 → □□□□

⑤ 事実無混 → □□□□

⑥ 富国恐兵 → □□□□

⑦ 無恥蒙昧 → □□□□

⑧ 明鏡紫水 → □□□□

リスト
誇　口
根　既
強　止
知　沈

280ページの答え
①民族音楽　②民主主義／市民運動　③民間活力／文民統制／自由民権
④民事訴訟／住民投票／騎馬民族／名誉市民

熟語しりとり迷路

活性化される脳の部位
前頭葉、側頭葉
強化される能力
ワーキングメモリ力

目標
6分 30秒

学習日
月　日
かかった時間
分　秒

この問題の答えは 285 ページ

左上の「祖父」から右下の「祖母」まで、熟語の読み方でしりとりしながら進んでください。進めるのはタテ・ヨコで、どの熟語も1度ずつしか通れません。また、すべての熟語を通る必要はありません。

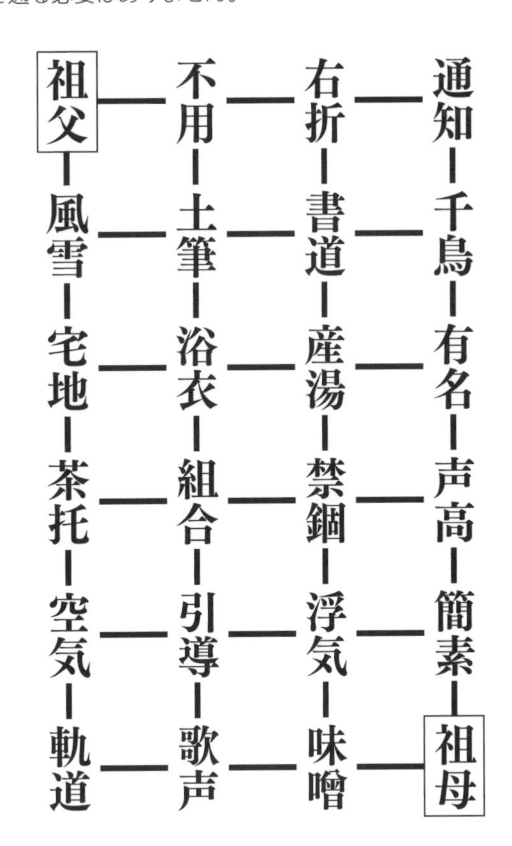

281 ページの答え ①嫌悪　②異臭　③住所　④統計　⑤雷鳴　⑥音響　⑦切符　⑧緊縮

同音異義語書き取り

273 日目

活性化される脳の部位
前頭葉、側頭葉
強化される能力
語彙力

目標
6分 00秒

学習日
月　日
かかった時間
分　秒

この問題の答えは 286 ページ

同音異義語を□の中に書き入れましょう。

① □□（はくじょう）にも仲間を裏切って犯行を□□（はくじょう）

② 部屋割りは□□（こしつ）には□□（こしつ）しないよ

③ □□（ちょうこう）生が増えたのはいい□□（ちょうこう）だ

④ □□（かいほう）の甲斐あって、病状は□□（かいほう）に

⑤ 株式□□（しじょう）に□□（しじょう）を挟む余地はない

282ページの答え
①意気消沈　②開口一番　③既成事実　④誇大妄想　⑤事実無根　⑥富国強兵
⑦無知蒙昧　⑧明鏡止水

逆読みシーク

274 日目

活性化される脳の部位
前頭葉、頭頂葉
強化される能力
注意力

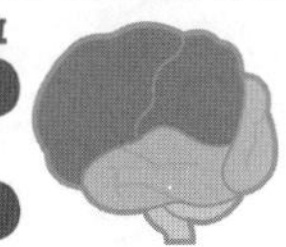

目標
8分 00秒

学習日
月　日
かかった時間
分　秒

この問題の答えは 382 ページ

「寛大」「代官」のように読みが逆の関係にある2文字の熟語を、ペアにして探しましょう。探す方向は、上→下と左→右の2つです。ナナメはありません。また、すべての漢字を1度ずつ使います。

豪	市	販	可	否	新	車	短
遊	城	周	開	正	寛	大	歌
宴	下	囲	催	解	宮	議	場
会	加	担	秀	才	廷	携	当
開	口	薔	無	罪	低	帯	選
半	紙	薇	写	過	速	異	臭
開	快	晴	真	剰	融	皮	下
演	定	体	代	官	合	再	会
財	規	形	測	先	航	海	庭
務	採	集	定	頭	騾	馬	球

283ページの答え
祖父(そふ)→風雪(ふうせつ)→土筆(つくし)→書道(しょどう)→産湯(うぶゆ)→浴衣(ゆかた)→宅地(たくち)→茶托(ちゃたく)→組合(くみあい)→引導(いんどう)→浮気(うわき)→禁錮(きんこ)→声高(こわだか)→簡素(かんそ)→祖母(そぼ)

難読熟語しりとり

活性化される脳の部位
前頭葉、側頭葉
強化される能力
語彙力

目標
8分 00秒

学習日
月 日
かかった時間
分 秒
この問題の答えは288ページ

リストから熟語を選んで、読みのしりとりを完成させましょう。

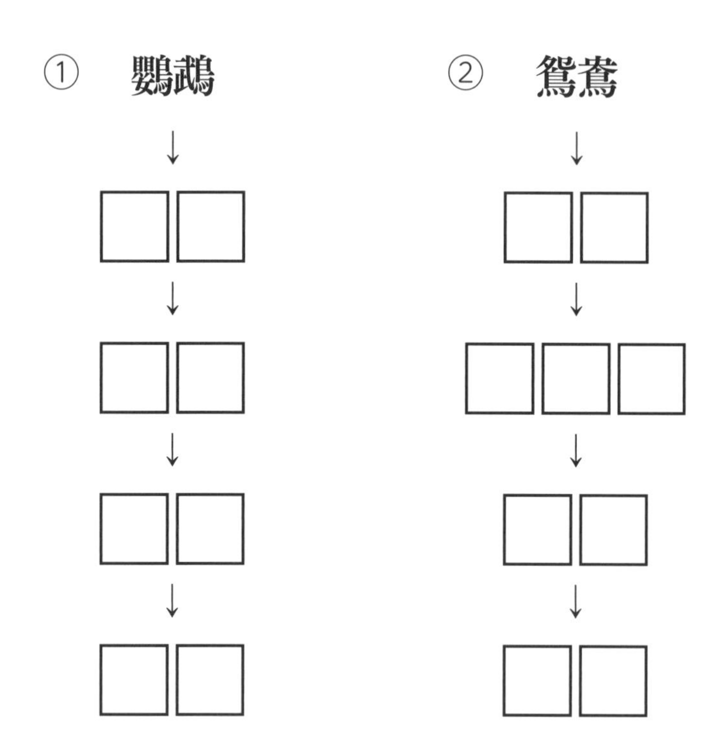

リスト　神輿　泥濘　黄楊　竜胆
尨犬　解脱　憔悴　優曇華

 ①薄情／白状　②個室／固執　③聴講／兆候　④介抱／快方　⑤市場／私情

面白漢字

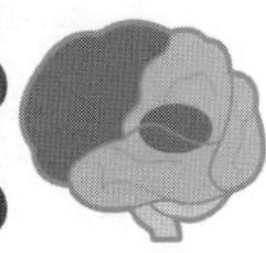

活性化される脳の部位
前頭葉、側頭頭頂接合部
強化される能力
想像力

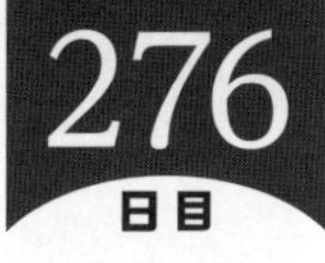

276日目

目標
5分 00秒

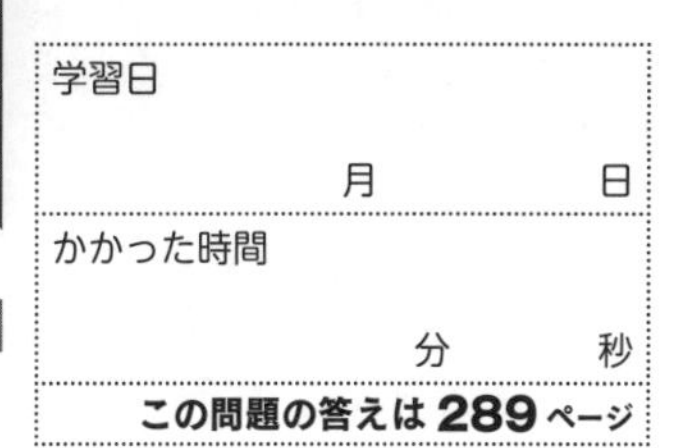

学習日
月 日
かかった時間
分 秒

この問題の答えは289ページ

ちょっと変わった漢字でできた熟語です。トンチを働かせて、それぞれの熟語が表している、ことわざや慣用句を考えましょう。

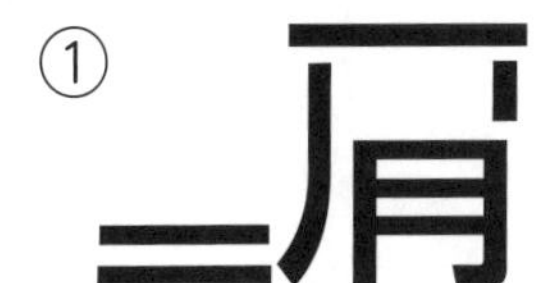

①
大役を終えて

②
応急処置で

二文字熟語作り

277日目

活性化される脳の部位
前頭葉、側頭葉
強化される能力
想像力

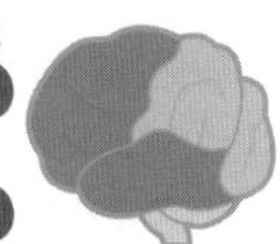

目標
5分 30秒

学習日 月 日
かかった時間 分 秒
この問題の答えは290ページ

矢印の方向に読むと、周囲にある8つのどの漢字とも2文字の熟語ができるように、中央のマスに漢字を書き込みましょう。マスに書き込んだ4つの漢字を組み合わせると、四字熟語になります。

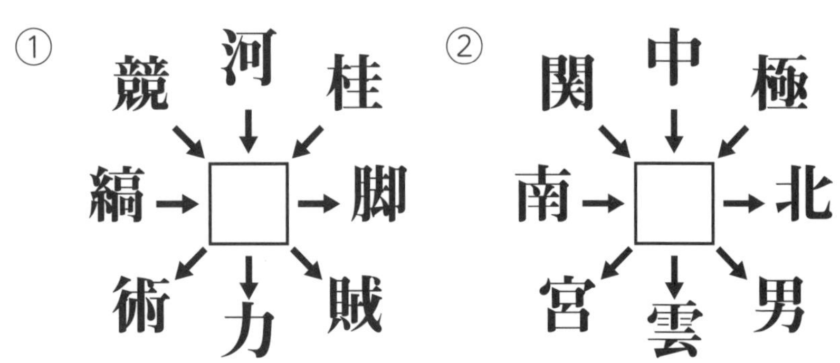

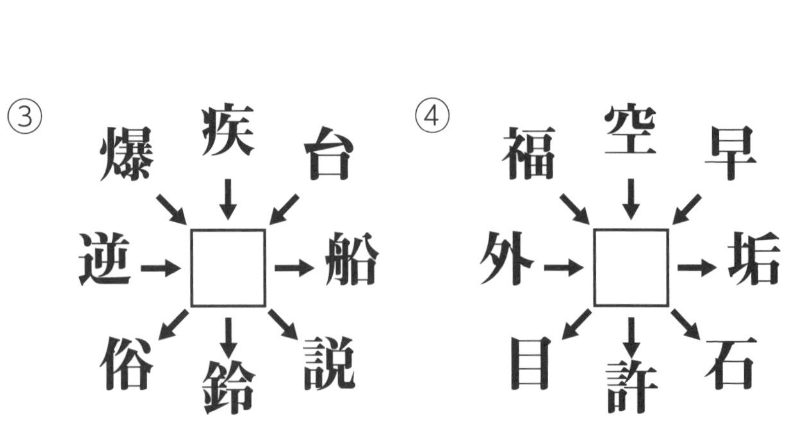

286ページの答え
①鸚鵡(おうむ)→尨犬(むくいぬ)→泥濘(ぬかるみ)→神輿(みこし)→憔悴(しょうすい)
②鴛鴦(おしどり)→竜胆(りんどう)→優曇華(うどんげ)→解脱(げだつ)→黄楊(つげ)

正しく直そう

278
日目

活性化される脳の部位
前頭葉、側頭葉
強化される能力
注意力

目標
6分 30秒

学習日
月　日
かかった時間
分　秒
この問題の答えは 291 ページ

下の文章には、間違った漢字が７個あります。正しい漢字に直しましょう。

発明王エジソンは、生涯でおよそ1300もの発明をしたそうだが、日本人にとって馴染み深いのは、竹を使った薄熱電球だ。電球自態はエジソン以前に発明されていたようだが、彼は口金などを改良して使いやすさを対求し、その普究に甚力したといわれている。発明もしたけど、実際は実業科の測面が大きかったらしい。

287ページの答え
①肩の荷を下ろす
②臭い物に蓋

熟語組み立て

279 日目

活性化される脳の部位
前頭葉、頭頂葉
強化される能力
空間認知力

目標
5分 30秒

学習日
月　日
かかった時間
分　秒
この問題の答えは 292 ページ

□には①～⑧に共通する漢字1字を、○には下のリストから1つずつ選んで漢字を入れ、3文字の熟語を完成させましょう。

① 大□○　　② 白□○

③ 意□○　　④ 笠□○

⑤ 蟻□○　　⑥ 借□○

⑦ 緑□○　　⑧ 路□○

リスト

裏　獄　悪　蔵　主　権　図　帯

288ページの答え ①馬　②東　③風　④耳　→　馬耳東風

四文字熟語シーク

280 日目

活性化される脳の部位
前頭葉、側頭葉
強化される能力
語彙力

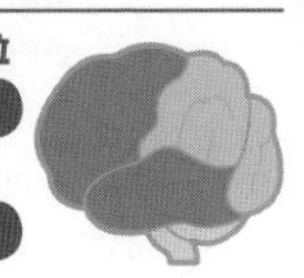

目標
8分 30秒

学習日
月　日
かかった時間
分　秒
この問題の答えは293&382ページ

「明眸皓歯」のように、指定された読みから始まる四文字熟語を、タテ・ヨコ・ナナメの一直線に探しましょう。

人	大	下	月	極	悪	浄	土
中	数	天	厳	娯	楽	蜻	蛉
霧	量	日	遷	戒	頑	往	明
我	無	三	想	迷	態	眸	生
無	母	為	固	思	皓	勢	紅
孟	線	陋	徒	歯	法	白	蓮
理	牛	飲	馬	食	端	末	地
無	職	大	食	索	模	中	獄

ガ □□□□

ギ □□□□

グ □□□□

ゲ □□□□

ゴ □□□□

マ □□□□

ミ □□□□

ム □□□□

メ 明眸皓歯

モ □□□□

※四文字熟語は、右から左、下から上の方向にも探せます。また、1つの漢字を複数の四文字熟語で使うこともあります。

289ページの答え　①薄熱→白熱　②自態→自体　③対求→追求　④普究→普及　⑤甚力→尽力　⑥実業科→実業家　⑦測面→側面

穴あき四文字熟語

活性化される脳の部位
前頭葉、側頭葉
強化される能力
語彙力

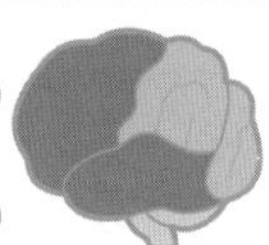

281
日目

目標
7分 30秒

学習日
月　日
かかった時間
分　秒

この問題の答えは294ページ

リストから漢字を選んで□に入れ、四文字熟語を完成させてください。

① 海□□□

リスト　外　行　旅

② 海□□□
□海□□

リスト　山　兄　千
千　四　弟

③ 海□□□
□海□□
□□海□

リスト　千　山　火
学　島　校
流　底　臨

④ 海□□□
□海□□
□□海□
□□□海

リスト　人　瀬　水
伊　内　浴
戸　老　場
戦　勢　術

290ページの答え
①大地主　②白地図　③意地悪　④笠地蔵　⑤蟻地獄　⑥借地権　⑦緑地帯
⑧路地裏

漢字の足し算

活性化される脳の部位
前頭葉、頭頂葉
強化される能力
空間認知力

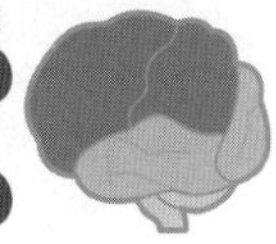

282
日目

目標
7分 00秒

学習日
月 日
かかった時間
分 秒
この問題の答えは 295 ページ

(　)ごとに漢字のパーツを組み合わせて、それぞれ熟語を作りましょう。

① (口＋土) ＋ (心＋自) ＝ □□

② (木＋門) ＋ (争＋青) ＝ □□

③ (攵＋正) ＋ (介＋田) ＝ □□

④ (色＋糸) ＋ (丁＋頁) ＝ □□

⑤ (心＋非) ＋ (舌＋言) ＝ □□

⑥ (石＋其) ＋ (皿＋殳＋舟) ＝ □□

⑦ (土＋日＋寸) ＋ (合＋糸) ＝ □□

⑧ (八＋口＋舟) ＋ (豆＋頁) ＝ □□

291 ページの答え
ガ 頑迷固陋　ギ 牛飲馬食　グ 紅蓮地獄　ゲ 厳戒態勢　ゴ 極楽往生
マ 末法思想　ミ 三日天下　ム 無為徒食　モ 孟母三遷

四字熟語間違い探し

283 日目

活性化される脳の部位
前頭葉、頭頂葉
強化される能力
注意力

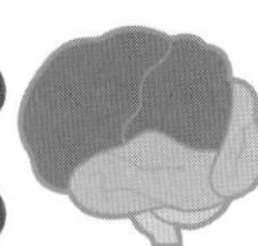

目標
7分 00秒

学習日	月 日
かかった時間	分 秒

この問題の答えは 296 ページ

次の四字熟語に使われている漢字は1文字だけ間違っています。リストから漢字を選び、正しい四字熟語にしましょう。

① 有異転変 → □□□□

② 我殿引水 → □□□□

③ 極悪卑道 → □□□□

④ 思行錯誤 → □□□□

⑤ 人面渋心 → □□□□

⑥ 日常茶煩 → □□□□

⑦ 傍弱無人 → □□□□

⑧ 問頭無用 → □□□□

リスト

為 試
若 獣
田 答
飯 非

292ページの答え
①海外旅行 ②海千山千／四海兄弟 ③海底火山／臨海学校／千島海流
④海水浴場／人海戦術／伊勢海老／瀬戸内海

熟語しりとり迷路

活性化される脳の部位
前頭葉、側頭葉

強化される能力
ワーキングメモリカ

目標
6分 30秒

学習日　　月　　日

かかった時間　　分　　秒

この問題の答えは **297** ページ

左上の「兄貴」から右下の「弟妹」まで、熟語の読み方でしりとりしながら進んでください。進めるのはタテ・ヨコで、どの熟語も１度ずつしか通れません。また、すべての熟語を通る必要はありません。

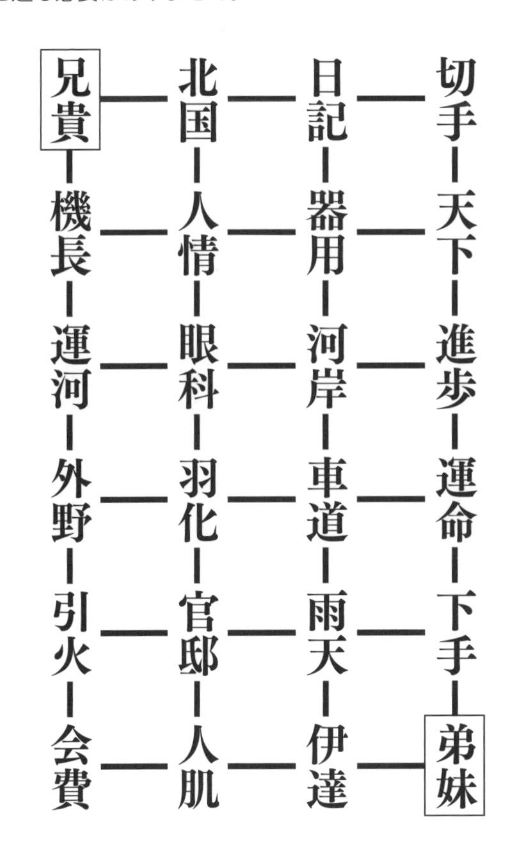

293ページの答え
①吐息　②閑静　③政界　④絶頂　⑤悲話　⑥碁盤　⑦時給　⑧船頭

同音異義語書き取り

285 日目

活性化される脳の部位
前頭葉、側頭葉
強化される能力
語彙力

目標 6分 00秒

学習日 月 日
かかった時間 分 秒
この問題の答えは298ページ

同音異義語を□の中に書き入れましょう。

① □□(きゅうだん)の経営責任を□□(きゅうだん)する

② 選手□□(せんせい)をした選手が□□(せんせい)打を放つ

③ □□(どうてん)に追いつかれ、気が□□(どうてん)した

④ □□(かんけつ)編の内容を□□(かんけつ)にまとめよ

⑤ 理想を□□(たいげん)した作品を作ると□□(たいげん)を吐いた

294ページの答え
①有為転変　②我田引水　③極悪非道　④試行錯誤　⑤人面獣心　⑥日常茶飯
⑦傍若無人　⑧問答無用

逆読みシーク

活性化される脳の部位
前頭葉、頭頂葉
強化される能力
注意力

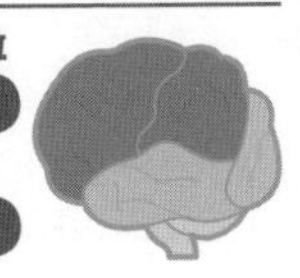

286
日目

目標
8分 00秒

学習日
月　日
かかった時間
分　秒
この問題の答えは 382 ページ

「重曹」「操縦」のように読みが逆の関係にある２文字の熟語を、ペアにして探しましょう。探す方向は、上→下と左→右の２つです。ナナメはありません。また、すべての漢字を１度ずつ使います。

落	語	職	新	書	移	動	危
静	介	員	河	競	歩	機	害
観	護	球	川	近	畿	能	商
神	重	場	証	内	誤	解	社
前	曹	剣	拠	科	納	歓	声
西	洋	道	補	強	期	操	縦
外	気	時	給	娯	初	心	同
飲	上	級	故	楽	同	家	権
食	基	金	障	全	意	内	球
戦	火	車	掌	身	陽	性	児

295ページの答え
兄貴(あにき)→機長(きちょう)→運河(うんが)→眼科(がんか)→河岸(かし)→車道(しゃどう)→羽化(うか)→官邸(かんてい)→引火(いんか)→会費(かいひ)→人肌(ひとはだ)→伊達(だて)→弟妹(ていまい)

難読熟語しりとり

287
日目

活性化される脳の部位
前頭葉、側頭葉
強化される能力
語彙力

目標
8分 00秒

学習日
月　日
かかった時間
分　秒
この問題の答えは300ページ

リストから熟語を選んで、読みのしりとりを完成させましょう。

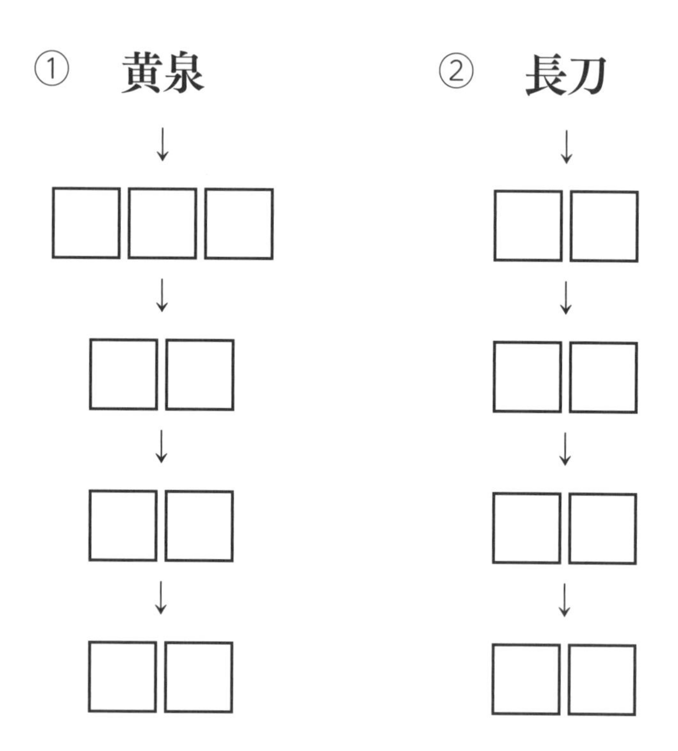

リスト　久遠　相撲　琴柱　許嫁
簞笥　靭帯　蘊蓄　微塵子

296ページの答え
①球団／糾弾　②宣誓／先制　③同点／動転　④完結／簡潔　⑤体現／大言

面白漢字

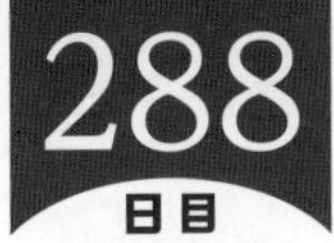

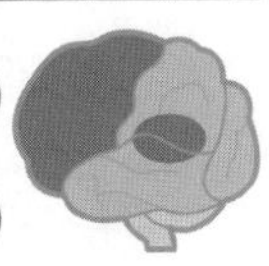

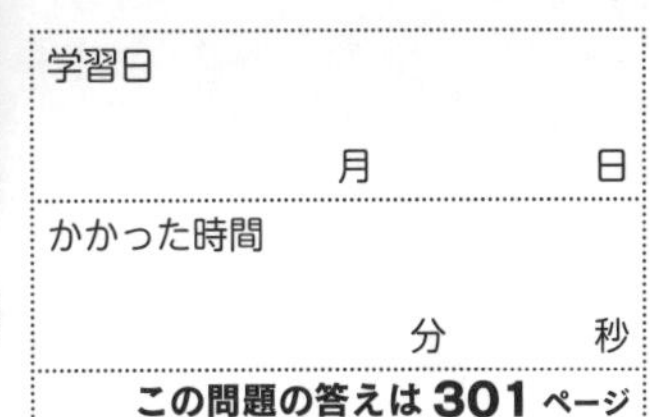

この問題の答えは301ページ

ちょっと変わった漢字でできた熟語です。トンチを働かせて、それぞれの熟語が表している、ことわざや慣用句を考えましょう。

① 反

嫌いなヤツとは

② [illegible]

欲しくて欲しくて

二文字熟語作り

289 日目

活性化される脳の部位
前頭葉、側頭葉
強化される能力
想像力

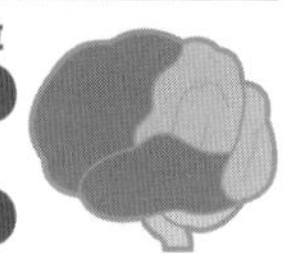

目標
5分 30秒

学習日 月 日
かかった時間 分 秒

この問題の答えは302ページ

矢印の方向に読むと、周囲にある８つのどの漢字とも２文字の熟語ができるように、中央のマスに漢字を書き込みましょう。マスに書き込んだ４つの漢字を組み合わせると、四字熟語になります。

①

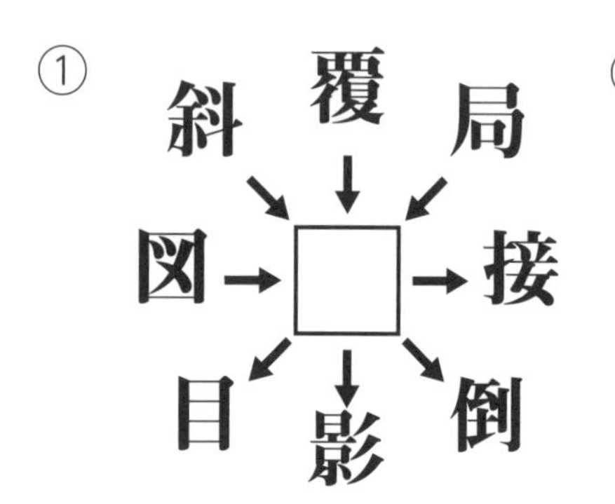

②

暮
難
物
遜
彩
気
素
紙

③

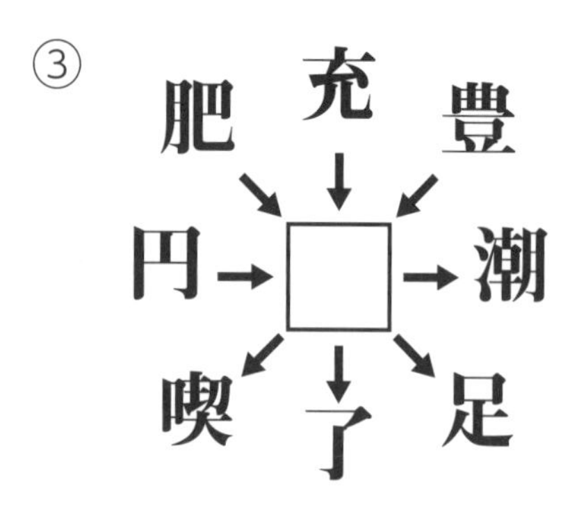

④

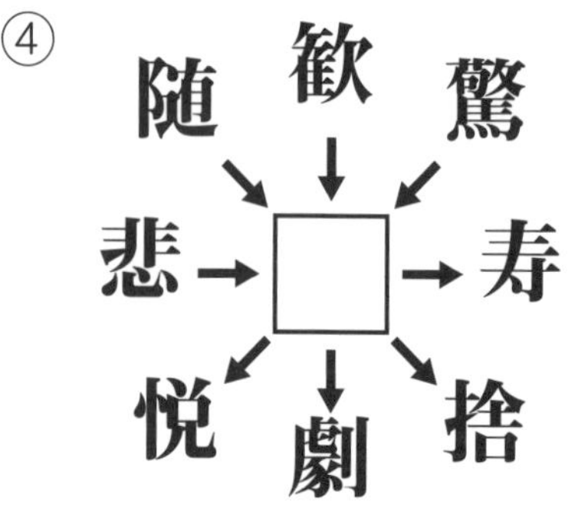

298ページの答え
①黄泉（よみ）→微塵子（みじんこ）→琴柱（ことじ）→靭帯（じんたい）→許嫁（いいなずけ）
②長刀（なぎなた）→箪笥（たんす）→相撲（すもう）→蘊蓄（うんちく）→久遠（くおん）

正しく直そう

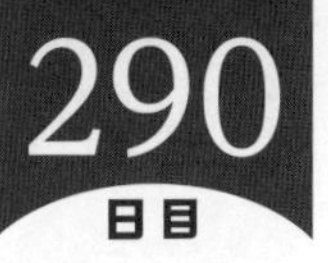

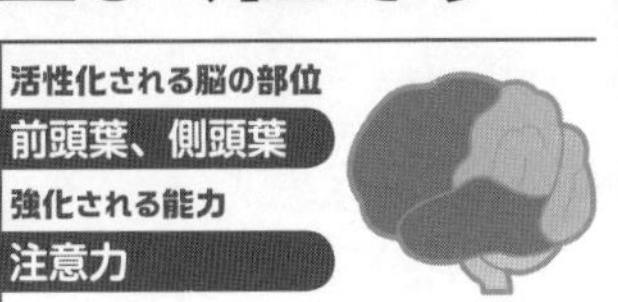

目標
6分 30秒

学習日
月　日

かかった時間
分　秒

この問題の答えは303ページ

下の文章には、間違った漢字が7個あります。正しい漢字に直しましょう。

　本日ご招介する商品はこちら、誰でも簡単にきれいな写真が採れる、デジタル一丸レフカメラ。お子様の成長や旅先での楽しい思い出を、シャッターを推すだけでありのままに残すことができます。データをパソコンに移したり保存したりするのも、宣用のソフトを使えば手真いらずの朝飯前。本日限りの大特売価格でご報仕中です。

299ページの答え
①反りが合わない
②喉から手が出る

熟語組み立て

291
日目

活性化される脳の部位
前頭葉、頭頂葉
強化される能力
空間認知力

目標
5分 30秒

学習日
月 日
かかった時間
分 秒
この問題の答えは304ページ

□には①～⑧に共通する漢字１字を、○には下のリストから１つずつ選んで漢字を入れ、３文字の熟語を完成させましょう。

① 不□○　② 無□○

③ 合□○　④ 低□○

⑤ 空□○　⑥ 熱□○

⑦ 意□○　⑧ 換□○

リスト

圧　味　力　地　道　扇　銃　球

300ページの答え　①面　②色　③満　④喜　→　喜色満面

四文字熟語シーク

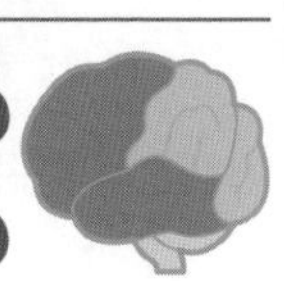

活性化される脳の部位
前頭葉、側頭葉
強化される能力
語彙力

292 日目

目標 8分 30秒

学習日
月　日
かかった時間
分　秒

この問題の答えは305&382ページ

「田地田畑」のように、指定された読みから始まる四文字熟語を、タテ・ヨコ・ナナメの一直線に探しましょう。

盟	大	名	夢	中	頭	断	変
同	不	異	文	上	縛	幻	人
姓	床	撓	注	文	自	臂	御
同	不	意	不	在	縄	六	身
悲	寝	動	眠	屈	自	面	人
情	憤	放	蕩	息	子	八	夫
階	落	慷	談	論	風	発	野
段	差	時	慨	畑	田	地	田

※四文字熟語は、右から左、下から上の方向にも探せます。また、1つの漢字を複数の四文字熟語で使うこともあります。

ハ □□□□

ヒ □□□□

フ □□□□

ヘ □□□□

ホ □□□□

ダ □□□□

ジ □□□□

ズ □□□□

デ 田地田畑

ド □□□□

301ページの答え ①招介→紹介　②採れる→撮れる　③一丸→一眼　④推す→押す　⑤宣用→専用　⑥手真→手間　⑦報仕→奉仕

穴あき四文字熟語

293 日目

活性化される脳の部位
前頭葉、側頭葉
強化される能力
語彙力

目標
7分 30秒

学習日
月　日
かかった時間
分　秒
この問題の答えは **306** ページ

リストから漢字を選んで□に入れ、四文字熟語を完成させてください。

① 合□□□
リスト　成　維　繊

② 合□□□
□合□□
リスト　表　集　格　散　離　発

③ 合□□□
□合□□
□□合□
リスト　一　主　切　社　商　財　理　義　総

④ 合□□□
□合□□
□□合□
□□□合
リスト　一　行　知　気　奇　投　縁　縁　談　惑　意　疑

302ページの答え
①不気味　②無気力　③合気道　④低気圧　⑤空気銃　⑥熱気球　⑦意気地　⑧換気扇

漢字の足し算

294 日目

活性化される脳の部位
前頭葉、頭頂葉
強化される能力
空間認知力

目標
7分 00秒

学習日
月　日
かかった時間
分　秒
この問題の答えは 307 ページ

（　）ごとに漢字のパーツを組み合わせて、それぞれ熟語を作りましょう。

① （申＋ネ）＋（立＋里）＝□□

② （巴＋月）＋（斗＋米）＝□□

③ （糸＋段）＋（巾＋長）＝□□

④ （心＋耳）＋（寸＋辰）＝□□

⑤ （木＋隹）＋（己＋酉）＝□□

⑥ （言＋呉）＋（刀＋牛＋角）＝□□

⑦ （衣＋制）＋（口＋口＋口）＝□□

⑧ （力＋木＋口）＋（工＋穴）＝□□

303 ページの答え
ハ 八面六臂　ヒ 悲憤慷慨　フ 不撓不屈　ヘ 変幻自在　ホ 放蕩息子
ダ 談論風発　ジ 自縄自縛　ズ 頭上注意　ド 同床異夢

四字熟語間違い探し

295 日目

活性化される脳の部位
前頭葉、頭頂葉
強化される能力
注意力

目標
7分 00秒

学習日
月 日
かかった時間
分 秒
この問題の答えは 308 ページ

次の四字熟語に使われている漢字は1文字だけ間違っています。リストから漢字を選び、正しい四字熟語にしましょう。

① 意識過状 → □□□□

② 音信普通 → □□□□

③ 公定分合 → □□□□

④ 三者三葉 → □□□□

⑤ 責任転化 → □□□□

⑥ 昼夜健行 → □□□□

⑦ 分武両道 → □□□□

⑧ 六魂清浄 → □□□□

リスト

嫁 兼
根 剰
不 歩
文 様

304ページの答え
①合成繊維 ②合格発表／離合集散 ③合理主義／総合商社／一切合財
④合縁奇縁／談合疑惑／知行合一／意気投合

熟語しりとり迷路

296 日目

活性化される脳の部位
前頭葉、側頭葉
強化される能力
ワーキングメモリカ

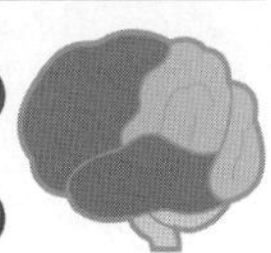

目標
6分 30秒

学習日 月 日
かかった時間 分 秒
この問題の答えは309ページ

左上の「亭主」から右下の「女房」まで、熟語の読み方でしりとりしながら進んでください。進めるのはタテ・ヨコで、どの熟語も１度ずつしか通れません。また、すべての熟語を通る必要はありません。

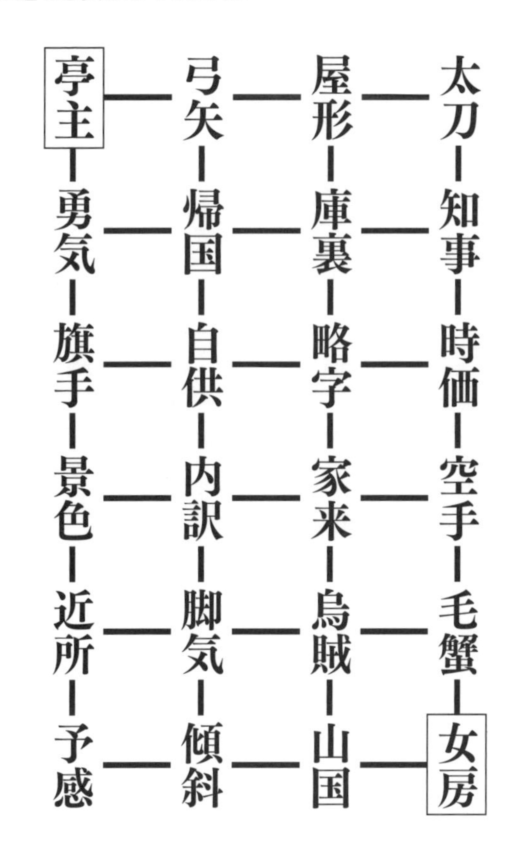

305ページの答え　①神童　②肥料　③緞帳　④恥辱　⑤集配　⑥誤解　⑦製品　⑧架空

同音異義語書き取り

297 日目

活性化される脳の部位
前頭葉、側頭葉
強化される能力
語彙力

目標
6分 00秒

学習日
月 日
かかった時間
分 秒
この問題の答えは 310 ページ

同音異義語を□の中に書き入れましょう。

① □□(つういん)しすぎて□□(つういん)するハメに

② 二人で□□(ふさい)を返済する□□(ふさい)

③ □□(かんよう)な精神が□□(かんよう)と思われる

④ 損失を□□(ほしょう)してくれる□□(ほしょう)はない

⑤ □□(ろうか)の部材が□□(ろうか)している

306 ページの答え
①意識過剰 ②音信不通 ③公定歩合 ④三者三様 ⑤責任転嫁 ⑥昼夜兼行 ⑦文武両道 ⑧六根清浄

逆読みシーク

298 日目

活性化される脳の部位
前頭葉、頭頂葉
強化される能力
注意力

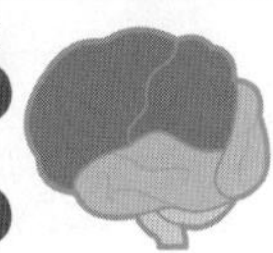

目標
8分 00秒

学習日
月 日
かかった時間
分 秒
この問題の答えは 382 ページ

「改心」「深海」のように読みが逆の関係にある２文字の熟語を、ペアにして探しましょう。探す方向は、上→下と左→右の２つです。ナナメはありません。また、すべての漢字を１度ずつ使います。

頂	硫	黄	上	申	開	以	前
点	書	籍	改	騎	通	花	記
献	上	妥	心	兵	死	粉	帳
痛	長	協	計	算	中	心	情
快	期	生	食	材	投	稿	大
台	事	産	王	店	関	所	社
帳	後	車	位	長	噴	善	意
条	件	体	頂	戴	火	参	強
注	平	気	深	海	在	詣	打
視	口	頭	誤	字	職	酸	性

307ページの答え
亭主(ていしゅ)→勇気(ゆうき)→帰国(きこく)→庫裏(くり)→略字(りゃくじ)→自供(じきょう)→内訳(うちわけ)→家来(けらい)→烏賊(いか)→脚気(かっけ)→傾斜(けいしゃ)→山国(やまぐに)→女房(にょうぼう)

難読熟語しりとり

活性化される脳の部位
前頭葉、側頭葉
強化される能力
語彙力

目標 8分 00秒

学習日 月 日
かかった時間 分 秒

この問題の答えは312ページ

リストから熟語を選んで、読みのしりとりを完成させましょう。

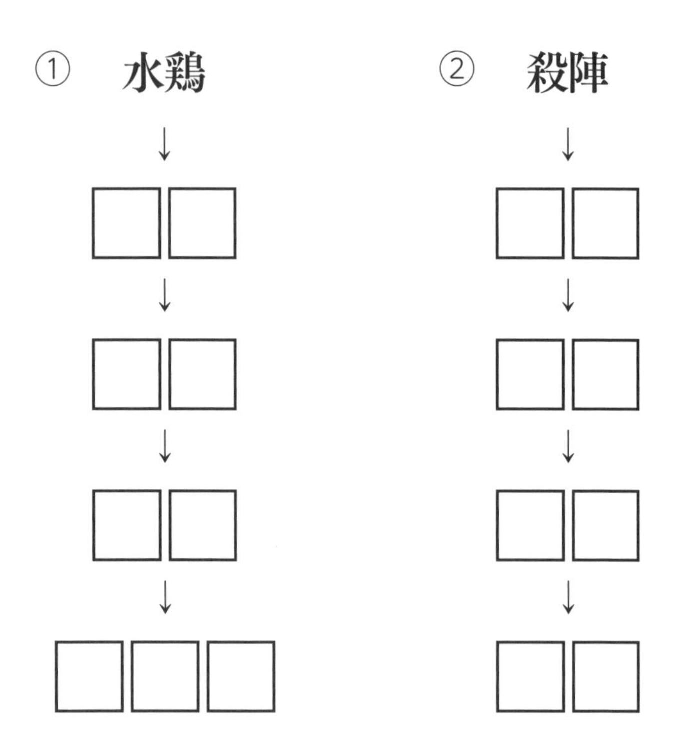

リスト 上総 生粋 定石 最中 蛞蝓 蜘蛛 篆刻 意固地

308ページの答え ①痛飲／通院 ②負債／夫妻 ③寛容／肝要 ④補償／保証 ⑤廊下／老化

面白漢字

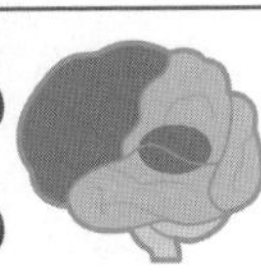

活性化される脳の部位
前頭葉、側頭頭頂接合部
強化される能力
想像力

目標
5分 00秒

学習日
月 日
かかった時間
分 秒
この問題の答えは**313**ページ

ちょっと変わった漢字でできた熟語です。トンチを働かせて、それぞれの熟語が表している、ことわざや慣用句を考えましょう。

① [illegible]

どっちもどっち

② [illegible]

急に態度が

二文字熟語作り

301 日目

活性化される脳の部位

前頭葉、側頭葉

強化される能力

想像力

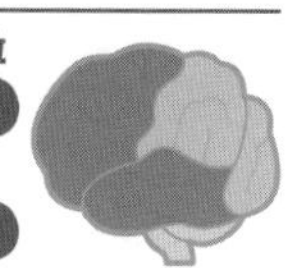

目標

5分 30秒

学習日

月 日

かかった時間

分 秒

この問題の答えは 314 ページ

矢印の方向に読むと、周囲にある８つのどの漢字とも２文字の熟語ができるように、中央のマスに漢字を書き込みましょう。マスに書き込んだ４つの漢字を組み合わせると、四字熟語になります。

①

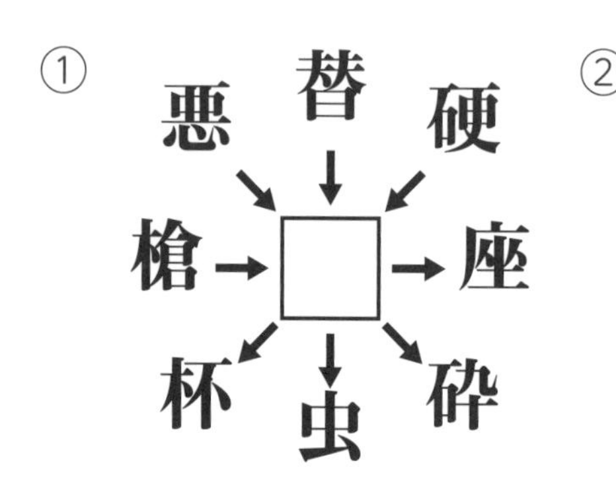

②

教 外 前

眼 → □ → 挙

料 目 学

③

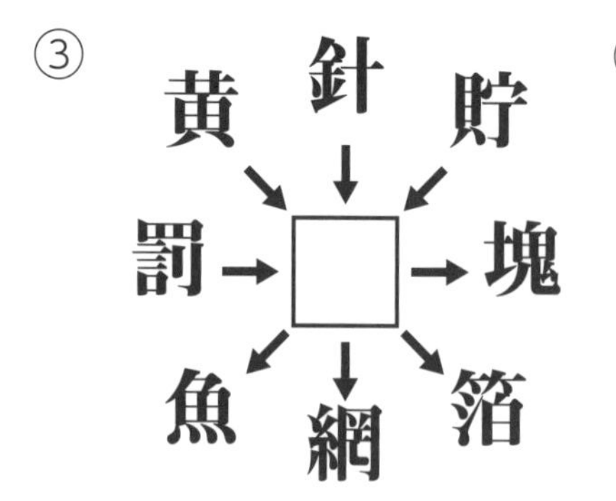

④

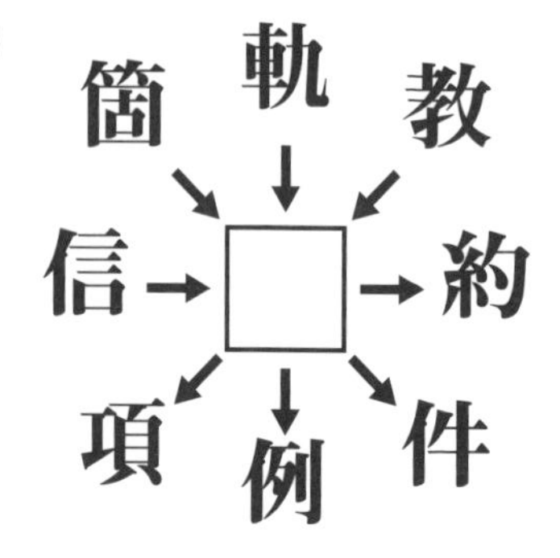

310ページの答え

①水鶏（くいな）→蛞蝓（なめくじ）→定石（じょうせき）→生粋（きっすい）→意固地（いこじ）

②殺陣（たて）→篆刻（てんこく）→蜘蛛（くも）→最中（もなか）→上総（かずさ）

正しく直そう

302日目

活性化される脳の部位
前頭葉、側頭葉
強化される能力
注意力

目標
6分 30秒

学習日
月 日
かかった時間
分 秒
この問題の答えは315ページ

下の文章には、間違った漢字が7個あります。正しい漢字に直しましょう。

かつて地球の覇者であった恐竜の姿は、近年の研究で大きく変貌を途げたようだ。昔は魁獣のように尾を引きずっていたティラノサウルスは、尻甫で均衡をとる瞬敏な姿になったし、更には羽毛まで生えていたという説もある。羽毛を持つ恐竜は他にも大かったらしいが、すると小惑星の昇突による寒冷化が絶滅の原引とする説は？

311ページの答え
①痛し痒し
②手の平を返す

熟語組み立て

303
日目

活性化される脳の部位
前頭葉、頭頂葉
強化される能力
空間認知力

目標
5分 30秒

学習日
月 日
かかった時間
分 秒
この問題の答えは316ページ

□には①〜⑧に共通する漢字1字を、○には下のリストから1つずつ選んで漢字を入れ、3文字の熟語を完成させましょう。

① 風□○　② 放□○

③ 実□○　④ 貨□○

⑤ 造□○　⑥ 漬□○

⑦ 動□○　⑧ 夢□○

リスト
大　石　主　船　語　詩　園　線

312ページの答え　①玉　②科　③金　④条　→　金科玉条

四文字熟語シーク

活性化される脳の部位
前頭葉、側頭葉
強化される能力
語彙力

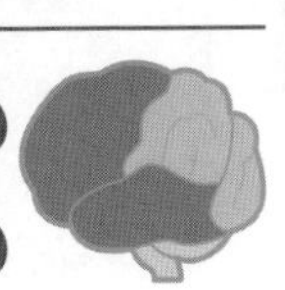

304
日目

目標
8分 30秒

学習日
月 日
かかった時間
分 秒

この問題の答えは317＆382ページ

「文人墨客」のように、指定された読みから始まる四文字熟語を、タテ・ヨコ・ナナメの一直線に探しましょう。

風	厚	点	巨	動	活	失	客
北	無	器	妄	麗	自	室	墨
耳	恥	挙	用	然	秀	言	人
馬	軽	無	茫	貧	雑	目	文
歴	解	胎	顔	詈	乏	間	眉
弁	体	奪	罵	厚	間	時	唾
事	親	骨	閣	楼	中	空	滑
故	書	換	置	物	物	帯	虚

※四文字熟語は、右から左、下から上の方向にも探せます。また、1つの漢字を複数の四文字熟語で使うこともあります。

カ □□□□
キ □□□□
ク □□□□
ケ □□□□
コ □□□□
バ □□□□
ビ □□□□
ブ 文人墨客
ベ □□□□
ボ □□□□

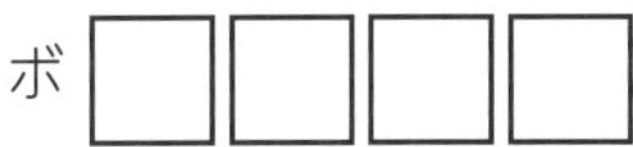

313ページの答え
①途げた→遂げた ②魁獣→怪獣 ③尻甬→尻尾 ④瞬敏→俊敏
⑤大かった→多かった ⑥昇突→衝突 ⑦原引→原因

穴あき四文字熟語

305 日目

活性化される脳の部位
前頭葉、側頭葉
強化される能力
語彙力

目標
7分 30秒

学習日
月 日
かかった時間
分 秒
この問題の答えは318ページ

リストから漢字を選んで□に入れ、四文字熟語を完成させてください。

① 三□□□

リスト　日　主　坊

② 三□□□
□三□□

リスト　正　半　角　規　形　管

③ 三□□□
□三□□
□□三□

リスト　人　二　口　立　分　味　線　権　脚

④ 三□□□
□三□□
□□三□
□□□三

リスト　二　万　四　定　角　朝　規　唱　無　無　歳　暮

314ページの答え　①風物詩　②放物線　③実物大　④貨物船　⑤造物主　⑥漬物石　⑦動物園　⑧夢物語

漢字の足し算

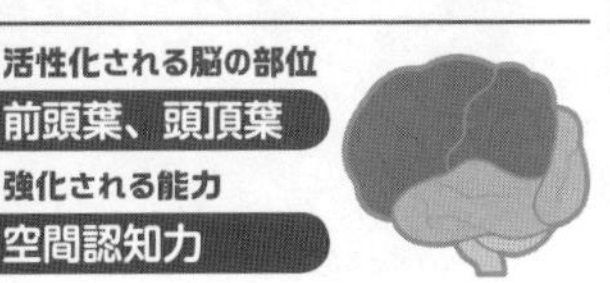

306日目

目標 7分 00秒

学習日 月 日

かかった時間 分 秒

この問題の答えは319ページ

(　　)ごとに漢字のパーツを組み合わせて、それぞれ熟語を作りましょう。

① (竹＋即) ＋ (勺＋糸) ＝ □□

② (分＋貝) ＋ (口＋木) ＝ □□

③ (石＋包) ＋ (単＋弓) ＝ □□

④ (心＋田) ＋ (心＋或) ＝ □□

⑤ (木＋矛) ＋ (口＋禾) ＝ □□

⑥ (九＋木＋隹) ＋ (化＋貝) ＝ □□

⑦ (一＋日＋尺) ＋ (日＋門) ＝ □□

⑧ (尓＋禾) ＋ (夫＋夫＋貝) ＝ □□

315ページの答え
カ 換骨奪胎　キ 器用貧乏　ク 空中楼閣　ケ 軽挙妄動　コ 厚顔無恥
バ 罵詈雑言　ビ 眉目秀麗　ベ 弁解無用　ボ 茫然自失

四字熟語間違い探し

307 日目

活性化される脳の部位
前頭葉、頭頂葉
強化される能力
注意力

目標
7分 00秒

学習日
月 日
かかった時間
分 秒
この問題の答えは 320 ページ

次の四字熟語に使われている漢字は１文字だけ間違っています。リストから漢字を選び、正しい四字熟語にしましょう。

① 暗唱番号 → □□□□

② 確定進告 → □□□□

③ 家徳相続 → □□□□

④ 経蒙思想 → □□□□

⑤ 信勝必罰 → □□□□

⑥ 相志相愛 → □□□□

⑦ 並身低頭 → □□□□

⑧ 夜郎事大 → □□□□

リスト
啓 思
証 申
自 督
賞 平

316 ページの答え
①三日坊主 ②三半規管／正三角形 ③三権分立／口三味線／二人三脚
④三角定規／朝三暮四／万歳三唱／無二無三

熟語しりとり迷路

活性化される脳の部位
前頭葉、側頭葉
強化される能力
ワーキングメモリ力

目標
6分 30秒

学習日
月 日
かかった時間
分 秒
この問題の答えは321ページ

左上の「紀伊」から右下の「伊勢」まで、熟語の読み方でしりとりしながら進んでください。進めるのはタテ・ヨコで、どの熟語も1度ずつしか通れません。また、すべての熟語を通る必要はありません。

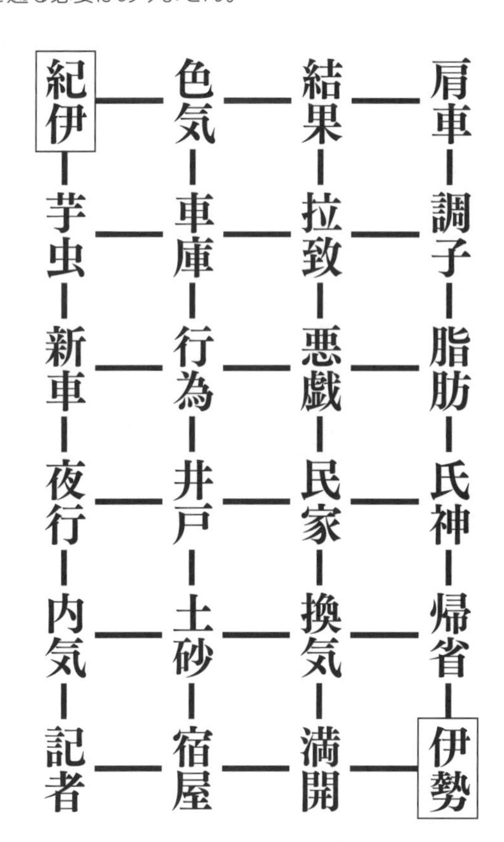

317ページの答え　①節約　②貧困　③砲弾　④思惑　⑤柔和　⑥雑貨　⑦昼間　⑧称賛

同音異義語書き取り

活性化される脳の部位
前頭葉、側頭葉
強化される能力
語彙力

目標
6分 00秒

学習日
月 日
かかった時間
分 秒

この問題の答えは322ページ

同音異義語を□の中に書き入れましょう。

①（ゆうし）□□を募ったら、銀行から（ゆうし）□□を受ける手筈だ

②（いしん）□□をかけて（いしん）□□を断行

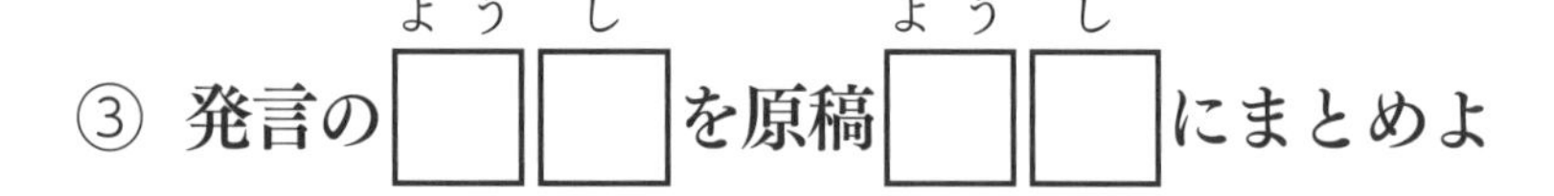

③ 発言の（ようし）□□を原稿（ようし）□□にまとめよ

④ 借金を（かいさい）□□して、（かいさい）□□を叫んだ

⑤（きせい）□□ラッシュによる交通（きせい）□□を実施

318ページの答え
①暗証番号　②確定申告　③家督相続　④啓蒙思想　⑤信賞必罰　⑥相思相愛
⑦平身低頭　⑧夜郎自大

逆読みシーク

310 日目

活性化される脳の部位
前頭葉、頭頂葉
強化される能力
注意力

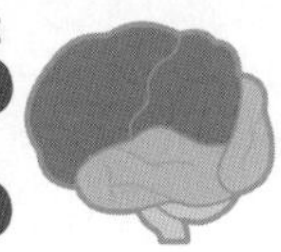

目標
8分 00秒

学習日　　月　日
かかった時間　　分　秒
この問題の答えは383ページ

「判子」「湖畔」のように読みが逆の関係にある2文字の熟語を、ペアにして探しましょう。探す方向は、上→下と左→右の2つです。ナナメはありません。また、すべての漢字を1度ずつ使います。

千	秋	体	操	傘	下	停	警
夏	交	際	新	調	改	止	戒
期	楽	禁	止	信	善	家	計
経	天	養	鶏	者	判	子	資
過	加	会	代	洋	犬	刻	金
広	算	計	行	湖	終	限	最
大	早	退	邪	畔	戦	帰	高
家	庭	指	心	方	向	化	転
原	告	定	形	容	低	下	落
全	開	公	報	長	身	兼	用

319ページの答え
紀伊(きい)→芋虫(いもむし)→車庫(しゃこ)→行為(こうい)→悪戯(いたずら)→拉致(らち)→調子(ちょうし)→脂肪(しぼう)→氏神(うじがみ)→民家(みんか)→換気(かんき)→帰省(きせい)→伊勢(いせ)

難読熟語しりとり

311日目

活性化される脳の部位
前頭葉、側頭葉
強化される能力
語彙力

目標 8分 00秒

学習日 月 日
かかった時間 分 秒
この問題の答えは324ページ

リストから熟語を選んで、読みのしりとりを完成させましょう。

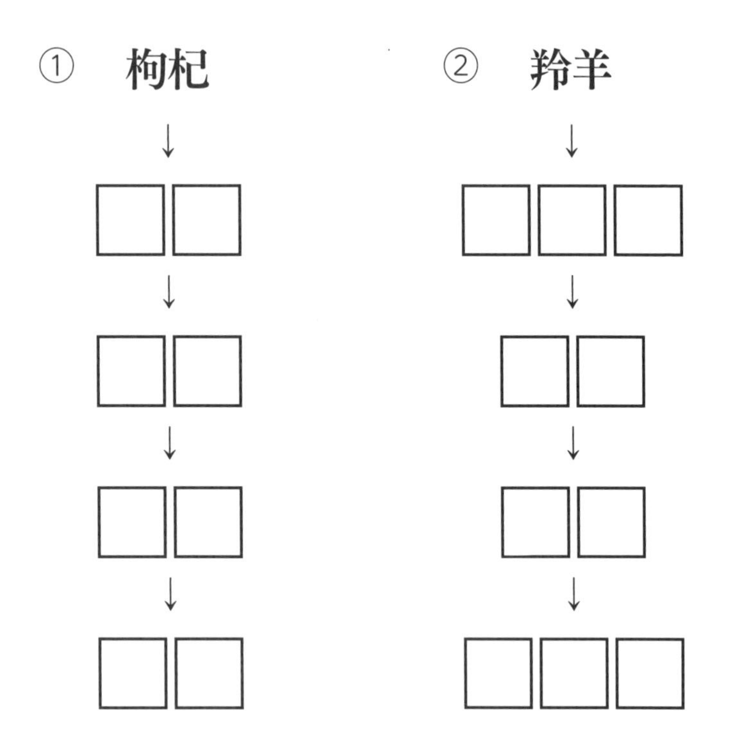

リスト
汗疹　文殊　芋茎　湯湯婆
蝙蝠　煙管　竜頭　金糸雀

320ページの答え ①有志／融資 ②威信／維新 ③要旨／用紙 ④皆済／快哉 ⑤帰省／規制

角文字四文字熟語

活性化される脳の部位

前頭葉、側頭頭頂接合部

強化される能力

想像力

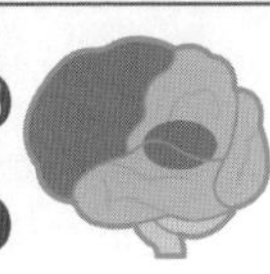

目標

5分 00秒

学習日

月　日

かかった時間

分　秒

この問題の答えは325ページ

角文字（漢字を正方形にデザインしたもの）でできた四文字熟語です。それぞれの四文字熟語を読んでみましょう。

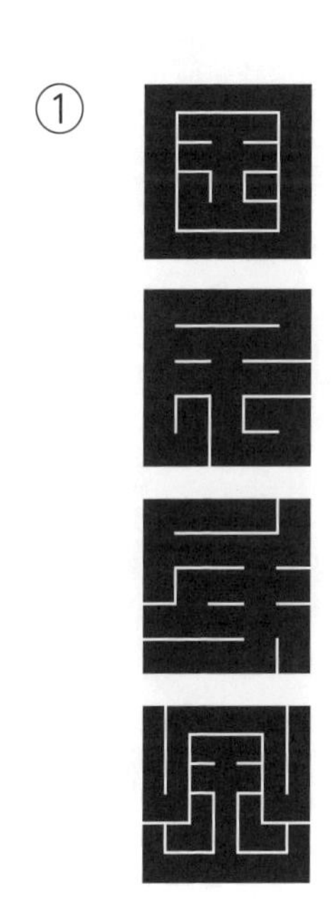

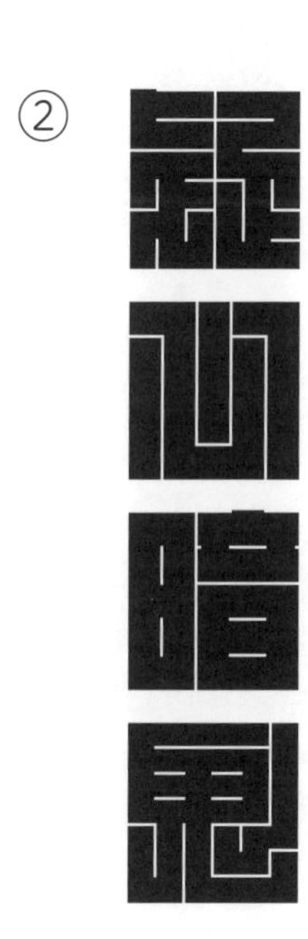

二文字熟語作り

313 日目

活性化される脳の部位
前頭葉、側頭葉
強化される能力
想像力

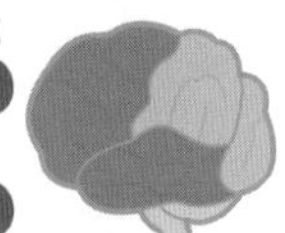

目標
5分 30秒

学習日
月 日
かかった時間
分 秒

この問題の答えは 326 ページ

矢印の方向に読むと、周囲にある8つのどの漢字とも2文字の熟語ができるように、中央のマスに漢字を書き込みましょう。マスに書き込んだ4つの漢字を組み合わせると、四字熟語になります。

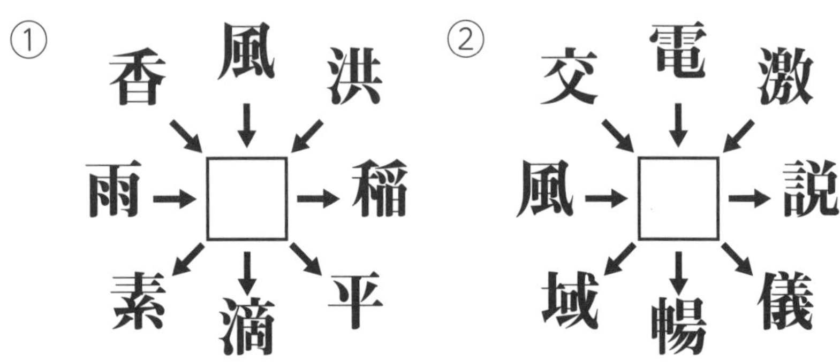

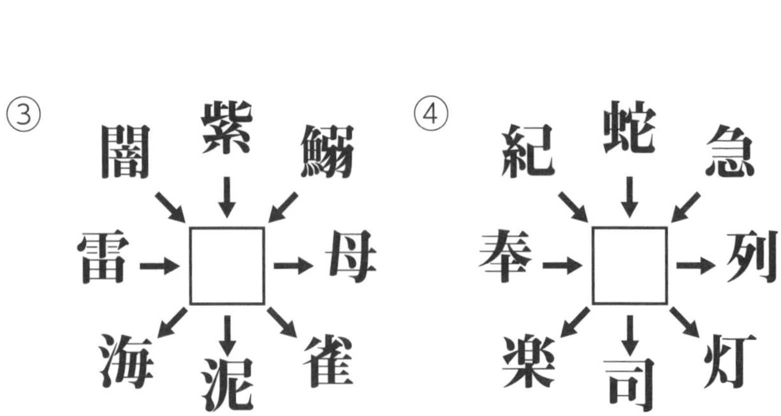

322 ページの答え
①枸杞(くこ)→蝙蝠(こうもり)→竜頭(りゅうず)→芋茎(ずいき)→煙管(キセル)
②羚羊(カモシカ)→金糸雀(カナリア)→汗疹(あせも)→文殊(もんじゅ)→湯湯婆(ゆたんぽ)

正しく直そう

活性化される脳の部位
前頭葉、側頭葉
強化される能力
注意力

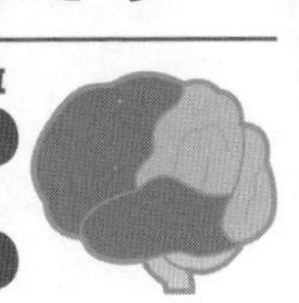

目標
6分 30秒

学習日
月　日
かかった時間
分　秒

この問題の答えは327ページ

下の文章には、間違った漢字が７個あります。正しい漢字に直しましょう。

　千葉はまわりがすべて海と川という、水に固まれた県。県内に高い山はなく、最高地点の高さが最も低い都道府県ともいわれます。北部の丘領地滞では野菜や落下生作りなどの農業が盛んです。東京湾縁岸の埋立地には化学工業の工場や発電所が並びます。気候の穏暖な南部地方は花作りや勧光などで有名です。

323ページの答え　①国民年金　②疑心暗鬼

熟語組み立て

315 日目

活性化される脳の部位
前頭葉、頭頂葉
強化される能力
空間認知力

目標
5分 30秒

学習日
月　日
かかった時間
分　秒

この問題の答えは 328 ページ

□には①～⑧に共通する漢字１字を、○には下のリストから１つずつ選んで漢字を入れ、３文字の熟語を完成させましょう。

① 四□○　② 奇□○

③ 信□○　④ 炎□○

⑤ 両□○　⑥ 楽□○

⑦ 破□○　⑧ 摩□○

リスト

下　王　家　翁　秤　烈　荒　楼

324 ページの答え
①水　②流　③雲　④行　→　行雲流水

四文字熟語シーク

316日目

活性化される脳の部位
前頭葉、側頭葉
強化される能力
語彙力

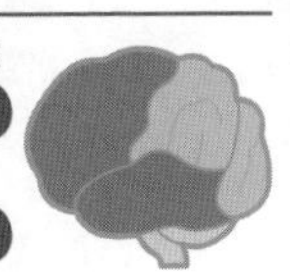

目標
8分 30秒

学習日
月　日
かかった時間
分　秒
この問題の答えは329＆383ページ

「民選議員」のように、指定された読みから始まる四文字熟語を、タテ・ヨコ・ナナメの一直線に探しましょう。

満	員	恩	礼	体	無	理	無
晰	願	議	自	由	闊	達	難
明	管	成	選	紙	用	多	無
脳	血	命	就	民	途	題	答
頭	細	造	如	前	代	未	問
寒	毛	躍	山	暫	定	措	置
足	目	時	前	運	動	見	物
面	会	射	絶	授	動	喫	煙

マ □□□□
ミ 民選議員
ム □□□□
メ □□□□
モ □□□□
ザ □□□□
ジ □□□□
ズ □□□□
ゼ □□□□
ゾ □□□□

※四文字熟語は、右から左、下から上の方向にも探せます。また、1つの漢字を複数の四文字熟語で使うこともあります。

325ページの答え
①固まれた→囲まれた　②丘領→丘陵　③地滞→地帯　④落下生→落花生
⑤縁岸→沿岸　⑥穏暖→温暖　⑦勧光→観光

穴あき四文字熟語

317
日目

活性化される脳の部位
前頭葉、側頭葉
強化される能力
語彙力

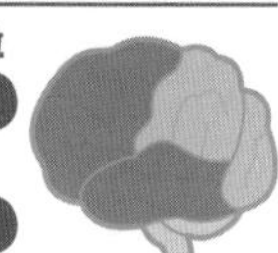

目標
7分 30秒

学習日
月 日
かかった時間
分 秒
この問題の答えは330ページ

リストから漢字を選んで□に入れ、四文字熟語を完成させてください。

① 事□□□

リスト　動　前　運

② 事□□□
□事□□

リスト　人　実　異　係　関　動

③ 事□□□
□事□□
□□事□

リスト　当　炊　急　承　後　番　諾　緊　態

④ 事□□□
□事□□
□□事□
□□□事

リスト　平　百　来　所　故　科　典　無　業　得　歴　穏

326ページの答え
①四天王　②奇天烈　③信天翁　④炎天下　⑤両天秤　⑥楽天家　⑦破天荒　⑧摩天楼

漢字の足し算

活性化される脳の部位
前頭葉、頭頂葉
強化される能力
空間認知力

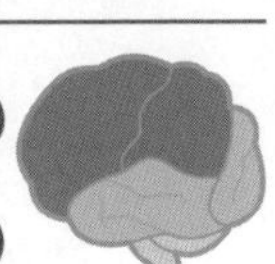

318
日目

目標
7分 00秒

学習日
月 日
かかった時間
分 秒
この問題の答えは 331 ページ

（　）ごとに漢字のパーツを組み合わせて、それぞれ熟語を作りましょう。

① (大＋口) ＋ (白＋羽) ＝ □□

② (門＋活) ＋ (少＋止) ＝ □□

③ (口＋寸) ＋ (土＋鬼) ＝ □□

④ (石＋皮) ＋ (糸＋定) ＝ □□

⑤ (竹＋馬) ＋ (心＋士) ＝ □□

⑥ (月＋却) ＋ (水＋白＋糸) ＝ □□

⑦ (大＋穴) ＋ (手＋殳＋車) ＝ □□

⑧ (木＋斤＋立) ＋ (羊＋魚) ＝ □□

327ページの答え
マ 満願成就　ム 無理無体　メ 面目躍如　モ 毛細血管
ザ 暫定措置　ジ 自由闊達　ズ 頭脳明晰　ゼ 前途多難　ゾ 造山運動

四字熟語間違い探し

319 日目

活性化される脳の部位
前頭葉、頭頂葉
強化される能力
注意力

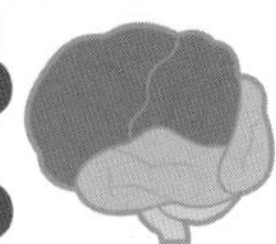

目標
7分 00秒

学習日	月 日
かかった時間	分 秒

この問題の答えは 332 ページ

次の四字熟語に使われている漢字は１文字だけ間違っています。リストから漢字を選び、正しい四字熟語にしましょう。

① 一年発起 → □□□□

② 遠慮恵釈 → □□□□

③ 皆帰日食 → □□□□

④ 強行意見 → □□□□

⑤ 交換神経 → □□□□

⑥ 暖衣豊食 → □□□□

⑦ 武運長弓 → □□□□

⑧ 無念無創 → □□□□

リスト

会	感
既	久
硬	想
念	飽

328ページの答え
①事前運動　②事実関係／人事異動　③事後承諾／炊事当番／緊急事態
④事業所得／故事来歴／百科事典／平穏無事

熟語しりとり迷路

320 日目

活性化される脳の部位
前頭葉、側頭葉

強化される能力
ワーキングメモリ力

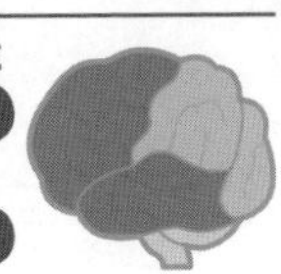

目標
6分 30秒

学習日
月　日

かかった時間
分　秒

この問題の答えは333ページ

左上の「大和」から右下の「出雲」まで、熟語の読み方でしりとりしながら進んでください。進めるのはタテ・ヨコで、どの熟語も1度ずつしか通れません。また、すべての熟語を通る必要はありません。

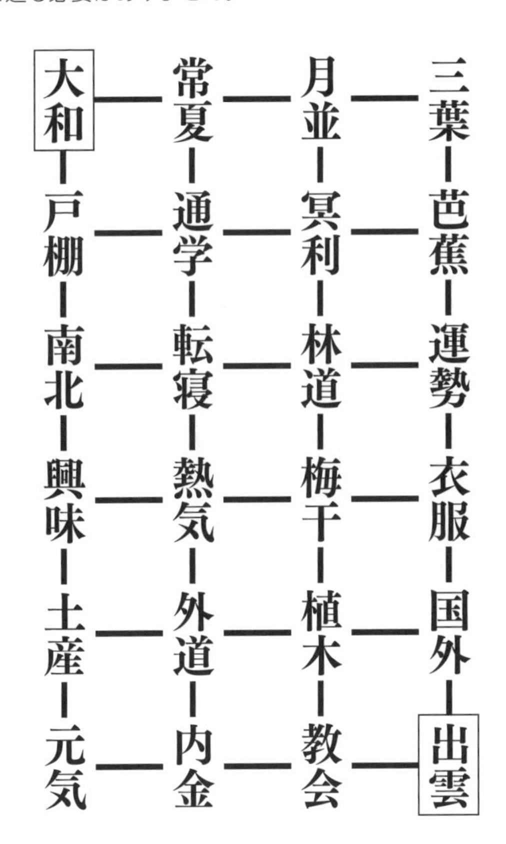

329ページの答え ①因習　②闊歩　③団塊　④破綻　⑤篤志　⑥脚線　⑦突撃　⑧新鮮

同音異義語書き取り

321日目

活性化される脳の部位
前頭葉、側頭葉
強化される能力
語彙力

目標
6分 00秒

学習日
月 日
かかった時間
分 秒

この問題の答えは334ページ

同音異義語を□の中に書き入れましょう。

① 旅行の□□（こうてい）の短縮には□□（こうてい）的な意見が多い

② □□（ききょう）先では□□（ききょう）の花が咲いていた

③ □□（きょうごう）同士が□□（きょうごう）しあっている

④ 旅行の□□（てんじょう）員が□□（てんじょう）に頭をぶつけた

⑤ □□（りしょく）の才を生かして、会社を□□（りしょく）

330ページの答え
①一念発起 ②遠慮会釈 ③皆既日食 ④強硬意見 ⑤交感神経 ⑥暖衣飽食 ⑦武運長久 ⑧無念無想

逆読みシーク

活性化される脳の部位
前頭葉、頭頂葉
強化される能力
注意力

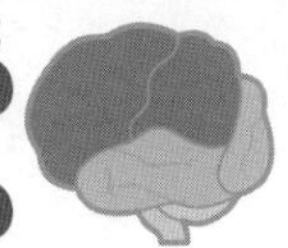

322 日目

目標 8分 00秒

学習日	月 日
かかった時間	分 秒

この問題の答えは 383 ページ

「警官」「関係」のように読みが逆の関係にある２文字の熟語を、ペアにして探しましょう。探す方向は、上→下と左→右の２つです。ナナメはありません。また、すべての漢字を１度ずつ使います。

進	級	洗	礼	戦	機	写	経
文	知	能	市	俳	子	警	官
庫	尋	問	長	句	分	放	養
口	噴	火	励	行	球	置	生
唇	苦	完	監	禁	審	花	粉
汽	杯	成	地	香	車	冷	戦
船	挑	戦	方	農	線	香	船
鉱	四	調	関	地	騎	士	長
泉	季	子	係	常	用	金	生
門	人	信	仰	恒	例	柑	還

331ページの答え

大和（やまと）→常夏（とこなつ）→月並（つきなみ）→冥利（みょうり）→林道（りんどう）→転寝（うたたね）→熱気（ねっき）→興味（きょうみ）→土産（みやげ）→外道（げどう）→植木（うえき）→教会（きょうかい）→出雲（いずも）

難読熟語しりとり

323日目

活性化される脳の部位
前頭葉、側頭葉
強化される能力
語彙力

目標 8分 00秒

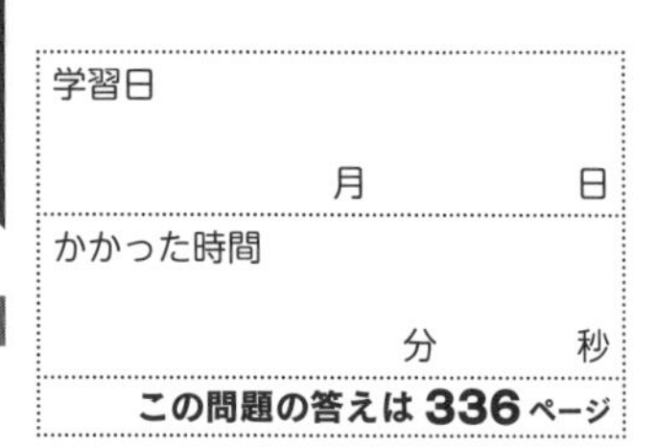

この問題の答えは 336ページ

リストから熟語を選んで、読みのしりとりを完成させましょう。

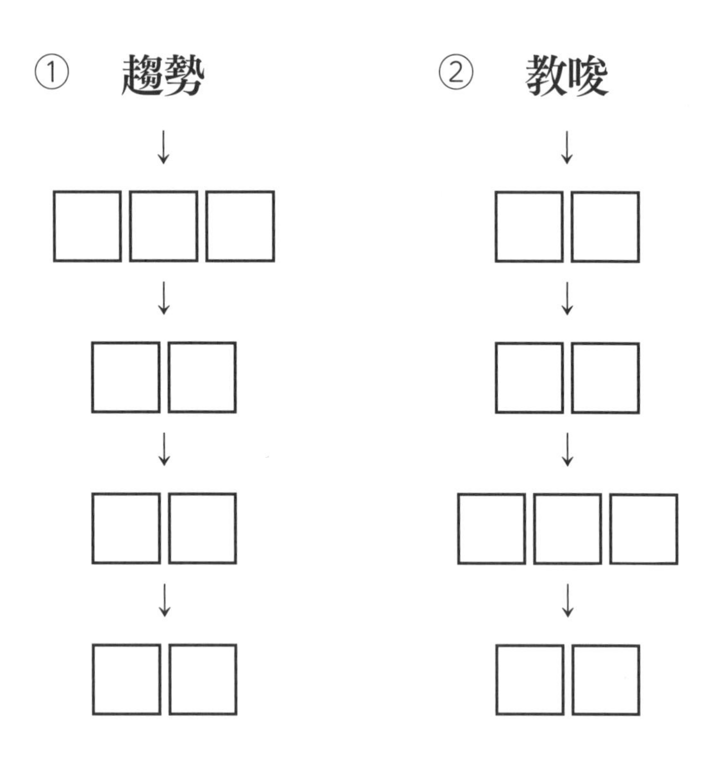

リスト 匆怪 牛蒡 林檎 居丈高 流石 乖離 碍子 柳葉魚

332ページの答え ①行程／肯定 ②帰郷／桔梗 ③強豪／競合 ④添乗／天井 ⑤利殖／離職

角文字四文字熟語

324
日目

活性化される脳の部位
前頭葉、側頭頭頂接合部
強化される能力
想像力

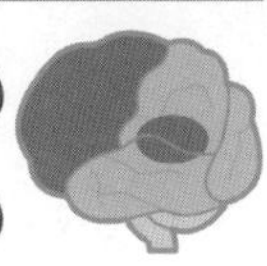

目標
5分 00秒

学習日
月　日
かかった時間
分　秒

この問題の答えは**337**ページ

角文字（漢字を正方形にデザインしたもの）でできた四文字熟語です。それぞれの四文字熟語を読んでみましょう。

①

②

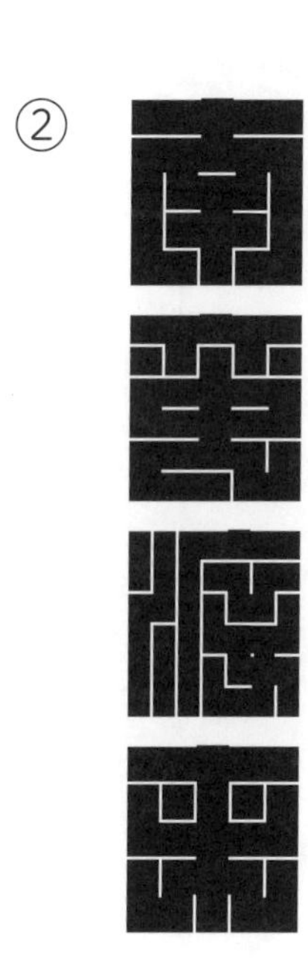

二文字熟語作り

325
日目

活性化される脳の部位
前頭葉、側頭葉
強化される能力
想像力

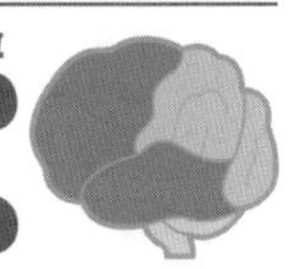

目標
5分 30秒

学習日
月　日
かかった時間
分　秒
この問題の答えは338ページ

矢印の方向に読むと、周囲にある8つのどの漢字とも2文字の熟語ができるように、中央のマスに漢字を書き込みましょう。マスに書き込んだ4つの漢字を組み合わせると、四字熟語になります。

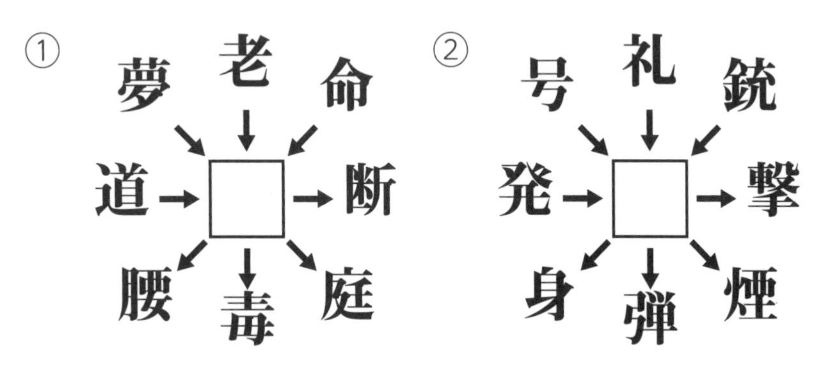

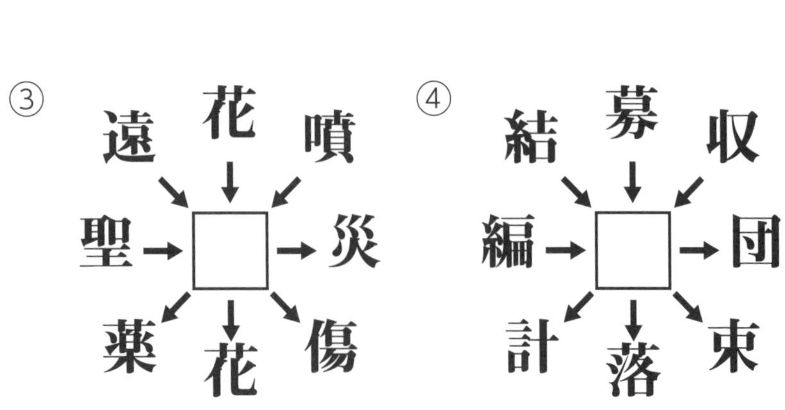

334ページの答え
①趨勢(すうせい)→居丈高(いたけだか)→乖離(かいり)→林檎(りんご)→牛蒡(ごぼう)
②教唆(きょうさ)→流石(さすが)→碍子(がいし)→柳葉魚(シシャモ)→勿怪(もっけ)

正しく直そう

326 日目

活性化される脳の部位
前頭葉、側頭葉
強化される能力
注意力

目標
6分 30秒

学習日
月 日
かかった時間
分 秒
この問題の答えは339ページ

下の文章には、間違った漢字が７個あります。正しい漢字に直しましょう。

９回裏、二死萬塁。徳点は４対１とリードされていますが、一髪出れば逆転の場面。ここで打席に入るは４番バッター、投手をにらみつけるその気白たるや妻まじいものがあります。１球目、速球が胸元をついて内格に決まりワンストライク。2球目を打った！　大きい、届くか、外野手が後代、なおもバック、入るか、入るか……。

335ページの答え　①呉越同舟　②南蛮渡来

熟語組み立て

327 日目

活性化される脳の部位
前頭葉、頭頂葉
強化される能力
空間認知力

目標
5分 30秒

学習日
月　日
かかった時間
分　秒
この問題の答えは 340 ページ

□には①～⑧に共通する漢字１字を、○には下のリストから１つずつ選んで漢字を入れ、３文字の熟語を完成させましょう。

① 大□○　② 代□○

③ 税□○　④ 屁□○

⑤ 料□○　⑥ 管□○

⑦ 調□○　⑧ 整□○

リスト

士　長　店　屈　石　券　職　師

336ページの答え　①中　②砲　③火　④集　→　集中砲火

四文字熟語シーク

328日目

活性化される脳の部位
前頭葉、側頭葉
強化される能力
語彙力

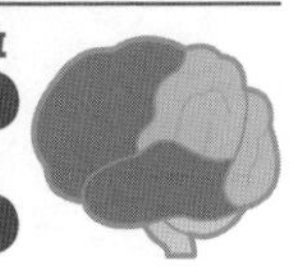

目標 8分 30秒

学習日　月　日
かかった時間　分　秒
この問題の答えは341 & 383ページ

「運否天賦」のように、指定された読みから始まる四文字熟語を、タテ・ヨコ・ナナメの一直線に探しましょう。

和	魂	玉	賦	王	父	外	栄
協	洋	天	石	親	政	枯	洋
見	否	折	小	混	盛	復	外
運	法	頑	衷	衰	淆	愚	古
転	作	固	致	歪	中	問	報
面	議	一	曲	霧	岸	愚	応
許	行	徹	里	湾	田	答	果
言	体	五	穀	饒	豊	我	因

ガ □□□□
ギ □□□□
グ □□□□
ゲ □□□□
ゴ □□□□
ワ □□□□
イ □□□□
ウ 運否天賦
エ □□□□
オ □□□□

※四文字熟語は、右から左、下から上の方向にも探せます。また、1つの漢字を複数の四文字熟語で使うこともあります。

337ページの答え ①萬塁→満塁　②徳点→得点　③一髪→一発　④気白→気迫　⑤妻まじい→凄まじい　⑥内格→内角　⑦後代→後退

穴あき四文字熟語

329日目

活性化される脳の部位
前頭葉、側頭葉
強化される能力
語彙力

目標
7分 30秒

学習日
月 日
かかった時間
分 秒
この問題の答えは342ページ

リストから漢字を選んで□に入れ、四文字熟語を完成させてください。

① 社□□□

リスト 人 法 団

② 社□□□
□社□□

リスト 入 長 書 験 秘 試

③ 社□□□
□社□□
□□社□

リスト 内 行 寺 恋 派 奉 員 遣 愛

④ 社□□□
□社□□
□□社□
□□□社

リスト 仏 令 交 会 辞 神 閣 家 結 秘 武 密

338ページの答え ①大理石 ②代理店 ③税理士 ④屁理屈 ⑤料理長 ⑥管理職 ⑦調理師 ⑧整理券

漢字の足し算

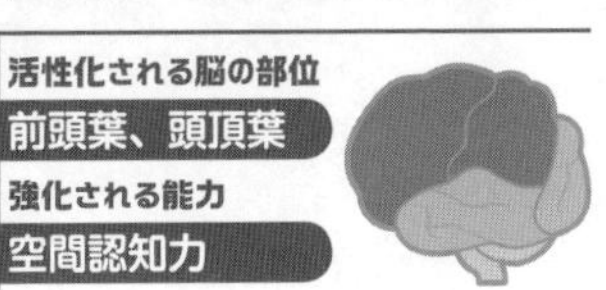

330 日目

目標 7分 00秒

学習日 月 日

かかった時間 分 秒

この問題の答えは 343 ページ

(　　) ごとに漢字のパーツを組み合わせて、それぞれ熟語を作りましょう。

① (十＋具) ＋ (頁＋彦) ＝ □□

② (内＋糸) ＋ (月＋其) ＝ □□

③ (イ＋憂) ＋ (乃＋禾) ＝ □□

④ (山＋灰) ＋ (広＋金) ＝ □□

⑤ (式＋言) ＋ (糸＋東) ＝ □□

⑥ (言＋敬) ＋ (立＋金＋里) ＝ □□

⑦ (木＋目＋雨) ＋ (木＋主) ＝ □□

⑧ (又＋馬＋虫) ＋ (力＋重) ＝ □□

339 ページの答え

ガ 頑固一徹　ギ 玉石混淆　グ 愚問愚答　ゲ 言行一致　ゴ 五里霧中
ワ 和洋折衷　イ 因果応報　エ 栄枯盛衰　オ 王政復古

四字熟語間違い探し

331 日目

活性化される脳の部位
前頭葉、頭頂葉
強化される能力
注意力

目標
7分 00秒

学習日
月　日
かかった時間
分　秒
この問題の答えは 344 ページ

次の四字熟語に使われている漢字は１文字だけ間違っています。リストから漢字を選び、正しい四字熟語にしましょう。

① 隠忍自嘲 → □□□□

② 画竜点睛 → □□□□

③ 紀宇壮大 → □□□□

④ 源価償却 → □□□□

⑤ 捨二無二 → □□□□

⑥ 折磋琢磨 → □□□□

⑦ 満身総痍 → □□□□

⑧ 良妻兼母 → □□□□

リスト
気　賢
減　遮
重　睛
切　創

340ページの答え
①社団法人　②社長秘書／入社試験　③社内恋愛／寺社奉行／派遣社員
④社交辞令／神社仏閣／武家社会／秘密結社

熟語しりとり迷路

332日目

活性化される脳の部位
前頭葉、側頭葉
強化される能力
ワーキングメモリ力

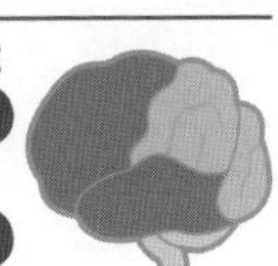

目標
6分 30秒

学習日
月　日
かかった時間
分　秒
この問題の答えは345ページ

左上の「越後」から右下の「甲斐」まで、熟語の読み方でしりとりしながら進んでください。進めるのはタテ・ヨコで、どの熟語も1度ずつしか通れません。また、すべての熟語を通る必要はありません。

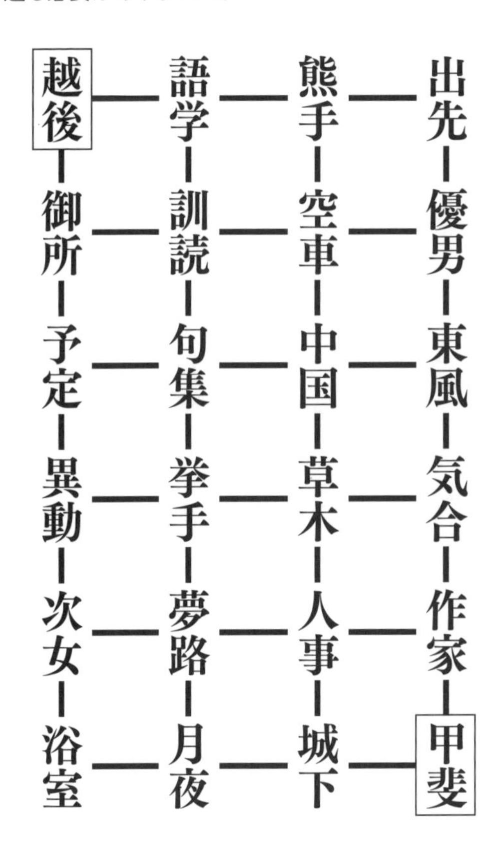

341ページの答え　①真顔　②納期　③優秀　④炭鉱　⑤試練　⑥警鐘　⑦霜柱　⑧騒動

同音異義語書き取り

333 日目

活性化される脳の部位
前頭葉、側頭葉
強化される能力
語彙力

目標
6分 00秒

学習日
月 日
かかった時間
分 秒
この問題の答えは346ページ

同音異義語を□の中に書き入れましょう。

① □□(いかん)には思えど□□(いかん)ともしがたい

② □□(かいけつ)黒頭巾が事件を□□(かいけつ)した

③ □□(がいとう)を着て□□(がいとう)をぶらついた

④ □□(あいがん)動物を飼いたいと□□(あいがん)する子

⑤ □□(きせい)を発する輩に□□(きせい)をそがれた

342ページの答え
①隠忍自重 ②画竜点睛 ③気宇壮大 ④減価償却 ⑤遮二無二 ⑥切磋琢磨 ⑦満身創痍 ⑧良妻賢母

逆読みシーク

334 日目

活性化される脳の部位
前頭葉、頭頂葉
強化される能力
注意力

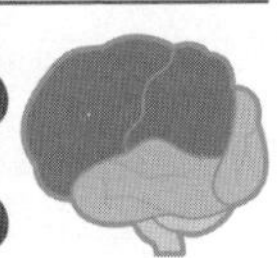

目標
8分 00秒

学習日 月 日
かかった時間 分 秒
この問題の答えは**383**ページ

「銭湯」「当選」のように読みが逆の関係にある２文字の熟語を、ペアにして探しましょう。探す方向は、上→下と左→右の２つです。ナナメはありません。また、すべての漢字を１度ずつ使います。

両	大	勢	新	星	政	権	関
親	銭	専	務	対	談	国	東
団	湯	名	声	物	情	宝	定
体	了	解	感	想	注	文	規
中	心	霊	感	精	回	真	鍮
成	仏	豪	快	神	送	会	合
総	送	還	議	投	函	当	選
会	声	生	場	牽	診	療	不
自	帯	命	門	制	報	告	時
負	無	線	柱	改	良	寒	冷

343ページの答え
越後(えちご)→語学(ごがく)→訓読(くんどく)→空車(くうしゃ)→優男(やさおとこ)→東風(こち)→中国(ちゅうごく)→草木(くさき)→挙手(きょしゅ)→夢路(ゆめじ)→人事(じんじ)→城下(じょうか)→甲斐(かい)

難読熟語しりとり

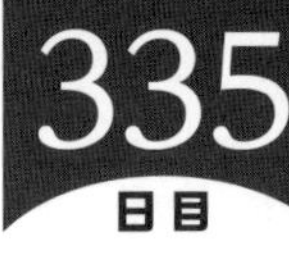

活性化される脳の部位
前頭葉、側頭葉
強化される能力
語彙力

目標
8分 00秒

学習日 月 日
かかった時間 分 秒
この問題の答えは348ページ

リストから熟語を選んで、読みのしりとりを完成させましょう。

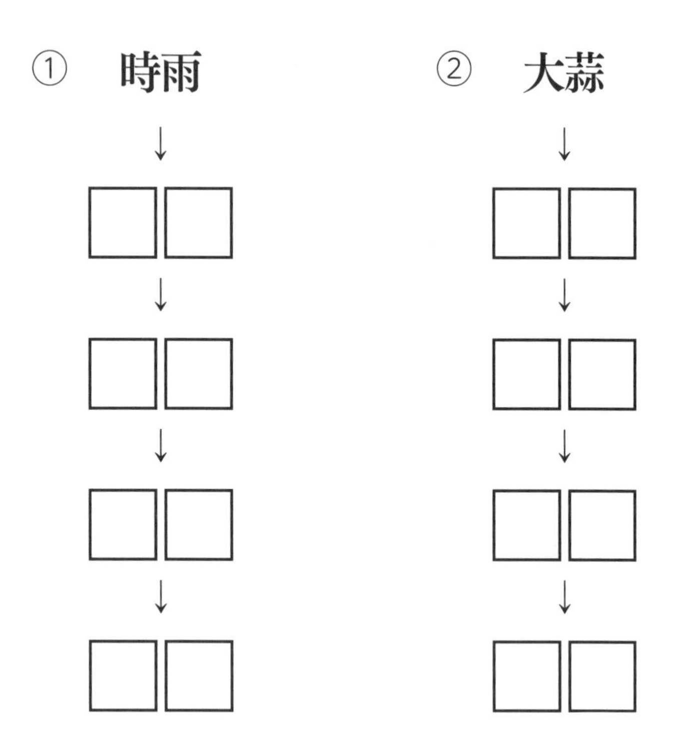

リスト 玄人 迂回 双六 硝子 花押 胡桃 煉瓦 鶏冠

344ページの答え ①遺憾／如何 ②怪傑／解決 ③外套／街頭 ④愛玩／哀願 ⑤奇声／気勢

角文字四文字熟語

目標
5分 00秒

活性化される脳の部位
前頭葉、側頭頭頂接合部
強化される能力
想像力

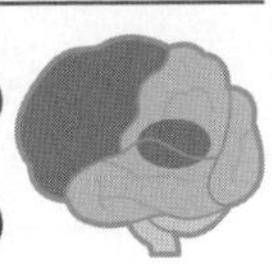

学習日
月 日

かかった時間
分 秒

この問題の答えは349ページ

角文字（漢字を正方形にデザインしたもの）でできた四文字熟語です。それぞれの四文字熟語を読んでみましょう。

① ②

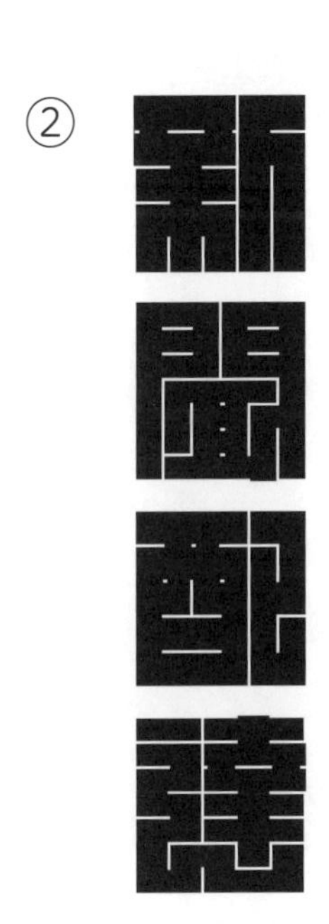

二文字熟語作り

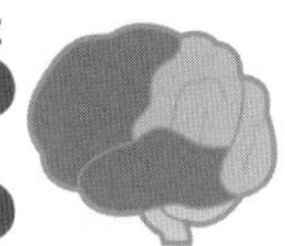

活性化される脳の部位
前頭葉、側頭葉
強化される能力
想像力

337 日目

目標
5分 30秒

学習日
月　日
かかった時間
分　秒

この問題の答えは350ページ

矢印の方向に読むと、周囲にある８つのどの漢字とも２文字の熟語ができるように、中央のマスに漢字を書き込みましょう。マスに書き込んだ４つの漢字を組み合わせると、四字熟語になります。

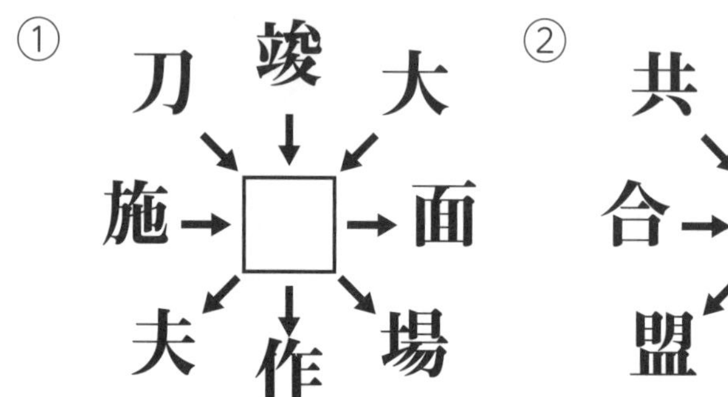

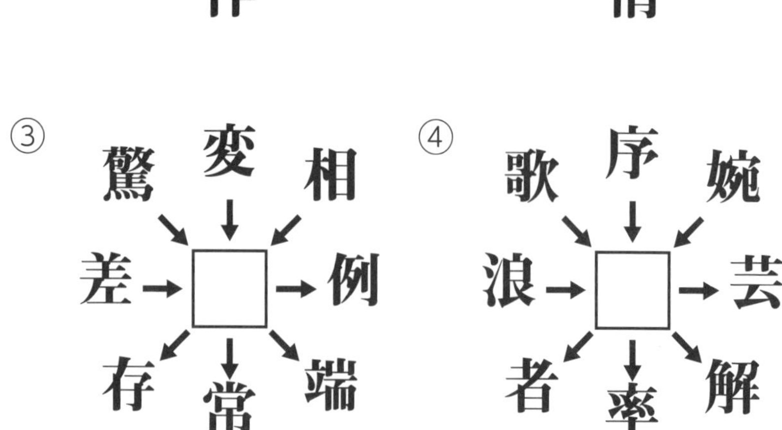

①時雨(しぐれ)→煉瓦(れんが)→硝子(ガラス)→双六(すごろく)→胡桃(くるみ)
②大蒜(にんにく)→玄人(くろうと)→鶏冠(とさか)→花押(かおう)→迂回(うかい)

正しく直そう

338
日目

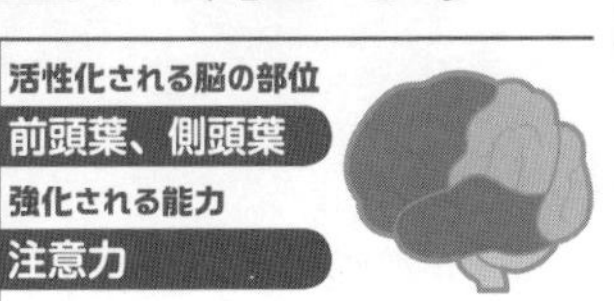

目標
6分 30秒

学習日
月　日
かかった時間
分　秒

この問題の答えは 351 ページ

下の文章には、間違った漢字が７個あります。正しい漢字に直しましょう。

　今まで見た中で最も印章に残っている景色は、世界貿易センタービルの奥上からのニューヨークの間天楼だ。不段は人工よりは自然を好むのだが、この時ばかりは人工の極みを行く眺望に圧到され、しばし言葉を失ってしまった。その後訪れる機械もないままその風景は、もはや見ることが不加能なものになってしまったのだが。

347ページの答え ①焼肉定食　②新聞配達

熟語組み立て

339 日目

活性化される脳の部位
前頭葉、頭頂葉
強化される能力
空間認知力

目標
5分 30秒

学習日
月 日
かかった時間
分 秒
この問題の答えは 352 ページ

□には①〜⑧に共通する漢字1字を、○には下のリストから1つずつ選んで漢字を入れ、3文字の熟語を完成させましょう。

① 小□○　② 下□○

③ 片□○　④ 玉□○

⑤ 空□○　⑥ 選□○

⑦ 勝□○　⑧ 助□○

リスト

口　箱　物　席　間　権　形　先

348ページの答え　①工　②同　③異　④曲　→　同工異曲

四文字熟語シーク

340 日目

活性化される脳の部位
前頭葉、側頭葉
強化される能力
語彙力

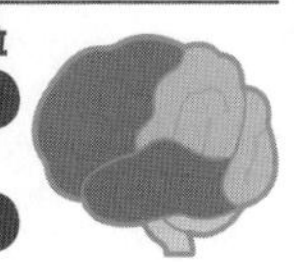

目標 8分 30秒

学習日	月 日
かかった時間	分 秒

この問題の答えは353&383ページ

「歓天喜地」のように、指定された読みから始まる四文字熟語を、タテ・ヨコ・ナナメの一直線に探しましょう。

書	聖	訳	旧	苦	辛	難	関
若	度	態	学	闘	心	理	係
自	依	手	擲	生	奮	惨	破
然	存	鍛	練	一	徒	軍	憺
泰	山	鳴	扈	手	坤	用	孤
耐	火	跋	空	滞	管	乾	供
躍	梁	拳	歓	天	喜	地	善
跳	常	現	象	査	調	跡	追

カ 歓天喜地

キ □□□□

ク □□□□

ケ □□□□

コ □□□□

タ □□□□

チ □□□□

ツ □□□□

テ □□□□

ト □□□□

※四文字熟語は、右から左、下から上の方向にも探せます。また、1つの漢字を複数の四文字熟語で使うこともあります。

349ページの答え ①印章→印象 ②奥上→屋上 ③間天楼→摩天楼 ④不段→普段 ⑤圧到→圧倒 ⑥機械→機会 ⑦不加能→不可能

穴あき四文字熟語

活性化される脳の部位
前頭葉、側頭葉
強化される能力
語彙力

341 日目

目標 7分 30秒

学習日 月 日
かかった時間 分 秒
この問題の答えは354ページ

リストから漢字を選んで□に入れ、四文字熟語を完成させてください。

① 学□□□

リスト 級 鎖 閉

② 学□□□
□学□□

リスト 大 生 球 婚 野 結

③ 学□□□
□学□□
□□学□

リスト 日 世 曲 阿 校 保 資 険 曜

④ 学□□□
□学□□
□□学□
□□□学

リスト 人 工 行 府 高 称 詐 間 旅 最 歴 修

350ページの答え ①小手先 ②下手物 ③片手間 ④玉手箱 ⑤空手形 ⑥選手権 ⑦勝手口 ⑧助手席

漢字の足し算

342 日目

活性化される脳の部位
前頭葉、頭頂葉
強化される能力
空間認知力

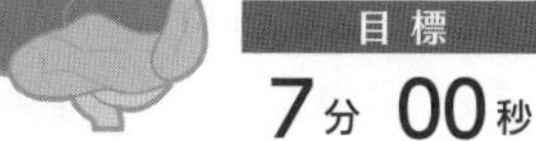

目標
7分 00秒

学習日
月 日
かかった時間
分 秒

この問題の答えは355ページ

（　）ごとに漢字のパーツを組み合わせて、それぞれ熟語を作りましょう。

① (次＋貝) ＋ (木＋各) ＝ □□

② (言＋折) ＋ (頁＋原) ＝ □□

③ (曽＋貝) ＋ (合＋竹) ＝ □□

④ (尤＋京) ＋ (亢＋舟) ＝ □□

⑤ (言＋秀) ＋ (攵＋至) ＝ □□

⑥ (欠＋谷) ＋ (王＋月＋亡) ＝ □□

⑦ (日＋竹＋門) ＋ (田＋各) ＝ □□

⑧ (米＋舛＋魚) ＋ (云＋雨) ＝ □□

351ページの答え
キ 旧態依然　ク 苦心惨憺　ケ 乾坤一擲　コ 孤軍奮闘
タ 泰然自若　チ 跳梁跋扈　ツ 追跡調査　テ 手練手管　ト 徒手空拳

四字熟語間違い探し

343 日目

活性化される脳の部位
前頭葉、頭頂葉
強化される能力
注意力

目標
7分 00秒

学習日
月 日
かかった時間
分 秒

この問題の答えは356ページ

次の四字熟語に使われている漢字は１文字だけ間違っています。リストから漢字を選び、正しい四字熟語にしましょう。

① 会者常離 → □□□□

② 巨心坦懐 → □□□□

③ 古近東西 → □□□□

④ 自然倒汰 → □□□□

⑤ 人身一新 → □□□□

⑥ 大所広所 → □□□□

⑦ 百戦連磨 → □□□□

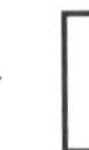

⑧ 輪廻転消 → □□□□

リスト

定	虚
今	淘
心	高
錬	生

352ページの答え
①学級閉鎖　②学生結婚／大学野球　③学資保険／曲学阿世／日曜学校
④学歴詐称／修学旅行／最高学府／人間工学

熟語しりとり迷路

活性化される脳の部位
前頭葉、側頭葉
強化される能力
ワーキングメモリカ

目標
6分 30秒

学習日　月　日
かかった時間　分　秒
この問題の答えは 357 ページ

左上の「薩摩」から右下の「土佐」まで、熟語の読み方でしりとりしながら進んでください。進めるのはタテ・ヨコで、どの熟語も1度ずつしか通れません。また、すべての熟語を通る必要はありません。

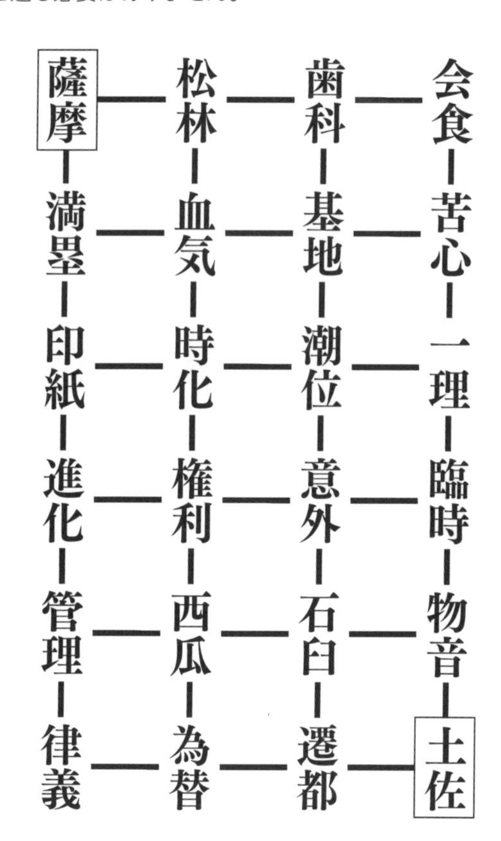

353ページの答え ①資格　②誓願　③贈答　④就航　⑤誘致　⑥欲望　⑦簡略　⑧鱗雲

同音異義語書き取り

活性化される脳の部位
前頭葉、側頭葉
強化される能力
語彙力

目標
6分 00秒

学習日
月 日
かかった時間
分 秒

この問題の答えは358ページ

同音異義語を□の中に書き入れましょう。

① □□(きゅうよ)の前借りは、□□(きゅうよ)の一策だ

② □□(せんどう)の□□(せんどう)で川を下った

③ 切り立った□□(だんがい)で責任者を□□(だんがい)

④ □□(ぼうかん)着を着た□□(ぼうかん)に襲われる

⑤ □□(りょうかい)に入るための□□(りょうかい)をもらった

354ページの答え
①会者定離 ②虚心坦懐 ③古今東西 ④自然淘汰 ⑤人心一新 ⑥大所高所 ⑦百戦錬磨 ⑧輪廻転生

逆読みシーク

346
日目

活性化される脳の部位
前頭葉、頭頂葉
強化される能力
注意力

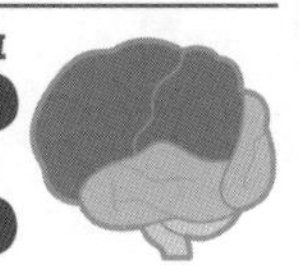

目標
8分 00秒

学習日
月 日
かかった時間
分 秒

この問題の答えは383ページ

「後光」「交互」のように読みが逆の関係にある2文字の熟語を、ペアにして探しましょう。探す方向は、上→下と左→右の2つです。ナナメはありません。また、すべての漢字を1度ずつ使います。

釈	迦	指	標	看	技	遅	刻
告	団	塊	上	板	巧	戦	都
知	美	酒	等	後	光	禍	市
河	川	請	求	敗	退	抵	抗
登	言	行	制	限	忍	大	臣
場	校	庭	使	途	耐	抗	階
厳	大	杯	貨	専	攻	議	段
正	高	交	車	採	点	守	口
天	原	互	表	紙	甚	備	銭
災	万	感	退	任	大	旧	姓

355ページの答え
薩摩（さつま）→満塁（まんるい）→印紙（いんし）→時化（しけ）→血気（けっき）→基地（きち）→潮位（ちょうい）→意外（いがい）→石臼（いしうす）→西瓜（すいか）→為替（かわせ）→遷都（せんと）→土佐（とさ）

難読熟語しりとり

347 日目

活性化される脳の部位
前頭葉、側頭葉
強化される能力
語彙力

目標
8分 00秒

学習日
月　日
かかった時間
分　秒
この問題の答えは360ページ

リストから熟語を選んで、読みのしりとりを完成させましょう。

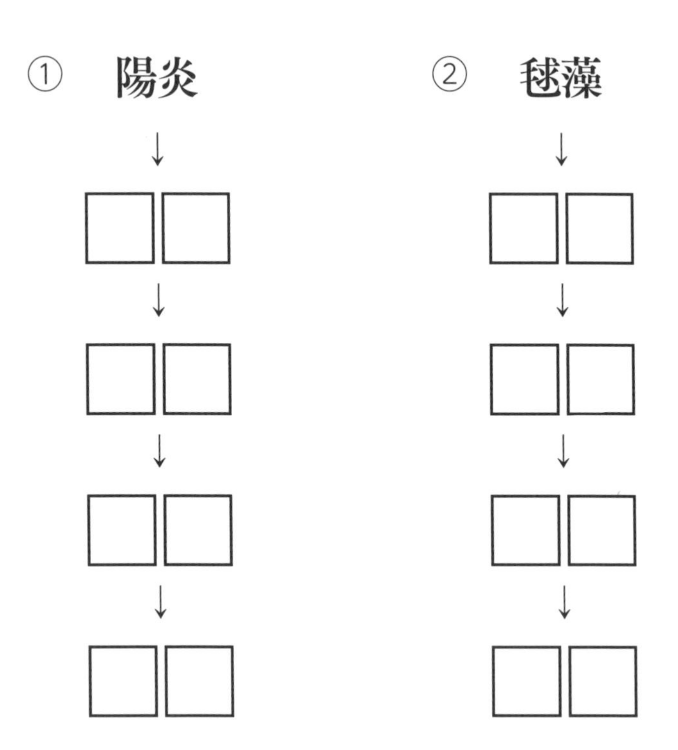

リスト　人参　土竜　生贄　辣韮
雲梯　雲丹　幔幕　閻魔

356ページの答え　①給与／窮余　②船頭／先導　③断崖／弾劾　④防寒／暴漢　⑤領海／了解

角文字四文字熟語

348
日目

活性化される脳の部位
前頭葉、側頭頭頂接合部
強化される能力
想像力

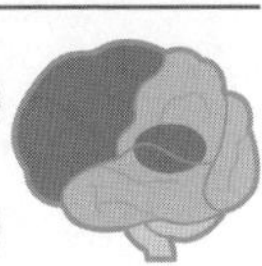

目標
5分 00秒

学習日
月　日
かかった時間
分　秒
この問題の答えは **361** ページ

角文字（漢字を正方形にデザインしたもの）でできた四文字熟語です。それぞれの四文字熟語を読んでみましょう。

①

②

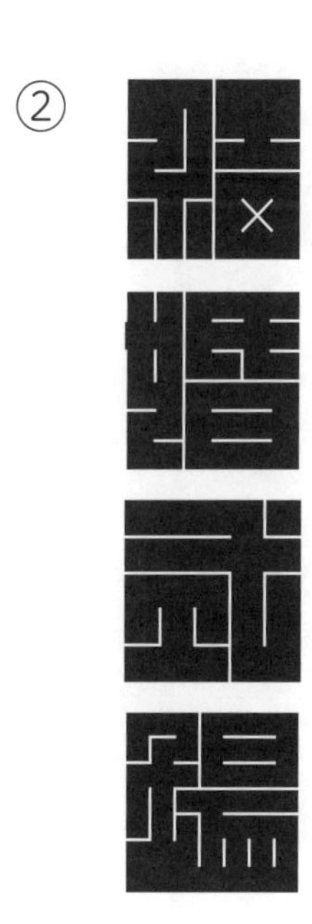

二文字熟語作り

活性化される脳の部位
前頭葉、側頭葉
強化される能力
想像力

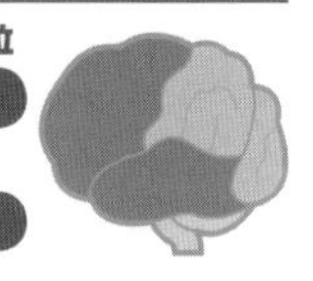

349
日目

目標
5分 30秒

学習日
月 日
かかった時間
分 秒
この問題の答えは362ページ

矢印の方向に読むと、周囲にある８つのどの漢字とも２文字の熟語ができるように、中央のマスに漢字を書き込みましょう。マスに書き込んだ４つの漢字を組み合わせると、四字熟語になります。

①

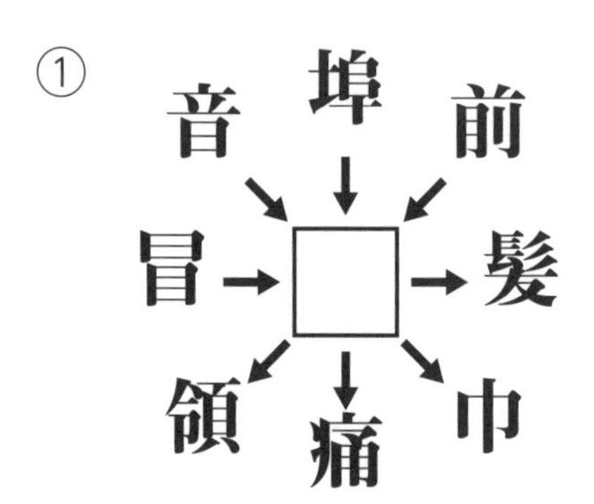

②

飛 恐 翼
昇 → □ → 宮
虎 神 巻

③

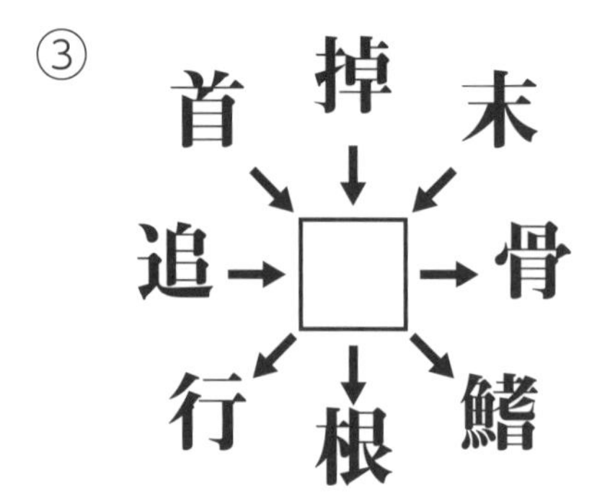

④

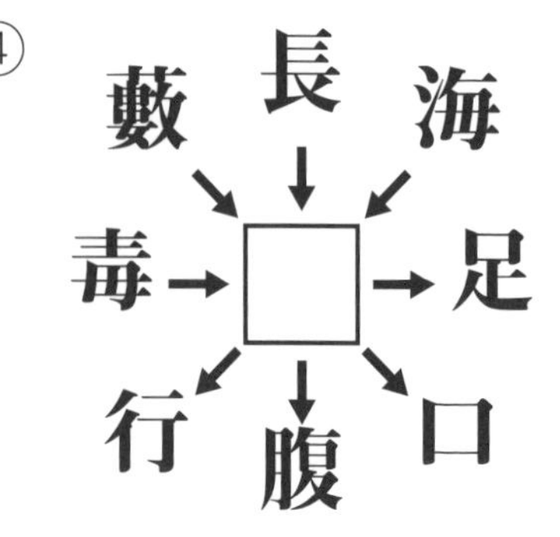

358ページの答え
①陽炎(かげろう)→雲梯(うんてい)→生贄(いけにえ)→閻魔(えんま)→幔幕(まんまく)
②毬藻(まりも)→土竜(もぐら)→辣韮(らっきょう)→雲丹(うに)→人参(にんじん)

正しく直そう

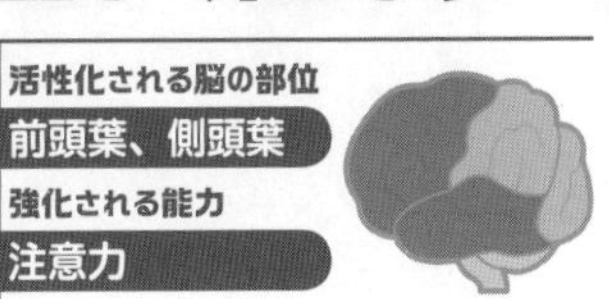

350日目

目標 6分 30秒

学習日 月 日

かかった時間 分 秒

この問題の答えは363ページ

下の文章には、間違った漢字が７個あります。正しい漢字に直しましょう。

誰だったか質念したが、かつて中国の政治家が日中友功イベントの時、漢字を日本に伝えて申し分なかった、という発現をしていた。複雑で覚えるのに努力を要する文字というのがその利由だったと思うが、謎惑どころか豊富な漢字があるおかげで豊かな文化を築け、こうして興じられてもいるのだから、ただ中国に感射するばかりである。

359ページの答え　①順風満帆　②結婚式場

熟語組み立て

活性化される脳の部位
前頭葉、頭頂葉
強化される能力
空間認知力

351 日目

目標 5分 30秒

学習日 月 日
かかった時間 分 秒
この問題の答えは 364 ページ

□には①〜⑧に共通する漢字1字を、○には下のリストから1つずつ選んで漢字を入れ、3文字の熟語を完成させましょう。

① 貯□○　② 錬□○
③ 黄□○　④ 貴□○
⑤ 試□○　⑥ 資□○
⑦ 貸□○　⑧ 料□○

リスト

石　庫　所　箱　術　属　源　郷

360ページの答え
①頭　②竜　③尾　④蛇　→　竜頭蛇尾

バラバラ熟語

活性化される脳の部位
前頭葉、頭頂葉
強化される能力
空間認知力

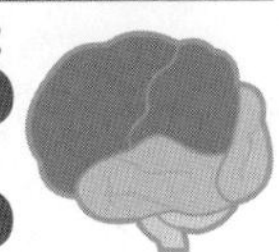

352
日目

目標
5分 00秒

学習日
月 日
かかった時間
分 秒
この問題の答えは 365 ページ

バラバラになってしまった２文字の熟語をうまく組み立てて、それぞれ文房具を表す熟語にしましょう。

①
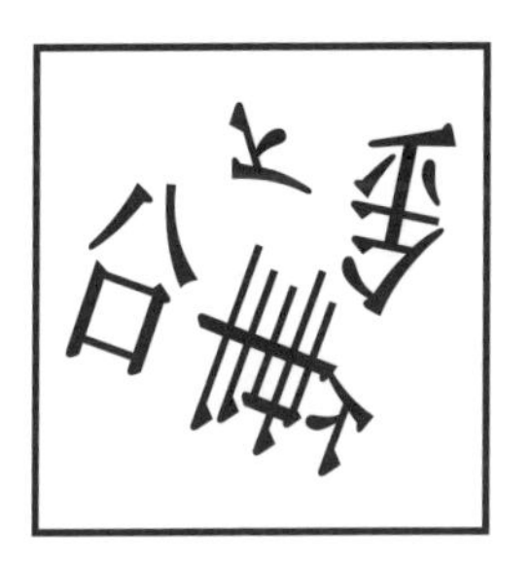

②
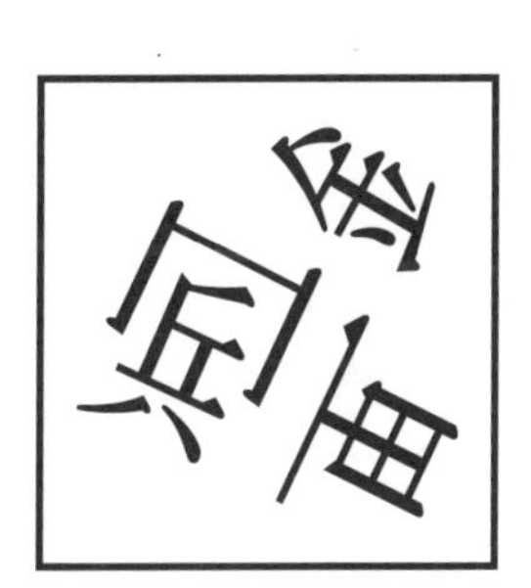

③
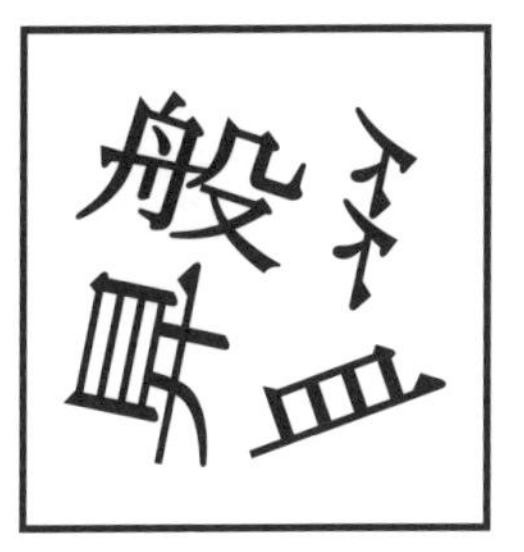

④
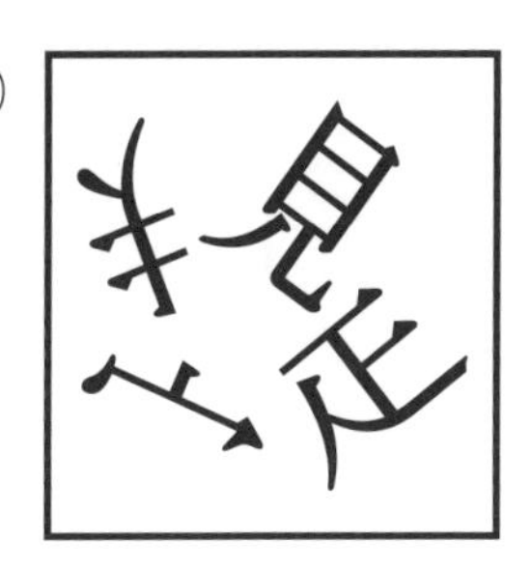

361 ページの答え
①質念→失念　②友功→友好　③申し分→申し訳　④発現→発言　⑤利由→理由　⑥謎惑→迷惑　⑦感射→感謝

三文字熟語リレー 353日目

活性化される脳の部位
前頭葉、側頭葉
強化される能力
語彙力

目標
6分 30秒

学習日
月 日
かかった時間
分 秒
この問題の答えは366ページ

すでに入っている漢字をヒントに、リストの漢字をマスに入れ、熟語を作りましょう。線でつながれたマスには、同じ漢字が入ります。

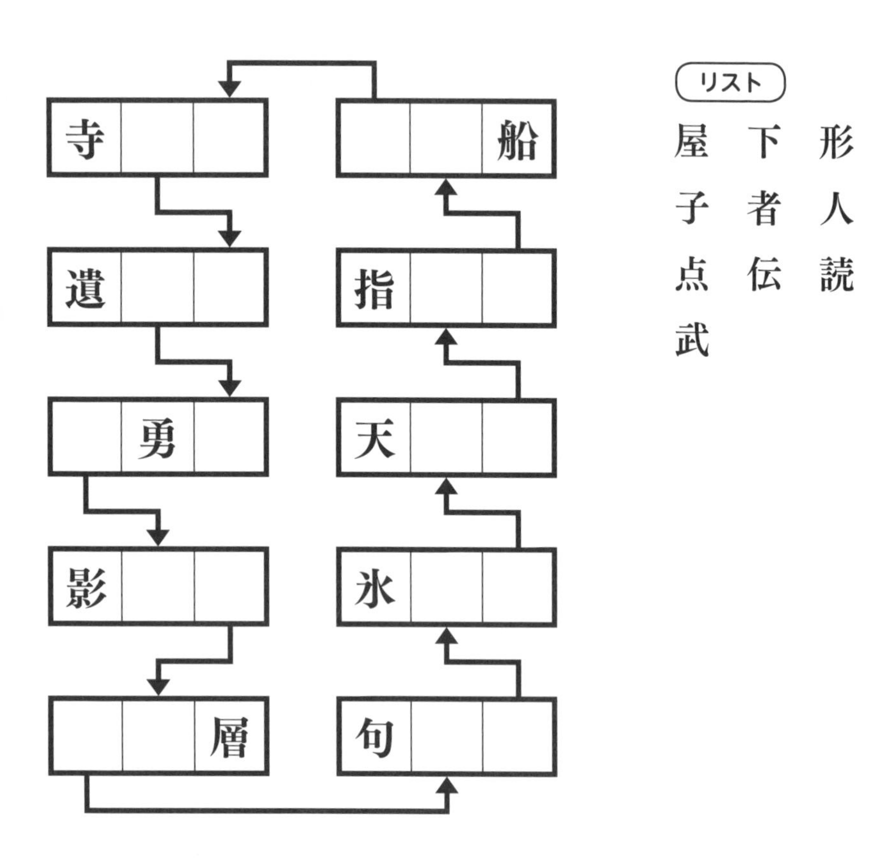

362ページの答え
①貯金箱 ②錬金術 ③黄金郷 ④貴金属 ⑤試金石 ⑥資金源 ⑦貸金庫 ⑧料金所

四文字熟語シーク

354 日目

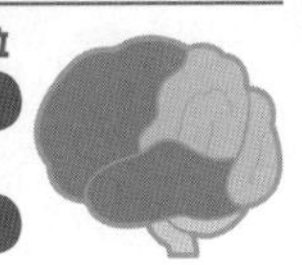

目標 8分 30秒

学習日
月　日
かかった時間
分　秒

この問題の答えは367＆383ページ

「雌伏雄飛」のように、指定された読みから始まる四文字熟語を、タテ・ヨコ・ナナメの一直線に探しましょう。

再	性	野	菜	切	砂	琢	磨
三	猿	心	馬	意	歯	錬	党
乱	原	家	間	夜	景	扼	左
製	手	水	平	飛	行	容	腕
粗	野	勝	雄	勇	貌	列	三
末	衣	伏	手	魁	猛	寒	車
代	雌	粗	偉	得	四	果	線
叉	連	物	食	温	度	再	敢

サ □□□□

シ 雌伏雄飛

ス □□□□

セ □□□□

ソ □□□□

ヤ □□□□

イ □□□□

ユ □□□□

エ □□□□

ヨ □□□□

※四文字熟語は、右から左、下から上の方向にも探せます。また、1つの漢字を複数の四文字熟語で使うこともあります。

363ページの答え ①鉛筆　②画鋲　③算盤　④定規

穴あき四文字熟語

355日目

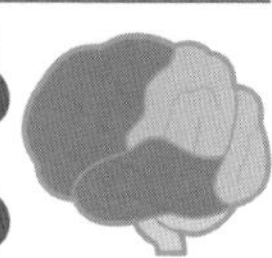

活性化される脳の部位
前頭葉、側頭葉
強化される能力
語彙力

目標
7分 30秒

学習日
月　日
かかった時間
分　秒
この問題の答えは368ページ

リストから漢字を選んで□に入れ、四文字熟語を完成させてください。

① 安□□□

リスト　多　定　数

② 安□□□
□安□□

リスト　刀　不　全　材　料　剃

③ 安□□□
□安□□
□□安□

リスト　交　治　全　妨　部　眠　害　通　隊

④ 安□□□
□安□□
□□安□
□□□安

リスト　一　大　川　内　日　打　平　吉　倍　野　路　餅

364ページの答え　（左上から）寺子屋→遺伝子→武勇伝→影武者→読者層→句読点→氷点下→天下人→指人形→屋形船

漢字の足し算

活性化される脳の部位
前頭葉、頭頂葉
強化される能力
空間認知力

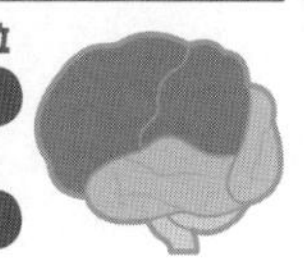

目標
7分 00秒

学習日	月 日
かかった時間	分 秒

この問題の答えは369ページ

(　　) ごとに漢字のパーツを組み合わせて、それぞれ熟語を作りましょう。

① (ネ＋兄) ＋ (辛＋舌) ＝ □□

② (火＋暴) ＋ (夭＋竹) ＝ □□

③ (交＋木) ＋ (立＋早) ＝ □□

④ (土＋黒) ＋ (会＋糸) ＝ □□

⑤ (夭＋女) ＋ (米＋青) ＝ □□

⑥ (矢＋豆) ＋ (欠＋可＋可) ＝ □□

⑦ (寸＋大＋隹) ＋ (又＋耳) ＝ □□

⑧ (日＋日＋立) ＋ (音＋門) ＝ □□

365ページの答え
サ 三寒四温　ス 水平飛行　セ 切歯扼腕　ソ 粗衣粗食
ヤ 夜行列車　イ 意馬心猿　ユ 勇猛果敢　エ 得手勝手　ヨ 容貌魁偉

四字熟語間違い探し 357日目

活性化される脳の部位
前頭葉、頭頂葉
強化される能力
注意力

目標
7分 00秒

学習日
月　日
かかった時間
分　秒
この問題の答えは370ページ

次の四字熟語に使われている漢字は１文字だけ間違っています。リストから漢字を選び、正しい四字熟語にしましょう。

① 頭寒即熱 → □□□□

② 全身全礼 → □□□□

③ 花舞音曲 → □□□□

④ 喜怒愛楽 → □□□□

⑤ 経世才民 → □□□□

⑥ 姿慮分別 → □□□□

⑦ 深山幽刻 → □□□□

⑧ 波瀾万状 → □□□□

リスト

足　霊
歌　哀
済　思
谷　丈

366ページの答え
①安定多数　②安全剃刀／不安材料　③安眠妨害／治安部隊／交通安全
④安倍川餅／大安吉日／内野安打／一路平安

熟語しりとり迷路

358 日目

活性化される脳の部位
前頭葉、側頭葉
強化される能力
ワーキングメモリカ

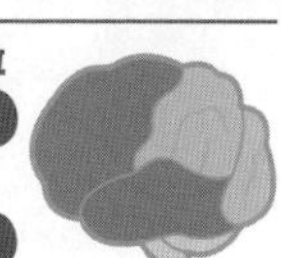

目標
6分 30秒

学習日
月 日
かかった時間
分 秒
この問題の答えは371ページ

左上の「山城」から右下の「武蔵」まで、熟語の読み方でしりとりしながら進んでください。進めるのはタテ・ヨコで、どの熟語も１度ずつしか通れません。また、すべての熟語を通る必要はありません。

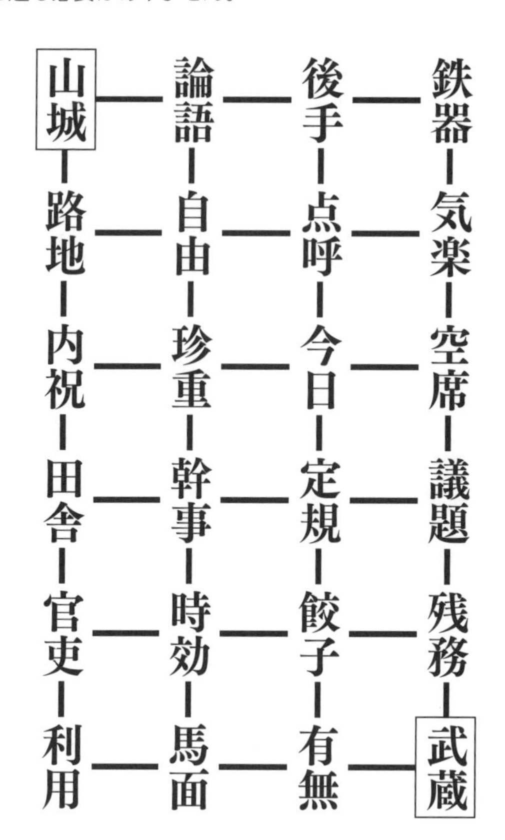

367ページの答え ①祝辞 ②爆笑 ③校章 ④墨絵 ⑤妖精 ⑥短歌 ⑦奪取 ⑧暗闇

同音異義語書き取り

359日目

活性化される脳の部位
前頭葉、側頭葉
強化される能力
語彙力

目標
6分 00秒

学習日
月　日
かかった時間
分　秒
この問題の答えは372ページ

同音異義語を□の中に書き入れましょう。

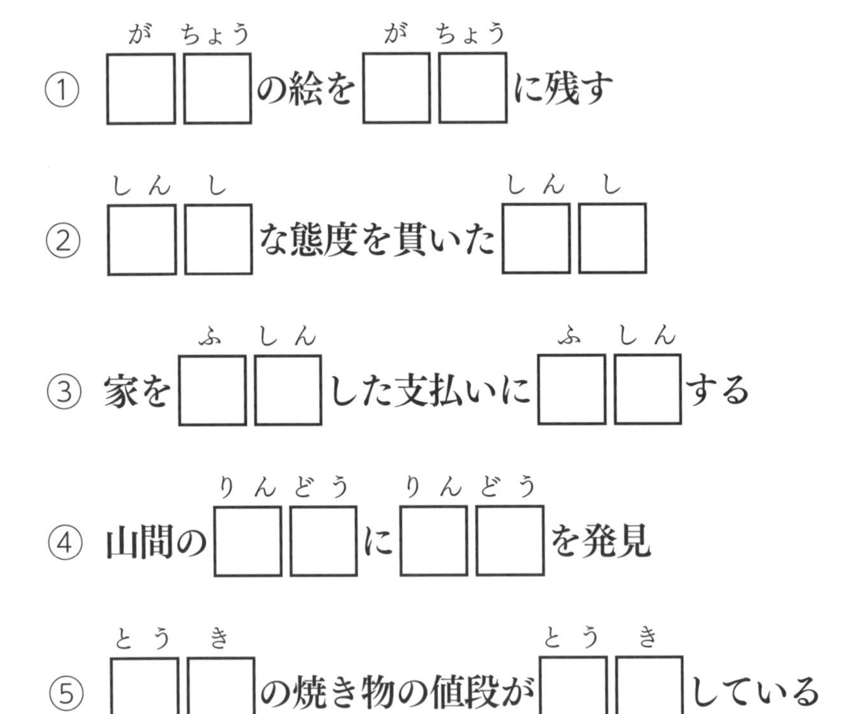

368ページの答え
①頭寒足熱　②全身全霊　③歌舞音曲　④喜怒哀楽　⑤経世済民　⑥思慮分別
⑦深山幽谷　⑧波瀾万丈

逆読みシーク

360
日目

活性化される脳の部位
前頭葉、頭頂葉
強化される能力
注意力

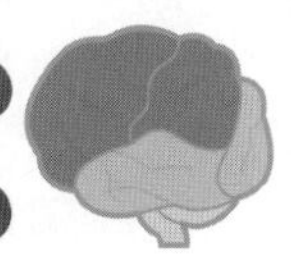

目標
8分 00秒

学習日
月 日
かかった時間
分 秒
この問題の答えは **383** ページ

「投資」「死闘」のように読みが逆の関係にある２文字の熟語を、ペアにして探しましょう。探す方向は、上→下と左→右の２つです。ナナメはありません。また、すべての漢字を１度ずつ使います。

起	参	道	種	痘	解	盟	友
床	正	週	刊	政	体	投	資
校	午	宗	教	変	関	心	気
旗	記	高	級	後	文	献	候
自	事	党	首	生	逃	先	端
生	単	線	勝	負	亡	政	時
点	字	正	神	見	聞	治	期
郷	動	気	官	大	有	名	自
愁	産	死	編	海	急	行	転
武	将	闘	成	観	衆	暴	投

369ページの答え
山城（やましろ）→論語（ろんご）→後手（ごて）→点呼（てんこ）→今日（こんにち）→珍重（ちんちょう）→内祝（うちいわい）→田舎（いなか）→幹事（かんじ）→定規（じょうぎ）→餃子（ギョーザ）→残務（ざんむ）→武蔵（むさし）

難読熟語しりとり

活性化される脳の部位
前頭葉、側頭葉
強化される能力
語彙力

目標
8分 00秒

学習日
月 日
かかった時間
分 秒
この問題の答えは374ページ

リストから熟語を選んで、読みのしりとりを完成させましょう。

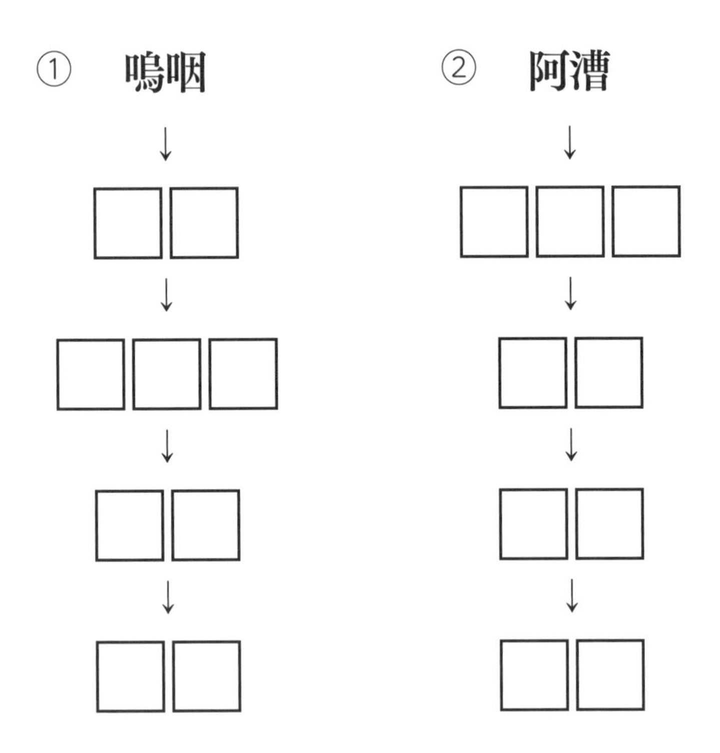

リスト　呂律　刹那　老舗　如雨露
納戸　躑躅　鶴嘴　擬宝珠

370ページの答え
①鵞鳥／画帳　②真摯／紳士　③普請／腐心　④林道／竜胆　⑤陶器／謄貴

角文字四文字熟語

362
日目

活性化される脳の部位
前頭葉、側頭頭頂接合部
強化される能力
想像力

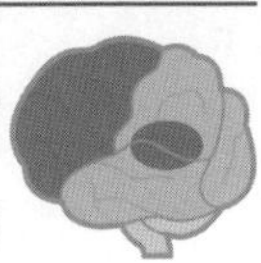

目標
5分 00秒

学習日
月　日
かかった時間
分　秒

この問題の答えは375ページ

角文字（漢字を正方形にデザインしたもの）でできた四文字熟語です。それぞれの四文字熟語を読んでみましょう。

①

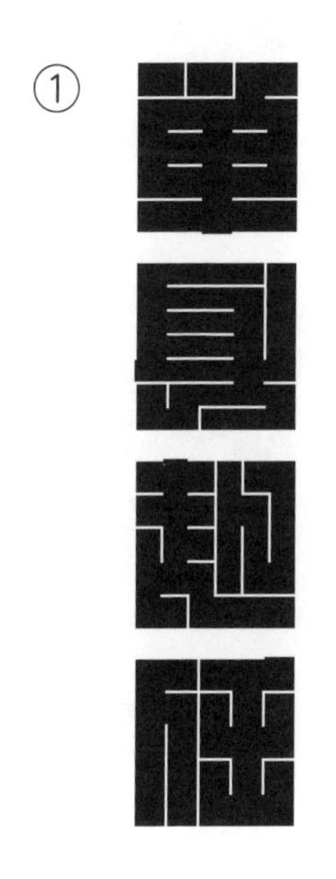

②

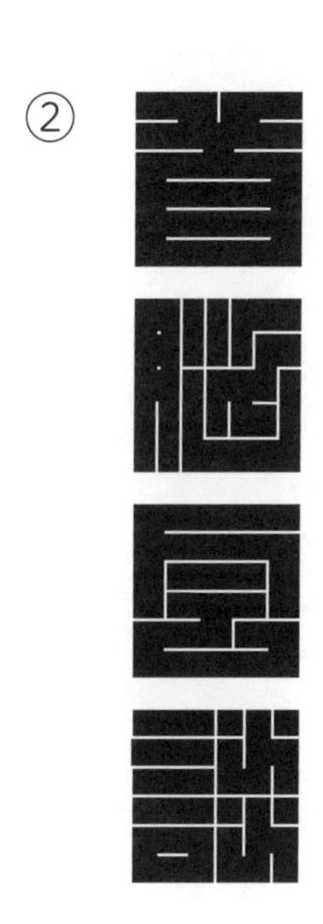

二文字熟語作り

363 日目

活性化される脳の部位
前頭葉、側頭葉
強化される能力
想像力

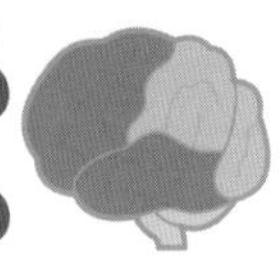

目標
5分 30秒

学習日
月 日
かかった時間
分 秒

この問題の答えは 376 ページ

矢印の方向に読むと、周囲にある８つのどの漢字とも２文字の熟語ができるように、中央のマスに漢字を書き込みましょう。マスに書き込んだ４つの漢字を組み合わせると、四字熟語になります。

①

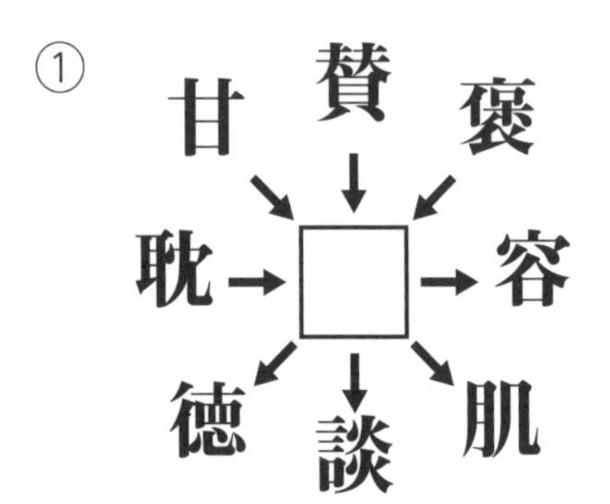

②

揚 俳 文
絶 → □ → 集
碑 会 点

③

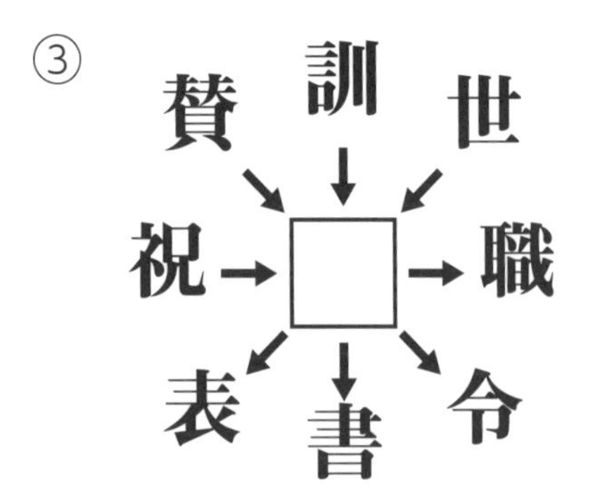

④

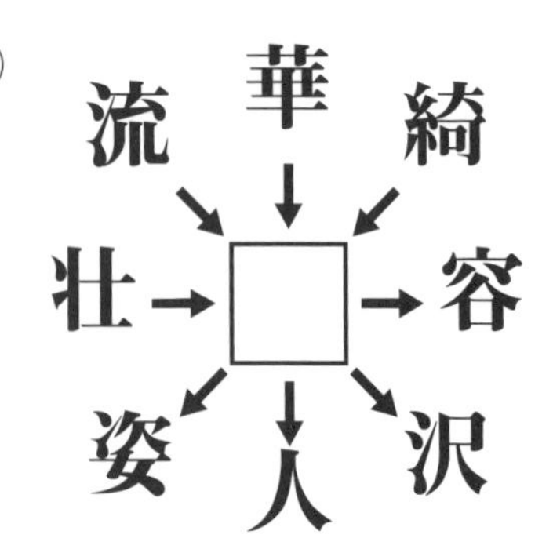

372ページの答え
①嗚咽(おえつ)→躑躅(つつじ)→如雨露(じょうろ)→呂律(ろれつ)→鶴嘴(つるはし)
②阿漕(あこぎ)→擬宝珠(ぎぼし)→老舗(しにせ)→刹那(せつな)→納戸(なんど)

正しく直そう

364日目

活性化される脳の部位
前頭葉、側頭葉
強化される能力
注意力

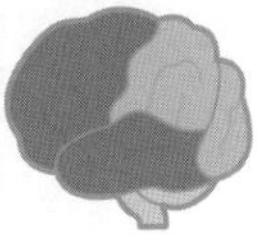

目標
6分 30秒

学習日
月 日
かかった時間
分 秒
この問題の答えは377ページ

下の文章には、間違った漢字が7個あります。正しい漢字に直しましょう。

そもそも国政は、国民の厳粛な信託によるものであって、その権意は国民に由来し、その権力は国民の代表者がこれを行司し、その復利は国民がこれを享受する。これは人類不遍の原理であり、この憲法は、かかる原理に基づくものである。われらは、これに反する一切の憲法、法例及び詔勅を排徐する。(拳法前文より)

373ページの答え ①単身赴任 ②首脳会談

熟語組み立て

活性化される脳の部位
前頭葉、頭頂葉
強化される能力
空間認知力

365
日目

目標
5分 30秒

学習日
月 日
かかった時間
分 秒
この問題の答えは 378 ページ

□には①～⑧に共通する漢字1字を、○には下のリストから1つずつ選んで漢字を入れ、3文字の熟語を完成させましょう。

① 三□○　② 七□○

③ 百□○　④ 人□○

⑤ 平□○　⑥ 洗□○

⑦ 鉄□○　⑧ 真□○

リスト

台　目　皮　魚　相　図　鳥　鏡

374ページの答え ①美　②句　③辞　④麗　→　美辞麗句

四文字熟語シーク

366日目

活性化される脳の部位
前頭葉、側頭葉
強化される能力
語彙力

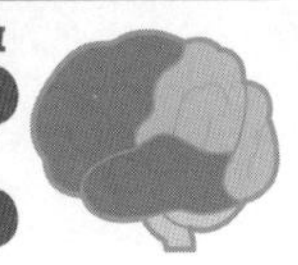

目標
8分 30秒

学習日
月　日
かかった時間
分　秒

この問題の答えは379&383ページ

「弊衣破帽」のように、指定された読みから始まる四文字熟語を、タテ・ヨコ・ナナメの一直線に探しましょう。

人	体	大	願	成	受	倒	徹
本	家	本	本	独	反	絶	削
者	力	魑	孤	表	妙	腹	点
他	迫	涯	魅	即	裏	抱	信
人	天	弊	意	魍	廃	一	通
行	戴	当	衣	仏	魎	過	体
偽	倶	職	毀	破	儀	台	力
編	不	釈	神	礼	帽	風	兵

※四文字熟語は、右から左、下から上の方向にも探せます。また、1つの漢字を複数の四文字熟語で使うこともあります。

タ □□□□
チ □□□□
ツ □□□□
テ □□□□
ト □□□□
ハ □□□□
ヒ □□□□
フ □□□□
ヘ 弊衣破帽
ホ □□□□

375ページの答え ①権意→権威 ②行司→行使 ③復利→福利 ④不遍→普遍 ⑤法例→法令 ⑥排徐→排除 ⑦拳法→憲法

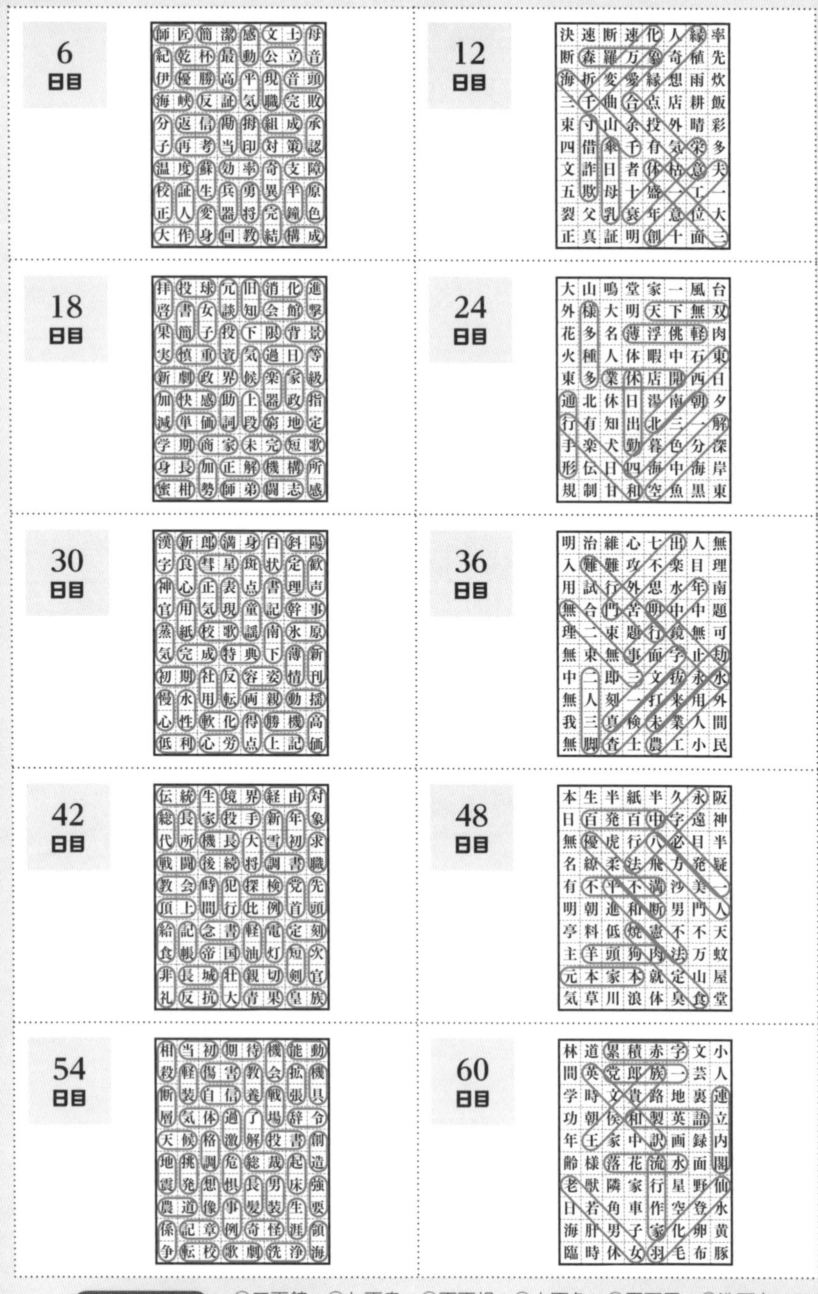

376ページの答え ①三面鏡　②七面鳥　③百面相　④人面魚　⑤平面図　⑥洗面台　⑦鉄面皮　⑧真面目

66日目

雪	閑	劇	場	主	将	海	藻
渓	口	高	参	道	清	安	産
医	薬	齢	大	長	掃	電	断
完	利	用	願	官	増	気	腸
済	退	院	博	士	加	士	器
賛	同	団	長	暗	意	訳	隊
平	行	設	計	算	関	西	員
首	正	装	怒	回	想	造	花
相	対	岸	気	朝	伝	記	激
恒	例	白	紙	刊	理	容	情

72日目

柔	内	剛	外	群	食	事	中
法	前	十	情	集	雄	言	天
団	地	人	年	心	語	割	地
財	理	十	未	横	物	軍	拠
義	生	色	断	踏	氏	事	本
社	員	食	植	物	源	大	地
腑	人	移	残	作	通	告	画
六	器	無	念	力	工	田	科
臓	物	限	無	用	引	画	工
五	国	大	念	水	平	面	図

78日目

天	作	用	三	角	士	危	機
下	鶏	帆	船	祭	気	先	染
希	飼	警	官	典	妥	生	料
少	神	父	市	低	当	敗	迂
公	示	左	場	下	難	走	回
採	点	様	占	参	点	統	計
南	景	点	領	画	工	気	象
天	観	火	反	戦	事	宣	誓
四	季	配	闘	鶏	打	倒	記
新	婦	送	定	価	私	情	紀

84日目

美	化	傍	武	家	屋	式	場
女	物	点	若	頭	寒	足	熱
団	体	競	議	無	服	美	大
弁	論	大	会	業	人	家	電
西	文	同	作	薄	婦	夫	撃
関	独	小	命	英	地	下	結
次	立	異	地	板	沈	下	婚
工	独	散	震	戦	作	量	物
路	歩	行	予	直	正	鹿	馬
道	楽	者	知	列	業	名	大

90日目

生	花	有	圧	巻	公	算	基
修	敬	効	大	駐	関	東	礎
正	語	戦	食	車	党	警	護
殿	下	法	配	線	首	緯	度
戒	告	悪	漢	怪	奇	重	大
政	降	十	友	好	酸	伝	会
党	参	代	敗	井	化	家	期
起	先	方	戦	戸	開	成	完
訴	参	加	習	性	国	果	投
投	手	退	職	注	射	正	当

96日目

長	女	氏	国	帰	心	意	色
危	機	一	髪	民	口	事	情
勧	使	用	済	向	年	人	栄
業	善	世	音	不	能	金	耀
銀	経	懲	後	信	可	命	栄
校	対	絶	悪	運	不	運	華
長	前	場	戦	好	用	通	往
空	中	国	苦	労	人	左	園
流	大	力	闘	士	往	物	子
一	石	二	鳥	右	側	通	甲

102日目

意	見	形	言	進	化	決	自
印	紙	見	下	船	洗	行	転
反	根	気	乱	頭	濯	退	手
省	次	点	視	丹	精	治	甲
反	長	考	鉄	参	観	原	価
転	胎	婚	鋼	肩	道	義	旧
扇	児	期	臣	身	卵	子	家
動	選	違	下	因	子	斑	点
端	択	憲	結	構	半	生	兆
正	動	議	休	戦	山	間	候

110日目

地	中	火	山	便	郵	達	速
子	名	姿	家	宝	八	方	四
太	水	事	情	通	背	央	再
明	日	生	四	海	中	心	三
青	大	物	生	産	肉	気	再
人	大	願	活	物	中	点	得
歌	真	白	成	大	学	律	意
昌	爛	当	日	就	律	天	満
道	漫	人	館	浦	不	気	面
鉄	学	者	浦	烈	滅	離	支

116日目

彼	岸	帰	省	皇	作	詞	王
避	遺	産	計	位	私	財	冠
暑	湿	疹	器	決	勝	既	成
資	守	同	点	大	胃	雑	木
材	備	司	会	井	酸	往	雑
臓	器	同	行	完	了	還	炊
郵	好	意	結	悲	秘	視	界
政	添	乗	晶	願	書	首	失
景	策	士	優	勢	動	尾	神
気	官	僚	増	水	転	瞳	孔

122日目

付	和	雷	同	人	手	付	足
即	民	主	主	義	言	語	学
不	信	尋	問	実	税	理	士
利	用	品	行	方	勢	明	満
平	家	物	語	法	明	陽	天
半	憊	見	事	白	一	本	下
官	困	遊	白	致	無	人	義
半	労	山	水	色	紙	名	文
民	疲	野	透	一	人	天	化
花	開	明	文	本	子	首	人

377ページの答え
タ 他力本願　チ 魑魅魍魎　ツ 通過儀礼　テ 天涯孤独　ト 当意即妙
ハ 廃仏毀釈　ヒ 表裏一体　フ 不倶戴天　ホ 抱腹絶倒

128日目

阪	神	初	夏	四	火	口	利
入	優	勝	勇	方	採	算	口
気	予	断	敢	機	体	四	肢
庭	球	付	歓	喜	明	暗	布
有	獅	近	下	半	書	家	巾
償	子	漢	降	身	任	映	画
栄	再	方	記	者	期	低	級
華	三	臭	司	法	夕	刊	汽
名	案	気	期	待	余	談	車
履	行	官	報	周	期	換	気

134日目

一	人	言	安	姉	様	女	房
以	心	伝	定	全	芸	演	総
意	地	同	多	者	運	歌	離
宇	外	応	数	温	浮	歌	定
伝	宙	接	援	世	故	手	者
事	相	遊	草	団	子	知	会
空	中	子	泳	手	長	物	新
絵	一	期	一	族	郎	党	派

140日目

農	夫	通	失	薬	師	技	梨
医	再	関	言	果	報	師	園
院	建	容	易	外	器	官	海
行	進	義	前	注	委	員	星
人	出	士	身	上	債	金	将
情	訳	歌	詞	官	権	不	可
感	詩	負	僅	更	新	離	縁
湿	用	荷	少	工	痛	感	家
原	意	納	全	房	期	間	宝
攻	防	付	身	害	虫	菓	子

146日目

交	戦	国	黒	大	事	軍	日
石	通	交	学	生	食	堂	下
金	疑	整	気	空	回	四	氷
群	集	心	理	中	転	死	仁
株	健	空	暗	留	木	球	起
式	論	康	書	鬼	馬	車	馬
外	議	金	保	言	語	道	断
車	現	地	時	険	補	災	火

152日目

桔	梗	紅	葉	地	濃	相	性
決	昇	天	点	所	厚	伯	医
闘	難	解	滴	連	歌	仲	師
大	腸	令	嬢	白	優	良	家
農	紀	元	帰	票	台	帳	相
耕	白	血	郷	勅	公	愛	称
天	昼	統	仮	撰	用	辞	南
敵	用	商	装	薄	氷	書	海
直	事	店	煉	礼	幼	児	期
線	有	料	瓦	状	意	志	限

158日目

草	直	地	山	聞	空	是	即
優	虎	紫	雨	師	未	日	産
勝	水	豪	謝	恩	完	代	当
明	中	山	礼	売	山	手	前
集	植	林	随	生	業	走	後
生	物	時	計	残	念	行	不
悪	献	己	自	家	用	車	格
垂	直	尾	翼	花	香	線	合

164日目

豌	豆	感	漢	詩	才	色	迷
勇	誇	情	水	深	冷	害	彩
士	示	校	冬	至	東	推	進
火	星	医	破	門	大	布	陣
当	時	例	外	勘	定	奉	年
産	燃	焼	菜	見	加	仕	少
婦	沿	波	食	当	勢	散	布
異	道	紋	灯	監	雄	故	事
色	夫	人	台	視	姿	衣	拳
法	師	明	細	好	意	食	闘

170日目

天	気	図	地	路	道	伝	地
人	大	方	画	中	統	屋	質
通	自	神	手	工	地	理	記
治	信	団	芸	天	策	石	日
津	体	販	体	上	下	吉	佐
波	力	観	売	行	安	中	土
警	測	点	殊	大	動	公	務
報	博	半	丁	丁	発	止	事

176日目

水	完	勝	海	採	集	引	参
仙	意	求	上	電	線	用	上
最	地	婚	過	労	名	器	任
終	戦	火	推	薦	帽	子	地
電	動	了	見	会	維	持	副
利	発	伝	否	場	専	科	詞
惨	鑑	染	決	理	全	陰	陽
状	賞	家	老	髪	集	殿	堂
球	禅	宗	明	福	認	知	秘
根	猟	犬	記	祉	防	止	訣

182日目

抜	態	錠	禁	軟	落	肉	脳
足	二	重	粘	不	体	下	頭
差	人	土	攻	労	水	動	農
足	細	難	働	意	任	耕	物
工	政	内	戦	抜	民	主	野
手	大	商	語	族	打	良	党
金	末	曜	本	常	仕	解	難
年	中	月	日	事	実	離	散

188日目

反	対	深	夜	囲	賠	償	資
公	超	過	年	碁	線	香	金
害	牡	蠣	季	天	使	機	軽
可	能	廊	信	任	大	転	快
放	商	下	現	状	半	茶	道
浪	売	語	彙	朗	多	事	幾
鉱	泉	野	課	報	外	交	何
会	計	心	長	禁	止	支	上
妊	動	作	自	記	念	店	限
娠	家	老	他	天	気	農	家

194日目

夫	法	風	文	美	辞	麗	句
唱	答	治	万	武	大	丈	夫
付	回	際	国	貴	両	婦	丈
随	紙	男	共	家	円	道	美
事	白	人	通	満	品	人	別
不	無	暴	力	行	為	件	動
老	風	穏	方	手	逮	費	隊
不	公	正	平	捕	食	活	働

200日目

首	英	語	時	価	急	温	床
位	抵	対	処	愛	行	陽	気
転	抗	賀	正	撫	学	生	世
換	夫	妻	消	意	趣	護	紀
印	紙	器	音	効	果	衛	辞
入	生	用	宣	伝	観	衆	典
居	姜	帰	省	書	家	歩	合
点	字	皇	帝	体	事	子	電
習	財	布	声	寒	天	音	線
慣	河	口	楽	巨	乳	硬	球

206日目

大	門	識	意	的	目	面	子
問	外	戸	本	議	会	芸	民
題	不	民	開	時	分	時	丸
蜜	難	法	間	放	明	太	子
柑	月	理	野	外	小	換	満
畑	満	旅	無	屋	交	員	身
武	者	修	行	刺	電	明	創
室	町	時	名	車	外	想	意

212日目

門	東	経	鮮	魚	受	観	光
下	条	開	運	賛	信	官	堅
陣	例	冷	気	成	無	邸	持
痛	交	固	音	程	能	資	源
漁	換	体	放	屁	家	紋	綺
船	濃	霧	家	通	人	雲	麗
五	輪	鶏	庭	芥	子	海	低
生	時	頭	原	始	真	珠	温
産	化	事	件	林	定	太	鼓
秘	宝	礼	状	檎	款	定	価

218日目

業	農	機	有	用	心	家	嫁
行	林	料	給	務	意	入	姑
要	飛	魚	休	化	道	周	郵
習	定	間	暇	具	変	便	到
約	演	御	夜	尿	局	怪	油
養	束	行	方	不	明	断	妖
育	塗	手	予	約	大	艶	物
料	雛	人	形	敵	無	一	唯

224日目

結	互	角	漫	価	値	機	天
合	高	洗	画	備	考	関	才
強	齢	車	迫	害	元	社	交
引	祭	典	視	駱	気	戦	士
台	帳	妥	線	駝	豪	傑	賜
我	慢	協	家	宝	地	下	杯
斜	廃	止	覚	悟	長	人	選
線	外	励	行	校	大	後	尾
千	泊	堕	落	舎	期	限	砲
尋	換	気	強	打	因	業	火

232日目

落	楽	文	連	一	臨	労	臨
花	天	中	金	戦	理	働	時
流	主	呂	態	料	連	組	求
葉	義	勢	風	税	増	勝	業
転	言	和	技	天	課	割	当
運	従	者	長	競	露	進	所
見	兄	貴	若	路	上	天	累
脇	弟	隊	衛	自	塁	陸	停

238日目

健	康	金	軌	道	使	命	騎
司	法	塊	食	朝	刊	夜	虎
周	市	販	事	演	歌	学	補
辺	無	近	眼	武	検	診	強
同	情	根	菜	士	不	常	務
期	古	希	奉	貢	精	辞	職
競	歩	名	仕	献	編	集	世
元	支	刺	楽	屋	官	火	話
金	部	真	剣	半	庁	炎	再
菖	蒲	早	稲	紙	皆	勤	婚

244日目

八	卦	二	律	背	反	一	三
犬	方	二	三	五	五	身	日
出	九	美	里	月	一	厘	天
七	八	夢	人	体	六	九	下
言	中	形	四	法	八	分	倒
絶	十	心	全	面	四	九	十
句	二	書	過	六	楚	里	転
一	心	不	乱	一	八	歌	七

250日目

恩	師	修	御	関	与	介	抱
異	郷	繕	大	士	快	勝	紀
仮	休	診	経	星	豪	東	行
眠	公	表	過	紫	華	京	体
紹	介	万	国	苑	標	胸	温
宮	教	頭	妻	崩	高	囲	予
殿	綿	花	子	壊	通	用	感
腰	痛	禅	宗	電	球	司	民
制	進	級	化	工	期	祭	家
度	家	計	合	仮	面	黒	板

256日目

一	対	全	体	永	生	中	立
異	句	同	音	舞	劫	人	一
挨	心	伝	身	以	振	回	時
一	悪	有	象	無	象	盤	帰
民	剛	口	功	整	抜	円	大
農	外	二	雑	足	調	型	膨
村	柔	役	差	言	連	末	中
案	内	足	聞	我	是	如	年

262日目

謝	意	近	海	仲	介	還	大
青	沿	岸	革	命	急	元	気
雲	時	報	計	上	所	格	子
共	海	洋	祖	賛	聴	覚	医
感	覚	悟	国	辞	異	店	者
明	確	初	球	岩	性	頭	解
懐	中	運	読	塩	環	境	禁
法	期	勢	点	玄	持	参	情
事	待	思	格	関	互	角	景
妖	怪	考	調	告	訴	誠	意

268日目

世	三	衆	浴	場	理	論	藉
出	千	人	才	沐	功	述	狼
身	客	環	漢	行	戒	語	花
立	酔	視	賞	女	旅	斎	落
冷	盧	生	殺	与	奪	業	第
脚	血	遮	夢	範	垂	先	率
期	清	動	那	死	病	苦	生
間	体	生	物	仏	念	空	真

274日目

豪	市	販	可	否	新	車	短
遊	城	周	開	正	寛	大	歌
宴	下	囲	催	解	宮	議	場
会	加	担	秀	才	廷	携	当
開	口	薔	無	罪	低	帯	選
半	紙	薇	写	過	速	異	臭
開	快	晴	真	剰	融	皮	下
演	定	体	代	官	合	再	会
財	規	形	測	先	航	海	庭
務	採	集	定	頭	騾	馬	球

280日目

人	大	下	月	極	悪	浄	土
中	数	天	厳	娯	楽	蜻	蛉
霧	量	日	遷	戒	頑	往	明
我	無	三	想	迷	態	眸	生
無	母	為	固	思	皓	勢	紅
孟	線	陋	徒	歯	法	白	蓮
理	牛	飲	馬	食	端	末	地
無	職	大	食	索	模	中	獄

286日目

落	語	職	新	書	移	動	危
静	介	員	河	競	歩	機	害
観	護	球	川	近	畿	能	商
神	重	場	証	内	誤	解	社
前	曹	剣	拠	科	納	歓	声
西	洋	道	補	強	期	操	縦
外	気	時	給	娯	初	心	同
飲	上	級	故	楽	同	家	権
食	基	金	障	全	意	内	球
戦	火	車	掌	身	陽	性	児

292日目

盟	大	名	夢	中	頭	断	変
同	不	異	文	上	縛	幻	人
姓	床	撓	注	文	自	臂	御
同	不	意	不	在	縄	六	身
悲	寝	動	眠	屈	自	面	人
情	憤	放	蕩	息	子	八	夫
階	落	慷	談	論	風	発	野
段	差	時	慨	畑	田	地	田

298日目

頂	硫	黄	上	申	開	以	前
点	書	籍	改	騎	通	花	記
献	上	妥	心	兵	死	粉	帳
痛	長	協	計	算	中	心	情
快	期	生	食	材	投	稿	大
台	事	産	王	店	関	所	社
帳	後	車	位	長	噴	善	意
条	件	体	頂	戴	火	参	強
注	平	気	深	海	在	詣	打
視	口	頭	誤	字	職	酸	性

304日目

風	厚	点	巨	動	活	失	客
北	無	器	妄	麗	自	室	墨
耳	恥	挙	用	然	秀	言	人
馬	軽	無	茫	貧	雑	目	文
歴	解	胎	顔	詈	乏	間	眉
弁	体	奪	罵	厚	間	時	唾
事	親	骨	閣	楼	中	空	滑
故	書	換	置	物	物	帯	虚

310日目

千	秋	体	操	傘	下	停	警
夏	交	際	新	調	改	止	戒
期	楽	禁	止	信	善	家	計
経	天	養	鶏	者	判	子	資
過	加	会	代	洋	犬	刻	金
広	算	計	行	湖	終	限	最
大	早	退	邪	畔	戦	帰	高
家	庭	指	心	方	向	化	転
原	告	定	形	容	低	下	落
全	開	公	報	長	身	兼	用

316日目

満	員	恩	礼	体	無	理	無
晰	願	議	自	由	闊	達	難
明	管	成	選	紙	用	多	無
脳	血	命	就	民	途	題	答
頭	細	造	如	前	代	未	問
寒	毛	躍	山	暫	定	措	置
足	目	時	前	運	動	見	物
面	会	射	絶	授	動	喫	煙

322日目

進	級	洗	礼	戦	機	写	経
文	知	能	市	俳	子	警	官
庫	尋	問	長	句	分	放	養
口	噴	火	励	行	球	置	生
唇	苦	完	監	禁	審	花	粉
汽	杯	成	地	香	車	冷	戦
船	挑	戦	方	農	線	香	船
鉱	四	調	関	地	騎	士	長
泉	季	子	係	常	用	金	生
門	人	信	仰	恒	例	柑	還

328日目

和	魂	玉	賦	王	父	外	栄
協	洋	大	石	親	政	枯	洋
見	否	折	小	混	盛	復	外
運	法	頑	衷	哀	淆	愚	古
転	作	固	致	歪	中	問	報
面	議	一	曲	霧	岸	愚	応
許	行	徹	里	湾	田	答	果
言	体	五	殺	饒	豊	我	因

334日目

両	大	勢	新	星	政	権	関
親	銭	専	務	対	談	国	東
団	湯	名	声	物	情	宝	定
体	了	解	感	想	注	文	規
中	心	霊	感	精	回	真	鍮
成	仏	豪	快	神	送	会	合
総	送	還	議	投	函	当	選
会	声	生	場	牽	診	療	不
自	帯	命	門	制	報	告	時
負	無	線	柱	改	良	寒	冷

340日目

書	聖	訳	旧	苦	辛	難	関
若	度	態	学	闘	心	理	係
自	依	手	擲	生	奮	惨	破
然	存	鍛	練	一	徒	軍	憺
泰	山	鳴	扈	手	呻	用	孤
耐	火	跋	空	滞	管	乾	供
躍	梁	拳	歓	天	喜	地	善
跳	常	現	象	査	調	跡	追

346日目

釈	迦	指	標	看	技	遅	刻
告	団	塊	上	板	巧	戦	都
知	美	酒	等	後	光	禍	市
河	川	請	求	敗	退	抵	抗
登	言	行	制	限	忍	大	臣
場	校	庭	使	途	耐	抗	階
厳	大	杯	貨	専	攻	議	段
正	高	交	車	採	点	守	口
天	原	互	表	紙	甚	備	銭
災	万	感	退	任	大	旧	姓

354日目

再	性	野	菜	切	砂	琢	磨
三	猿	心	馬	意	歯	錬	党
乱	原	家	間	夜	景	扼	左
製	手	水	平	飛	行	容	腕
粗	野	勝	雄	勇	貌	列	三
末	衣	伏	手	魁	猛	寒	車
代	雌	粗	偉	得	四	果	線
叉	連	物	食	温	度	再	敢

360日目

起	参	道	種	痘	解	盟	友
床	正	週	刊	政	体	投	資
校	午	宗	教	変	関	心	気
旗	記	高	級	後	文	献	候
自	事	党	首	生	逃	先	端
生	単	線	勝	負	亡	政	時
点	字	正	神	見	聞	治	期
郷	動	気	官	大	有	名	自
愁	産	死	編	海	急	行	転
武	将	闘	成	観	衆	暴	投

366日目

人	体	大	願	成	受	倒	徹
本	家	本	本	独	反	絶	削
者	力	魑	孤	表	妙	腹	点
他	迫	涯	魅	即	裏	抱	信
人	天	弊	意	魍	廃	一	通
行	戴	当	衣	仏	魎	過	体
偽	俱	職	毀	破	儀	台	力
編	不	釈	神	礼	帽	風	兵

監修／篠原菊紀
東京大学教育学部卒業、同大学院教育学研究科博士課程を経て、現在、公立諏訪東京理科大学医療介護・健康工学部門長。テレビや雑誌、NPO 活動などを通じ、脳科学と健康科学の社会応用を呼びかけている。

編著／杉本幸生
パズル制作担当。編著書に、パズルBOOKS『大人の漢字ドリル 1～3』(小社刊)、著書に『漢字思い出しドリル 1』『難読漢字パズル 鉄道・旅行編』(小社刊) などがある。

表紙デザイン／山口勉デザイン室
本文デザイン／松川ゆかり（株式会社オフィス 303）
イラスト／赤澤英子
編集／末永瑛美
編集協力／石村明淑（有限会社ボーン）
校正／株式会社ヴェリタ

1日1問 脳活漢字パズル366日

発行日　2019 年 1 月 30 日　初版第 1 刷発行
　　　　2022 年 2 月 25 日　　　第 3 刷発行
監修者　篠原菊紀
編著者　杉本幸生
発行者　竹間 勉
発行　株式会社世界文化ブックス
発行・発売　株式会社世界文化社
　〒 102-8195　東京都千代田区九段北 4-2-29
　電話　03-3262-6632（編集部）
　　　　03-3262-5115（販売部）
印刷・製本　株式会社リーブルテック

ISBN　978-4-418-19202-1

本書は、パズル BOOKS『大人の漢字ドリル』『漢字思い出しドリル』を再編集し、新作を加えたものです。